Frédéric Delavier

MUSKEL Guide

Gezieltes Krafttraining Anatomie

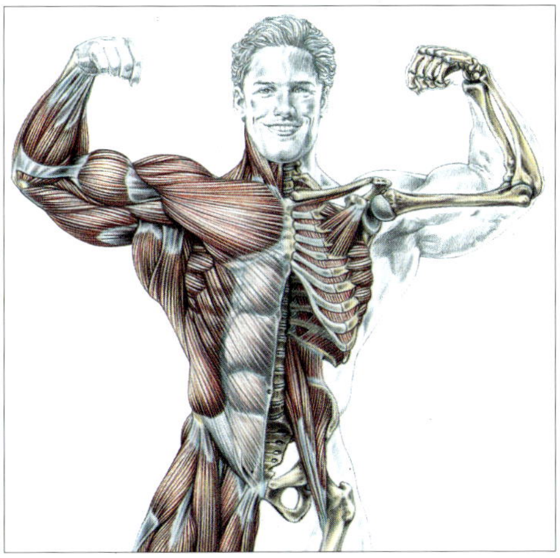

blv

Für meinen Vater.

Die Deutsche Bibliothek – CIP-Einheitsaufnahme
Ein Titeldatensatz für diese Publikation ist bei
Der Deutschen Bibliothek erhältlich

BLV Verlagsgesellschaft mbH
München Wien Zürich
80797 München

Titel der französischen Originalausgabe:
GUIDE DES MOUVEMENTS DE MUSCULATION

23 rue de l'École de Médecine,
75006 Paris/Frankreich

Deutschsprachige Ausgabe:

Übersetzung aus dem Französischen: Achim Eckert
Lektorat: Gabriele Meier
Redaktionelle Bearbeitung: Frédéric Delavier

Herstellung: Peter Rudolph
DTP: Satz + Layout Fruth GmbH, München
Einbandgestaltung: Joko Sander, Werbeagentur, München

Printed in France by Pollina - n° 79395.E · ISBN 3-405-15823-0

INHALT

VORWORT

Das Muskeltraining nimmt heute einen großen Platz in den verschiedenen Systemen der sportlichen Ertüchtigung ein. Ungeachtet der sportlichen Disziplin widmet jeder Sportler einen Teil seiner Trainingszeit dem Aufbau der Muskulatur. Außerdem stellen häufig sehr muskulöse Menschen das männliche und das weibliche Körperideal dar. Die Begeisterung für das Muskeltraining hat daher in der Bevölkerung stark zugenommen.

Umfang und Kondition seiner Muskeln zu steigern erfordert jedoch anatomische und physiologische Kenntnisse. Frédéric Delavier kennt sich aus. Er ist Gewichtheber und hat die menschliche Anatomie genau studiert. Aufgrund seiner theoretischen und praktischen Fähigkeiten und vor allem auch dank seines zeichnerischen Talents hat er ein bemerkenswertes Werk geschaffen. Dieses Buch wird allen sehr nützen, die ihre Muskeln trainieren, und unersetzlich für Sportlehrer und Trainer in den verschiedenen Disziplinen sein.

Raymond Thomas,
früherer Rekordhalter und Französischer Meister
in Gewichtheben und Athletik,
Universitätsprofessor in Paris

1 DIE ARME

1. Abwechselndes Beugen des Armes mit Handgelenksdrehung und Heben der Ellbogen
2. Abwechselndes Beugen des Armes mit auf den Oberschenkel gestütztem Ellbogen
3. Abwechselndes Beugen des Armes mit der Kurzhantel in »Hammerhaltung«
4. Abwechselndes Armbeugen am tiefen Block
5. Armbeugen am hohen Block
6. Armbeugen mit der Langhantel, mit supinierten Unterarmen
7. Armbeugen am Bizeps-Gerät »Larry Scott«
8. Armbeugen mit der Stange auf der »Larry Scott«-Bank
9. Armbeugen mit der Langhantel, mit pronierten Unterarmen
10. Strecken der Handgelenke mit der Langhantel
11. Beugen der Handgelenke mit der Langhantel
12. Tripezs am hohen Block mit pronierten Unterarmen
13. Trizeps am hohen Block mit supinierten Unterarmen
14. Abwechselndes Strecken der Arme am hohen Block mit supinierten Unterarmen
15. Strecken der Arme mit der Langhantel, auf einer Bank liegend
16. Strecken der Arme mit Kurzhanteln, auf einer Bank liegend
17. Abwechselndes Strecken der Arme mit der Kurzhantel
18. Strecken der Arme mit einer einzigen Kurzhantel im Sitzen
19. Strecken der Arme mit der S-Stange im Sitzen
20. Abwechselndes Strecken der Arme mit der Kurzhantel, Oberkörper nach vorn gebeugt
21. Armstrecken mit Hilfe zweier Bänke

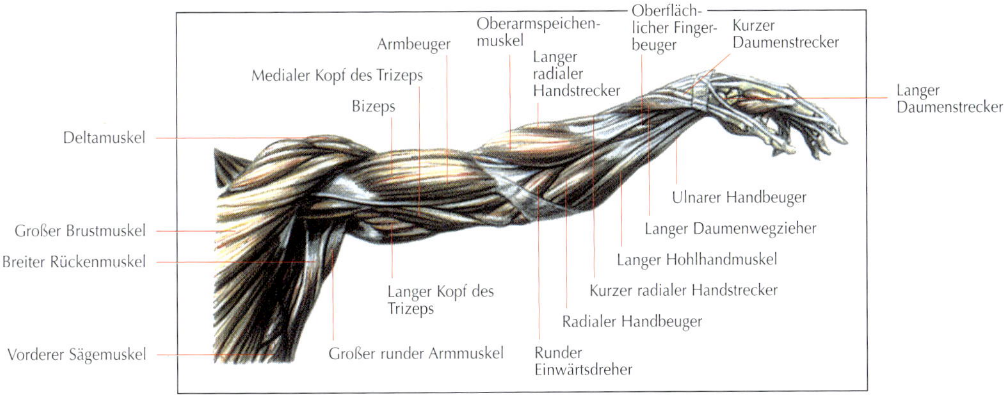

1 ABWECHSELNDES BEUGEN DES ARMES MIT HANDGELENKSDREHUNG UND HEBEN DER ELLBOGEN

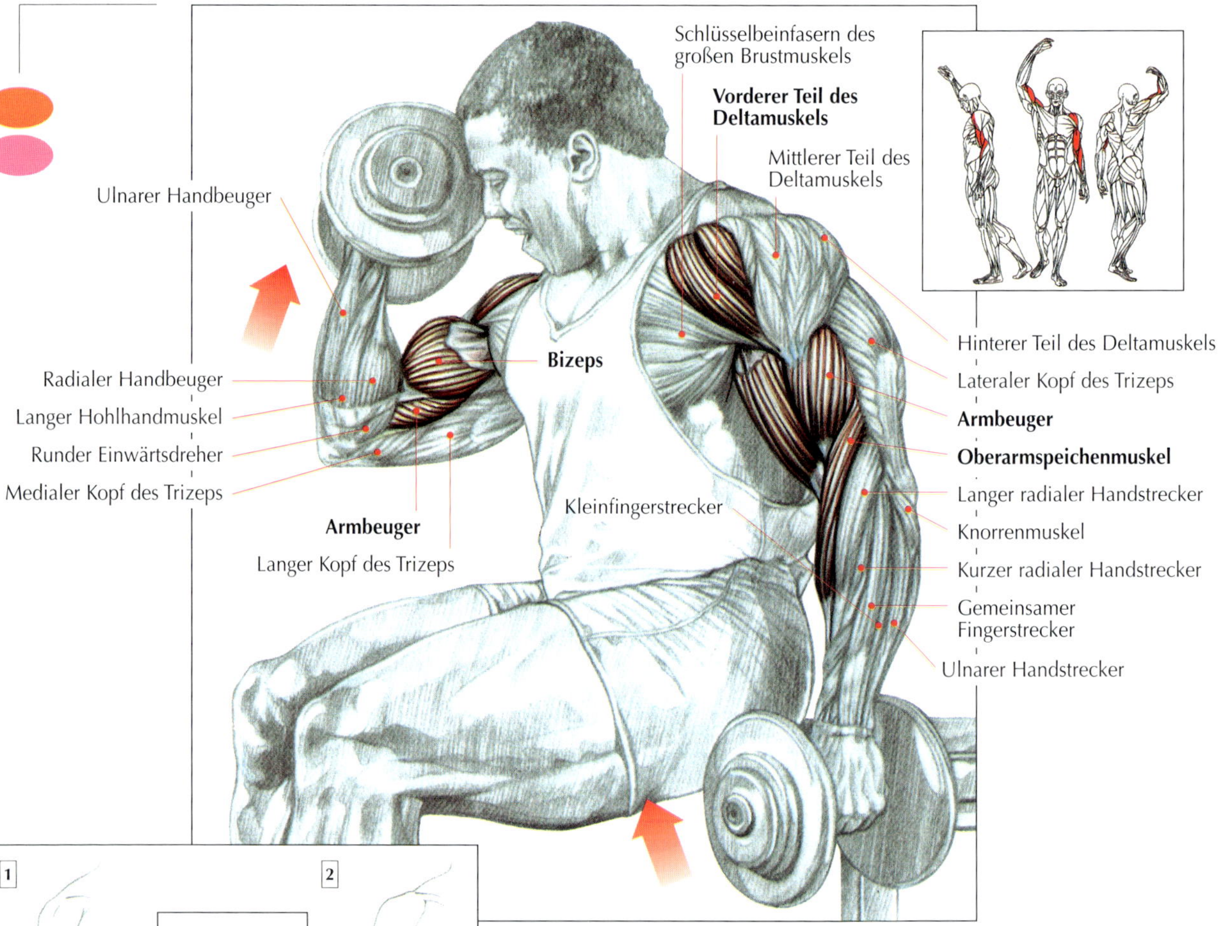

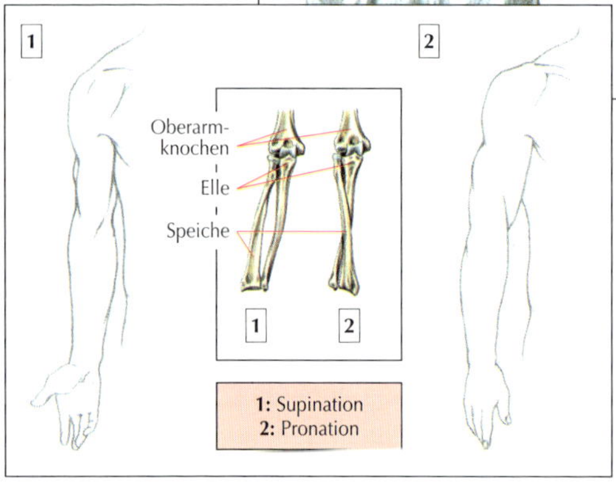

Sie sitzen auf einer Bank und halten in jeder Hand einer Kurzhantel. Die Unterarme sind in halber Pronationsstellung:
- beim Einatmen den Arm beugen und das Handgelenk während der Aufwärtsbewegung nach außen drehen, bevor der Unterarm die Horizontale erreicht;
- die Beugung unter Hebung der Ellbogen beenden und am Ende der Bewegung ausatmen.

Diese Übung beansprucht den Oberarmspeichenmuskel, den Armbeuger, den Bizeps und den vorderen Teil des Deltamuskels. Der Hakenarmmuskel und die Schlüsselbeinfasern des großen Brustmuskels werden ebenfalls trainiert.

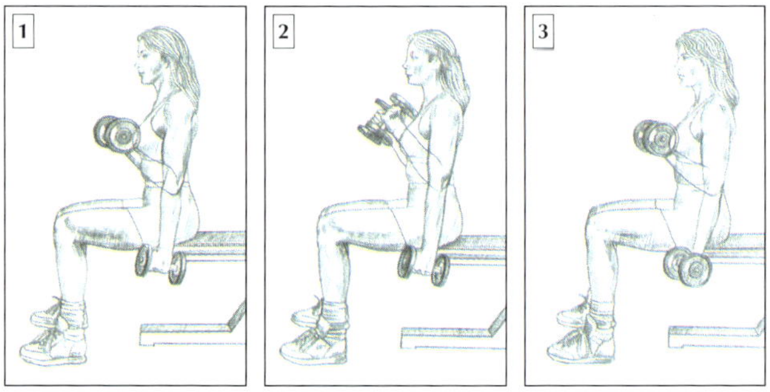

DREI ARTEN, DIE ARMBEUGER MIT DER HANTEL ZU TRAINIEREN:
1: überwiegende Beanspruchung des Bizeps;
2: Oberarmspeichenmuskel wird verstärkt trainiert;
3: Bizeps und Armbeuger werden besonders beansprucht.

ABWECHSELNDES BEUGEN DES ARMES MIT AUF DEN OBERSCHENKEL GESTÜTZTEM ELLBOGEN 2

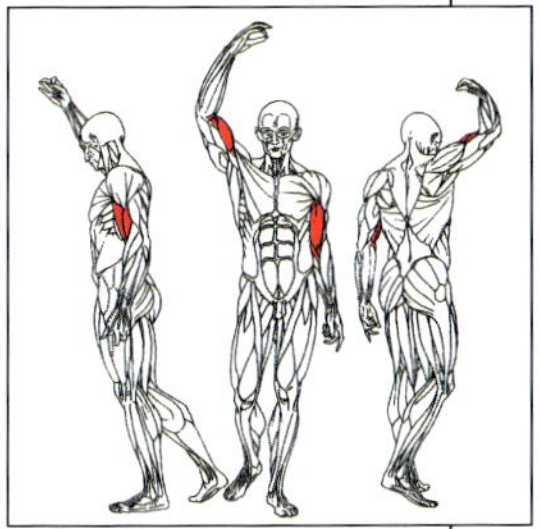

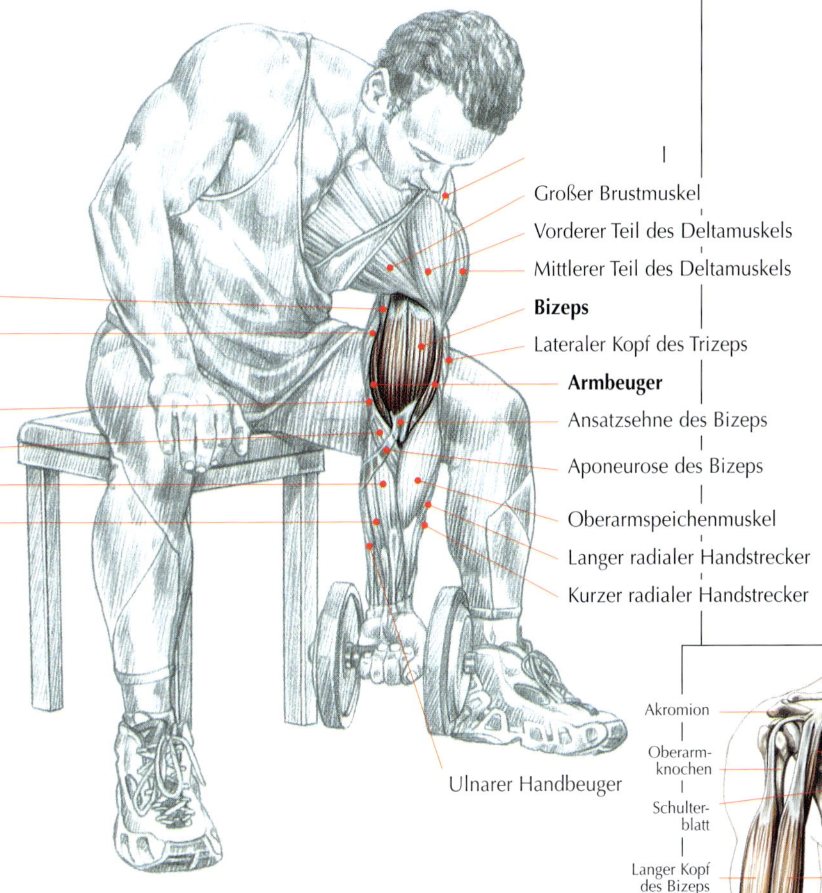

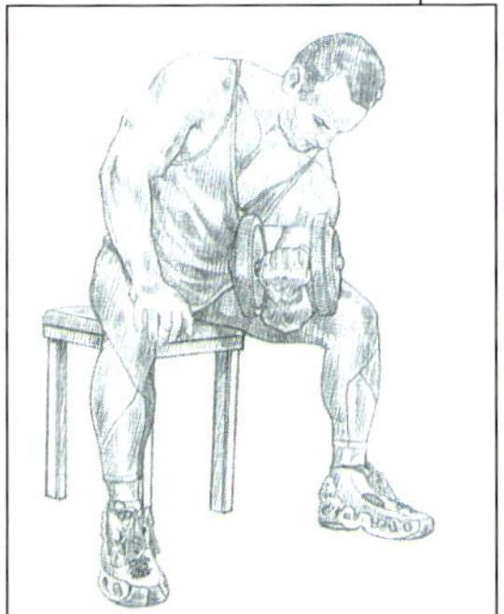

ENDE DER BEWEGUNG

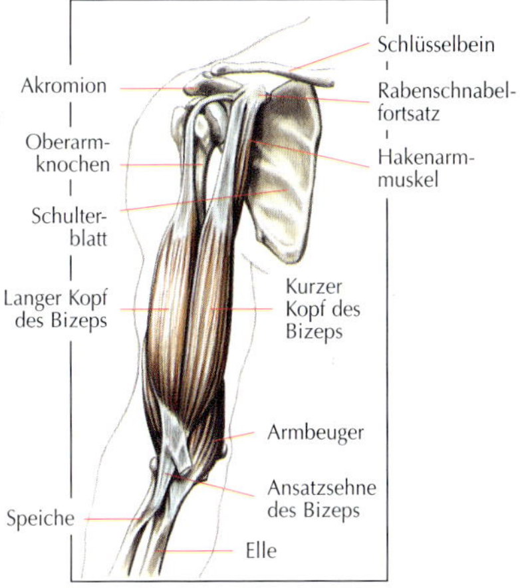

Auf einer Bank sitzend, halten Sie die Kurzhantel in supinierter Hand. Den Ellbogen stützen Sie an der Oberschenkelinnenseite ab:

– beim Einatmen den Arm beugen und am Ende der Bewegung ausatmen.

Diese Übung trainiert vor allem den Bizeps und den Armbeuger; sie erlaubt die genaue Kontrolle von Umfang, Geschwindigkeit und Geradlinigkeit der Muskelkontraktion.

ARMBEUGER

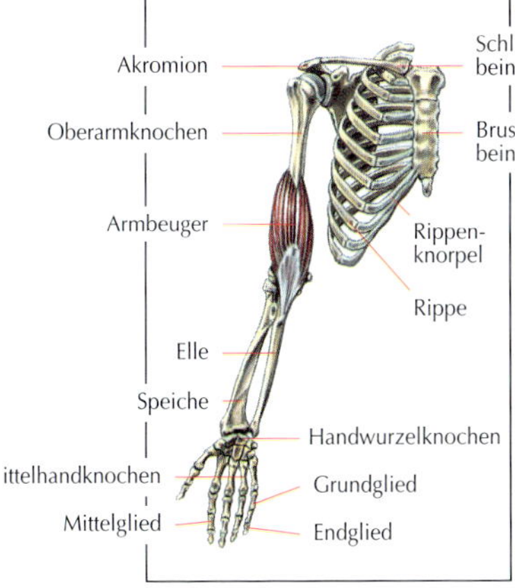

3 ABWECHSELNDES BEUGEN DES ARMES MIT DER KURZHANTEL IN »HAMMERHALTUNG«

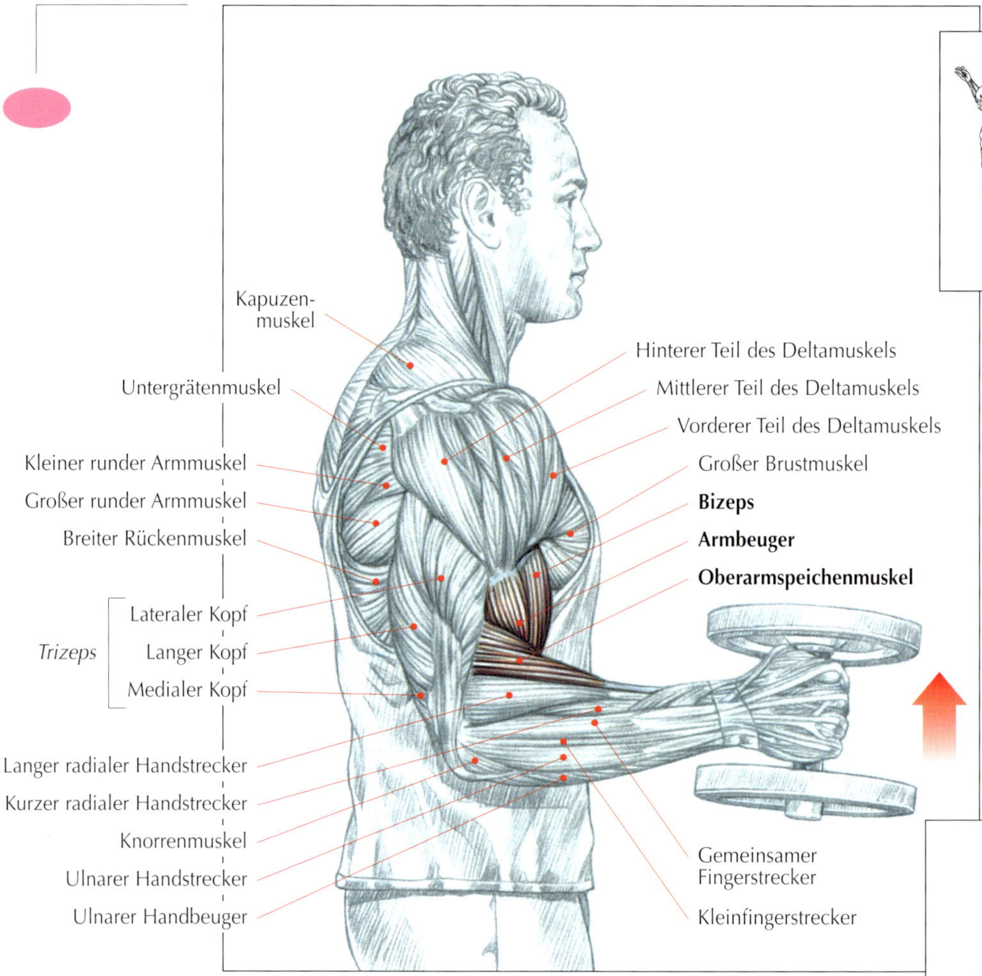

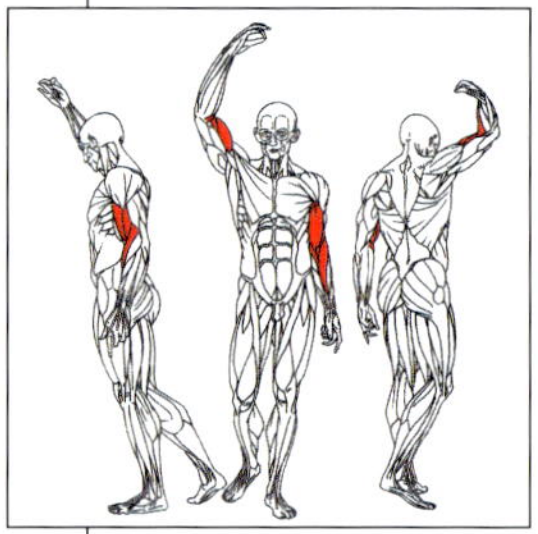

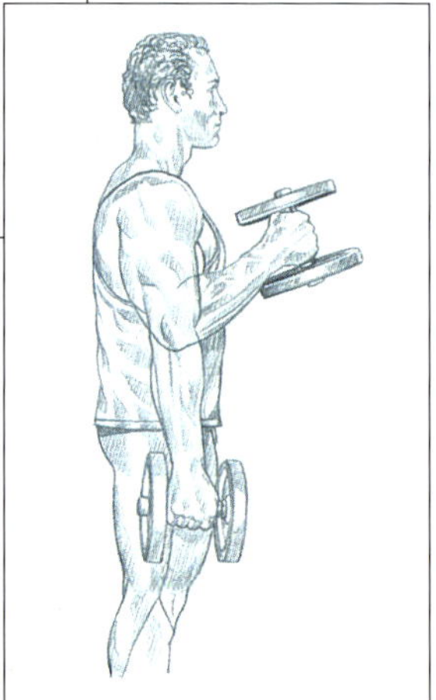

AUSFÜHREN DER BEWEGUNG

Stehend oder sitzend, den Unterarm in halbpronierter Stellung, halten Sie in jeder Hand eine Hantel:
– beim Einatmen entweder beide Arme gleichzeitig oder abwechselnd beugen, am Ende der Bewegung ausatmen.

Dies ist die beste Methode zum Aufbau des Oberarmspeichenmuskels. Sie wirkt jedoch auch auf den Bizeps und den Armbeuger sowie in geringerem Ausmaß auf den langen und den kurzen radialen Handstrecker.

OBERARMSPEICHENMUSKEL

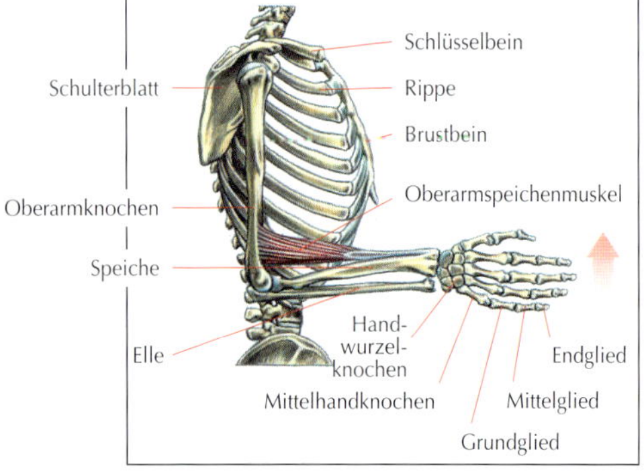

ABWECHSELNDES ARMBEUGEN AM TIEFEN BLOCK

4

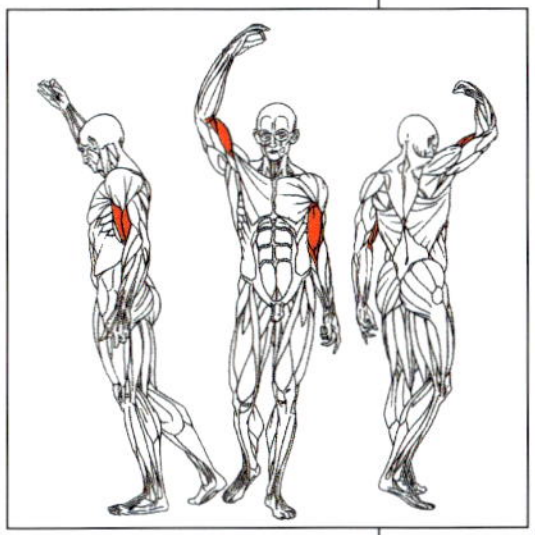

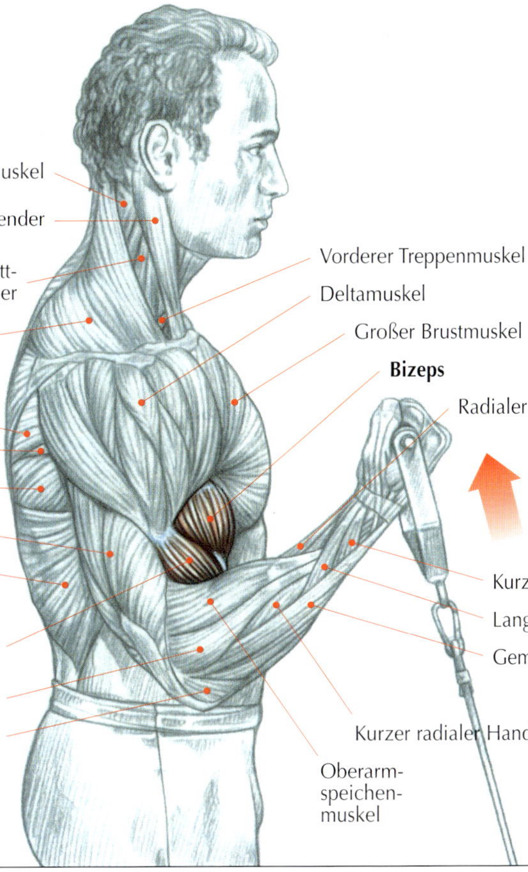

Sie stehen aufrecht vor dem Gerät und umfassen die Griffe von unten:
– beim Einatmen den Arm beugen und am Ende der Bewegung ausatmen.
Diese Übung konzentriert die Anstrengung auf den Bizeps und bewirkt eine starke Durchblutung des Muskels.

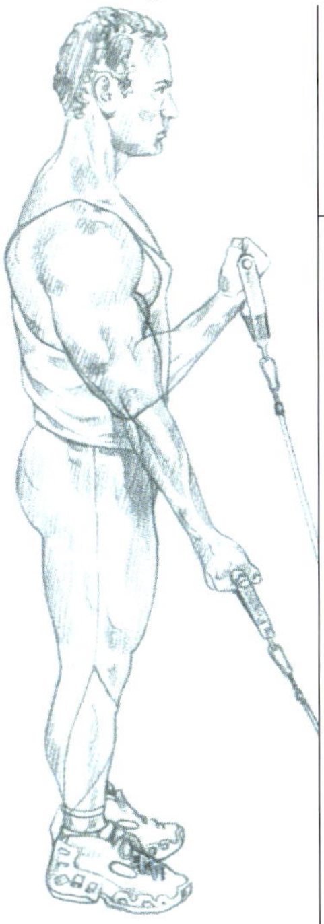

AUSFÜHREN DER ÜBUNG

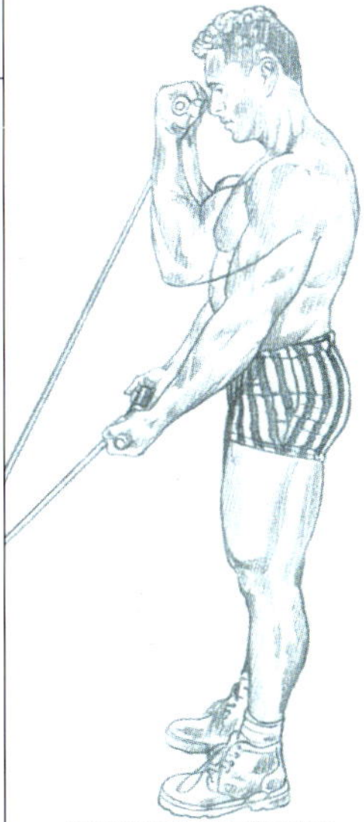

VARIATION DER ÜBUNG:
Armbeugen mit beiden Händen am tiefen Block

5 ARMBEUGEN AM HOHEN BLOCK

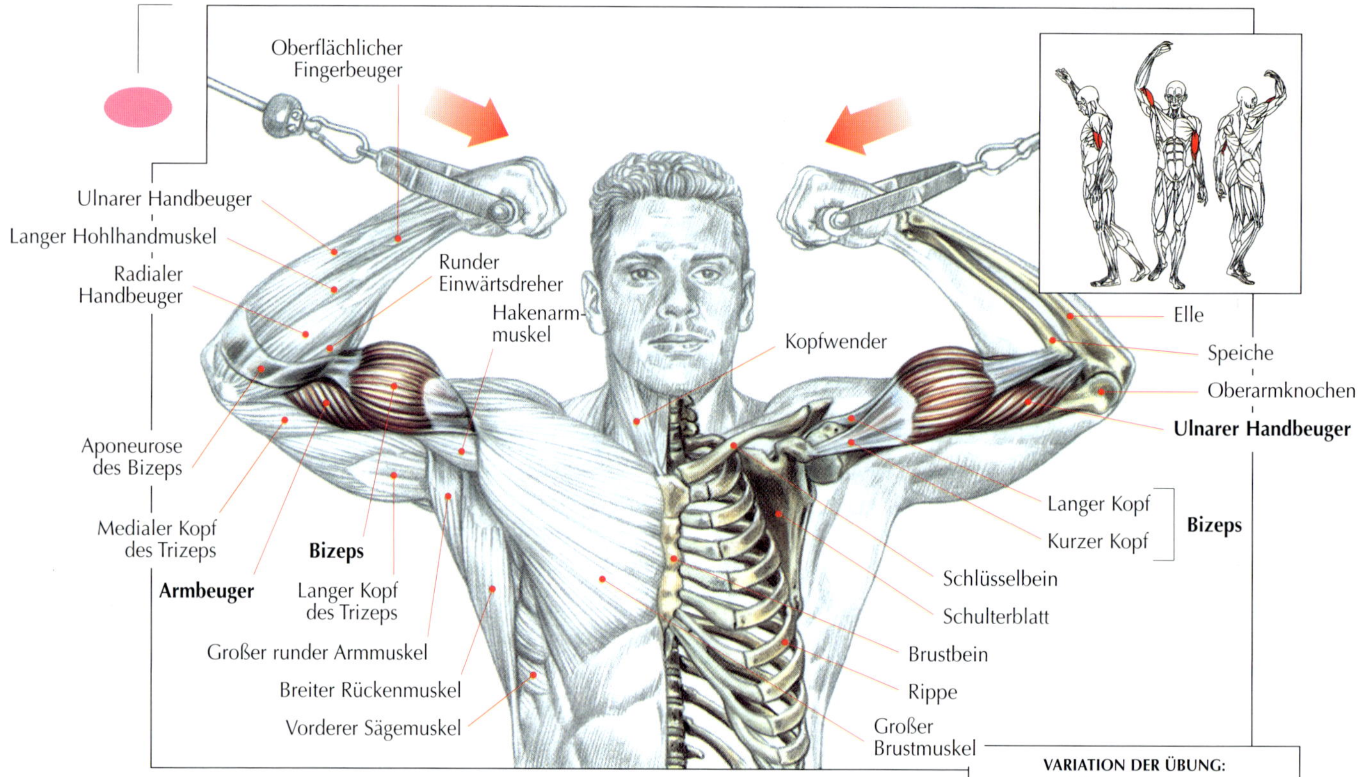

Sie stehen zwischen zwei hohen Blöcken, halten die zur Seite gestreckten Arme waagrecht mit den Handflächen nach oben und umfassen die Haltegriffe:

– beim Einatmen die Arme beugen, am Ende der Bewegung ausatmen.

Diese Übung wird häufig am Ende eines Armtrainings gemacht. Sie baut vor allem den Bizeps und vorrangig dessen langen Kopf auf, da dieser bei den Armen in Kreuzeshaltung besonders gestreckt und gespannt ist. Außerdem wird der Armbeuger trainiert.

Diese Übung darf niemals mit viel Gewicht ausgeführt werden. Das Wesentliche daran ist, sich auf die Kontraktion im inneren Teil des Muskels zu konzentrieren. Die besten Resultate erreicht man mit vielen Wiederholungen.

VARIATION DER ÜBUNG:
Durchführung mit einem Arm

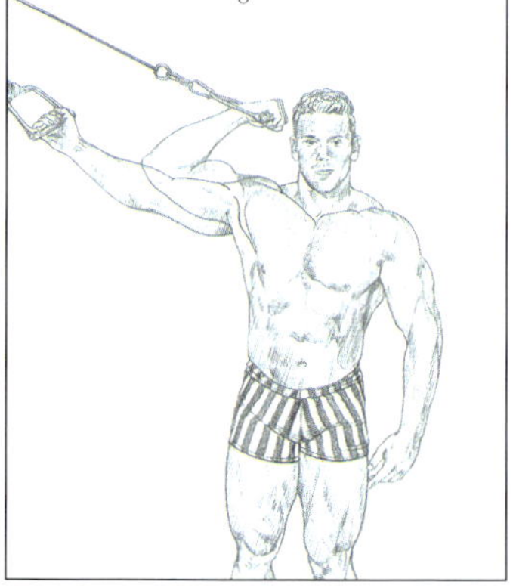

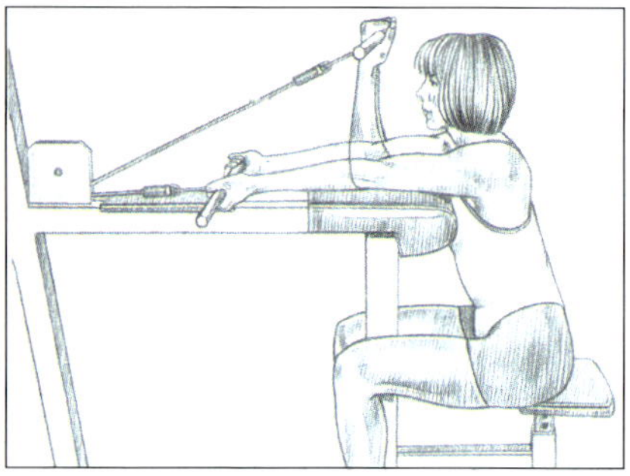

Das Beugen der Arme an diesem Block oder am Bizeps-Gerät ist hervorragend dazu geeignet, eine gute Durchblutung der Beuger zu verspüren.

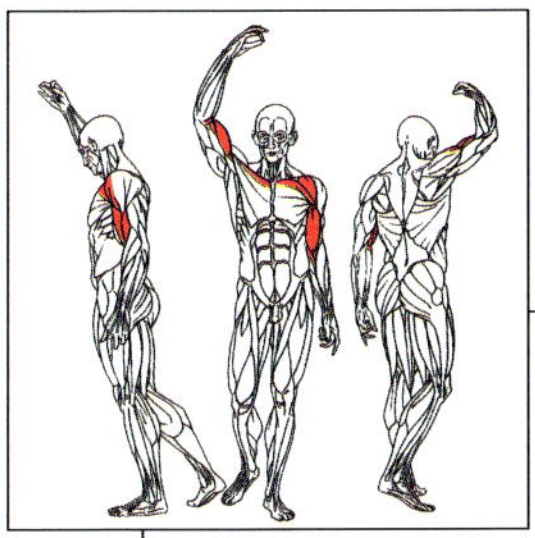

ARMBEUGEN MIT DER LANGHANTEL, MIT SUPINIERTEN UNTERARMEN

6

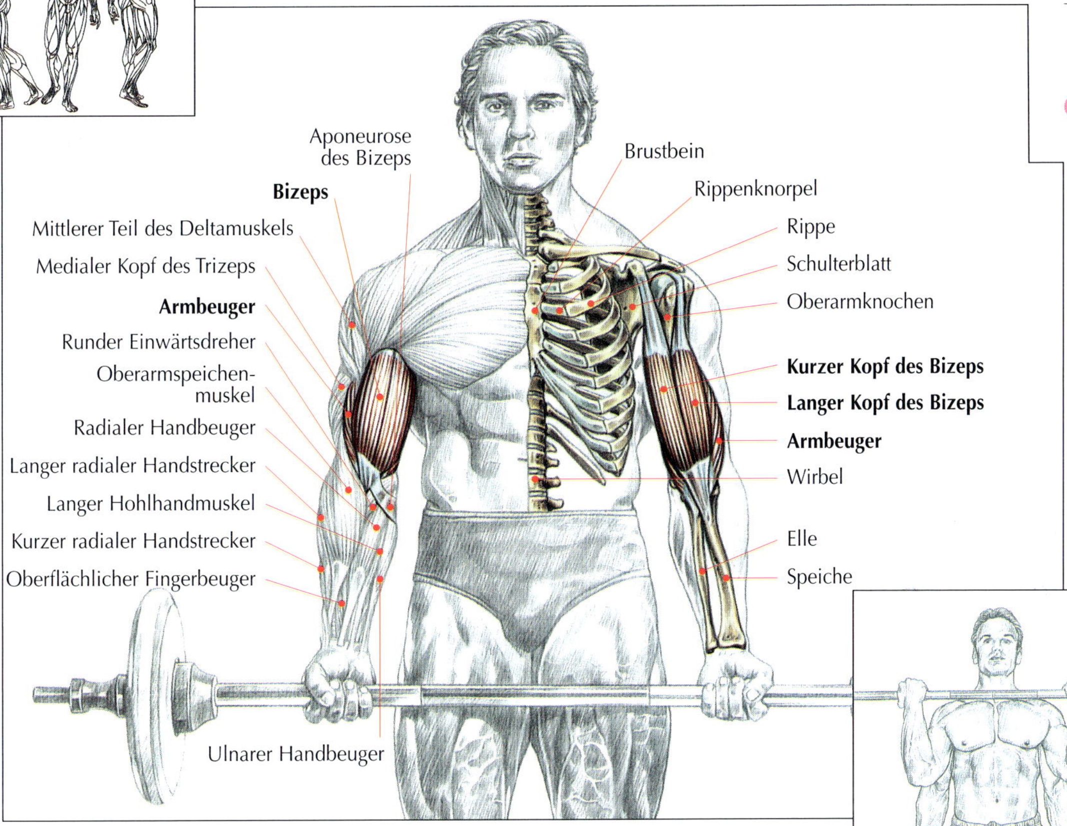

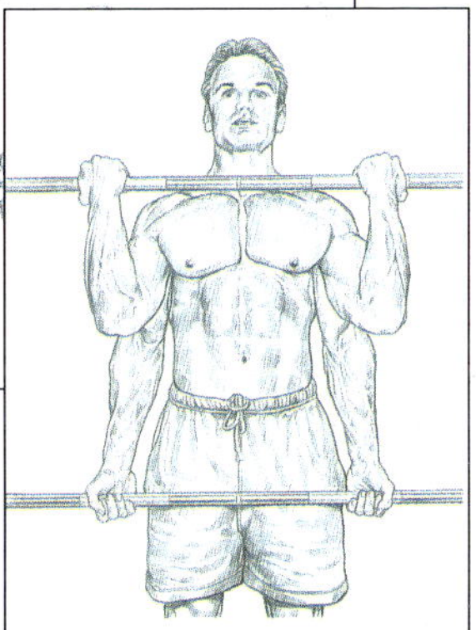

AUSFÜHREN DER BEWEGUNG

Sie stehen aufrecht, den Rücken gerade, und umfassen die Langhantel mit supinierten Händen in etwas mehr als Schulterbreite:
– beim Einatmen behutsam beugen, während Sie durch eine isometrische Anspannung der Gesäß-, Bauch- und Rückenmuskeln darauf achten, den Oberkörper stabil zu halten. Am Ende der Bewegung ausatmen.
Durch diese Übung werden vor allem der Bizeps und der Armbeuger gekräftigt, in geringerem Ausmaß aber auch der Oberarmspeichenmuskel, der runde Einwärtsdreher sowie alle Finger- und Handgelenksbeuger.

Variationen:
Eine Veränderung des Abstands zwischen den Händen variiert die Übungsintensität für die verschiedenen Teile des Bizeps:
– der kurze Teil des Bizeps: Hände weit auseinander;
– der lange Teil des Bizeps: Hände näher beieinander.
Hebt man am Ende der Beugung die Ellbogen, vergrößert man die Anspannung des Bizeps und trainiert auch den vorderen Teil des Deltamuskels.
Man kann die Armbeugung auch ausführen, indem man sich mit dem Rücken an eine Wand lehnt, ohne sich bei der Übung mit den Schulterblättern davon zu lösen.

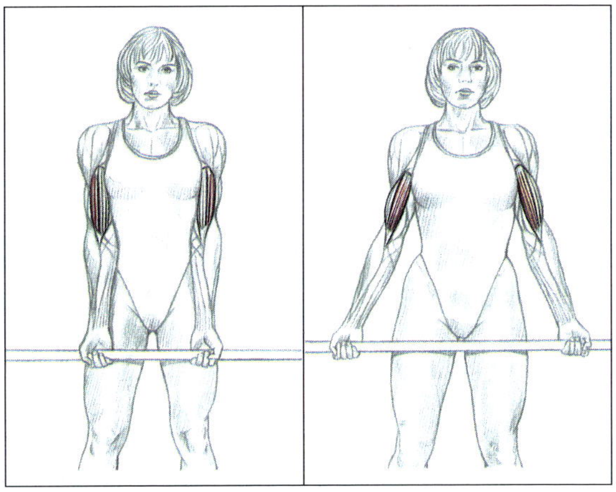

BEUGEN DES ARMES MIT DER LANGHANTEL
Enger Griff: trainiert vor allem den langen Kopf des Bizeps.
Weiter Griff: beansprucht hauptsächlich den kurzen Kopf des Bizeps.

7 ARMBEUGEN AM BIZEPS-GERÄT »LARRY SCOTT«

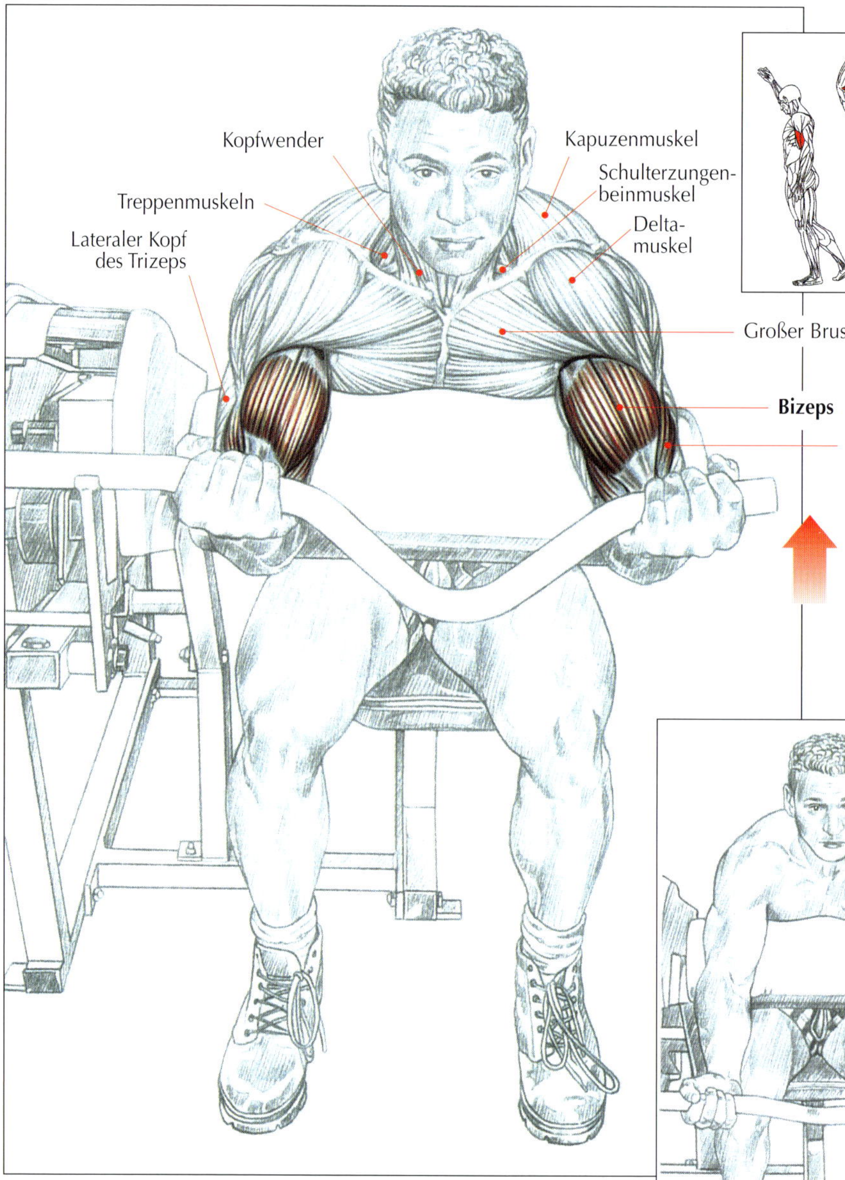

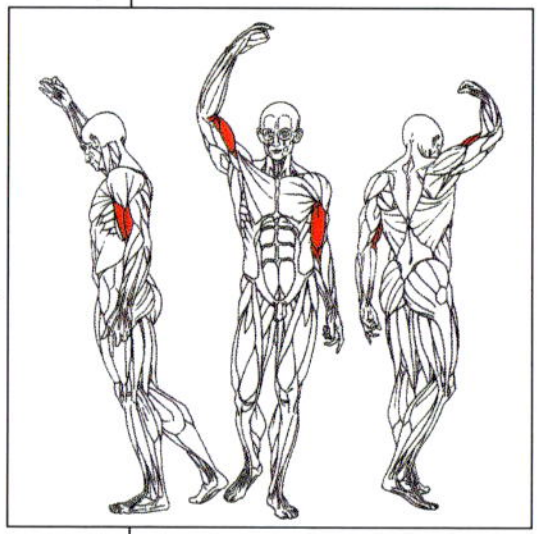

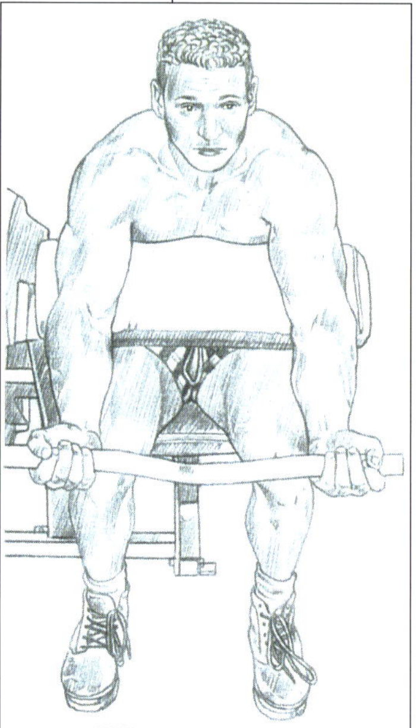

BEGINN DER BEWEGUNG

Sie sitzen auf dem Gerät und ergreifen die Stange von unten. Die Arme sind gestreckt, die Oberarme und Ellbogen liegen auf dem Pult:

– beim Einatmen die Arme beugen, am Ende der Bewegung ausatmen.

Dies ist eine der besten Übungen, um die Kontraktion des Bizeps zu spüren. Da die Arme fest auf dem Pult liegen, ist Schummeln ausgeschlossen. Zu Beginn der Beugebewegung ist die Muskelspannung hoch; deshalb sollte man mit geringen Gewichten anfangen, um die Muskeln gut aufzuwärmen, und die Arme auch nicht ganz gestreckt halten, um jedes Risiko einer Sehnenentzündung zu vermeiden.

Mit dieser Übung kann man auch den Armbeuger und in geringerem Ausmaß den Oberarmspeichenmuskel und den runden Einwärtsdreher trainieren.

ARMBEUGEN MIT DER STANGE AUF DER »LARRY SCOTT«-BANK

8

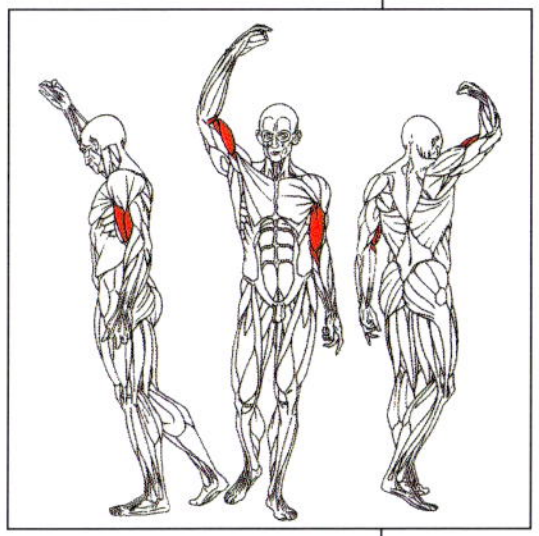

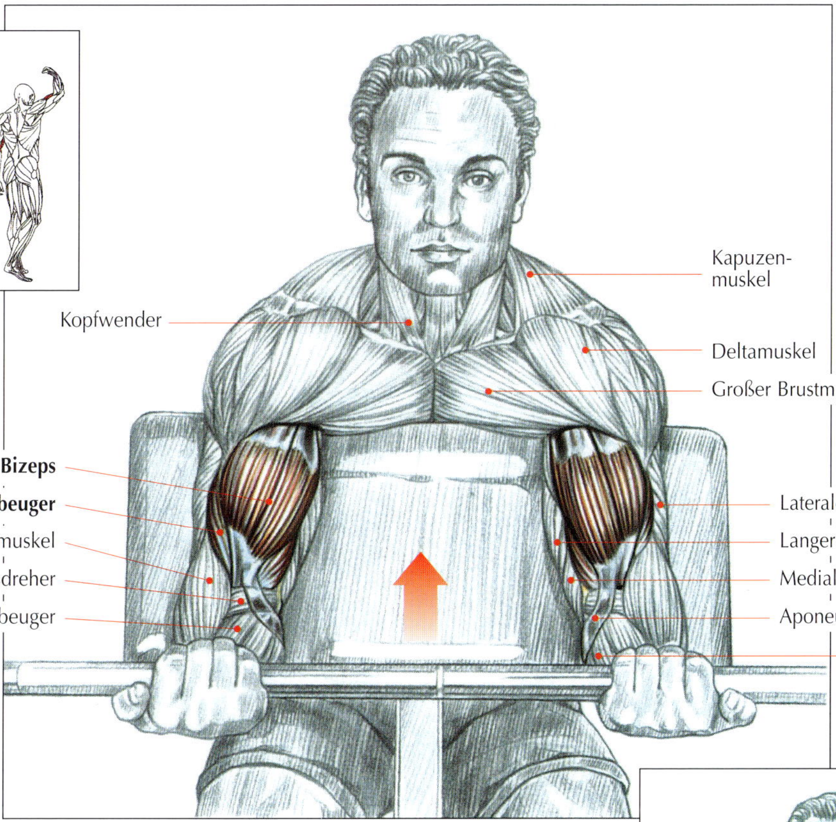

Diese Übung wird im Stehen oder Sitzen ausgeführt:
– beim Einatmen die Arme beugen, am Ende der Anstrengung ausatmen.
Dies ist eine der besten Übungen, um den Bizeps isoliert zu trainieren.

Achtung: Aufgrund der Schrägstellung des Pultes wird die Spannung während der vollständigen Streckung der Arme sehr groß. Folglich müssen Sie darauf achten, dass Ihre Muskeln gut aufgewärmt sind und Sie beim ersten Satz weniger Gewicht als gewöhnlich verwenden.

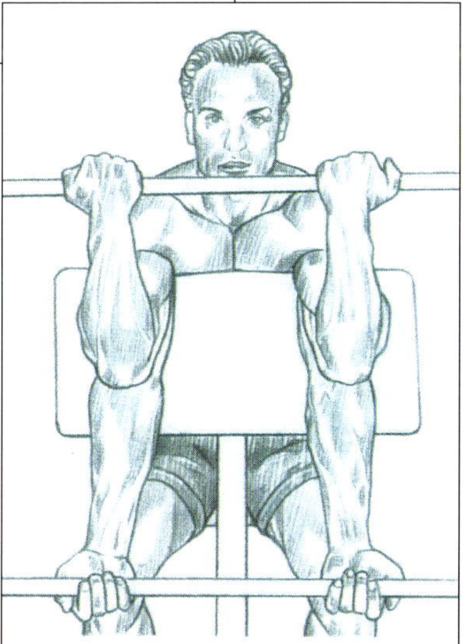

AUSFÜHREN DER ÜBUNG

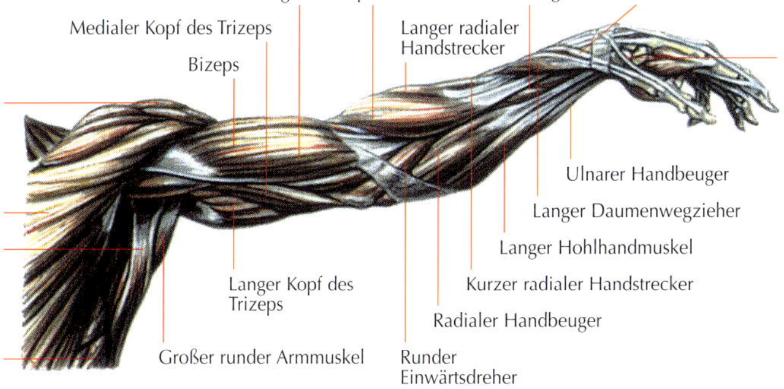

9 ARMBEUGEN MIT DER LANGHANTEL, MIT PRONIERTEN UNTERARMEN

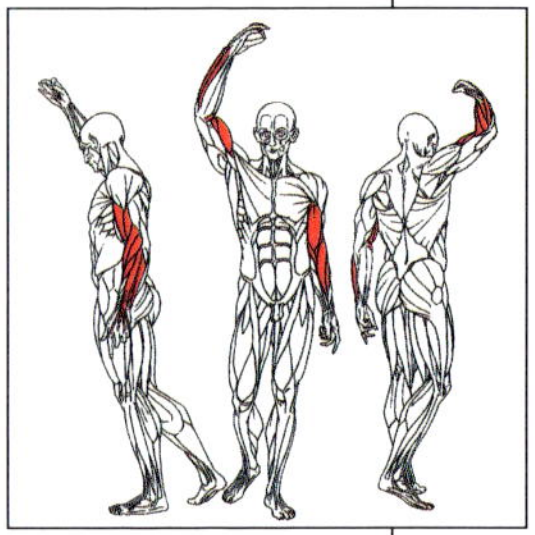

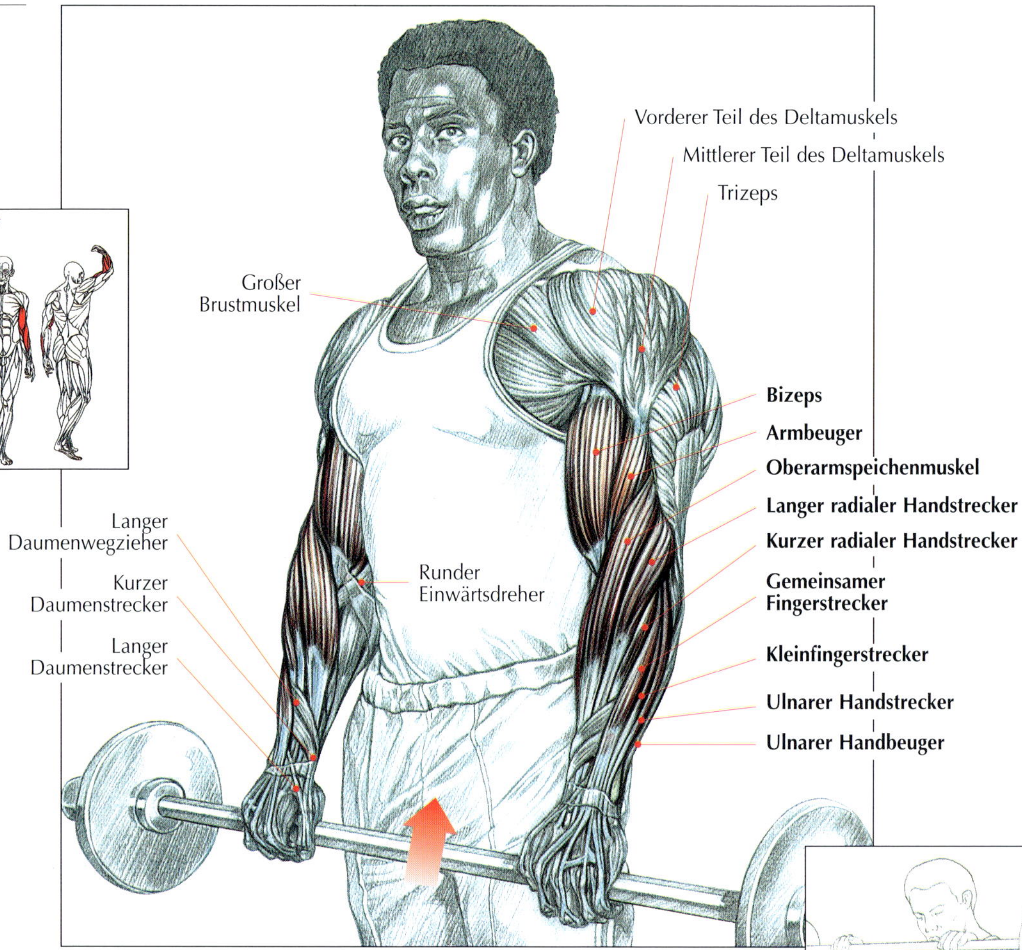

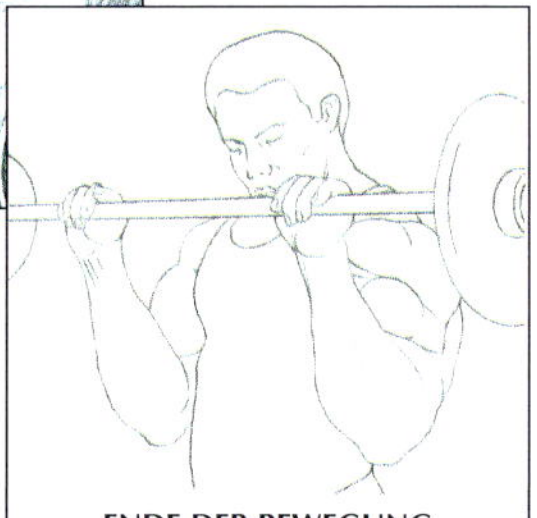

ENDE DER BEWEGUNG

Sie stehen mit leicht gegrätschten Beinen, haben die Arme gestreckt und umgreifen die Langhantel mit den Händen in Pronationsstellung (das heißt, die Daumen sind nach innen gekehrt):
– beim Einatmen die Arme beugen, am Ende der Bewegung ausatmen.
Diese Übung ermöglicht das Training der Strecker am Unterarm: langer und kurzer radialer Handstrecker, gemeinsamer Fingerstrecker, Kleinfingerstrecker und ulnarer Handstrecker.
Außerdem trainiert diese Übung den Oberarmspeichenmuskel, den Armbeuger und in geringerem Maß den Bizeps.

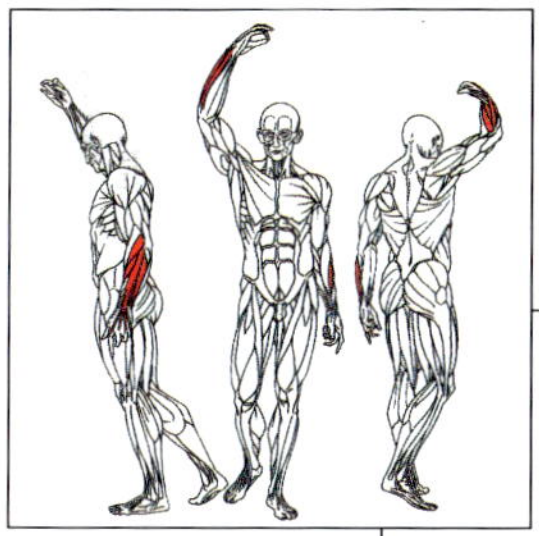

STRECKEN DER HANDGELENKE MIT DER LANGHANTEL **10**

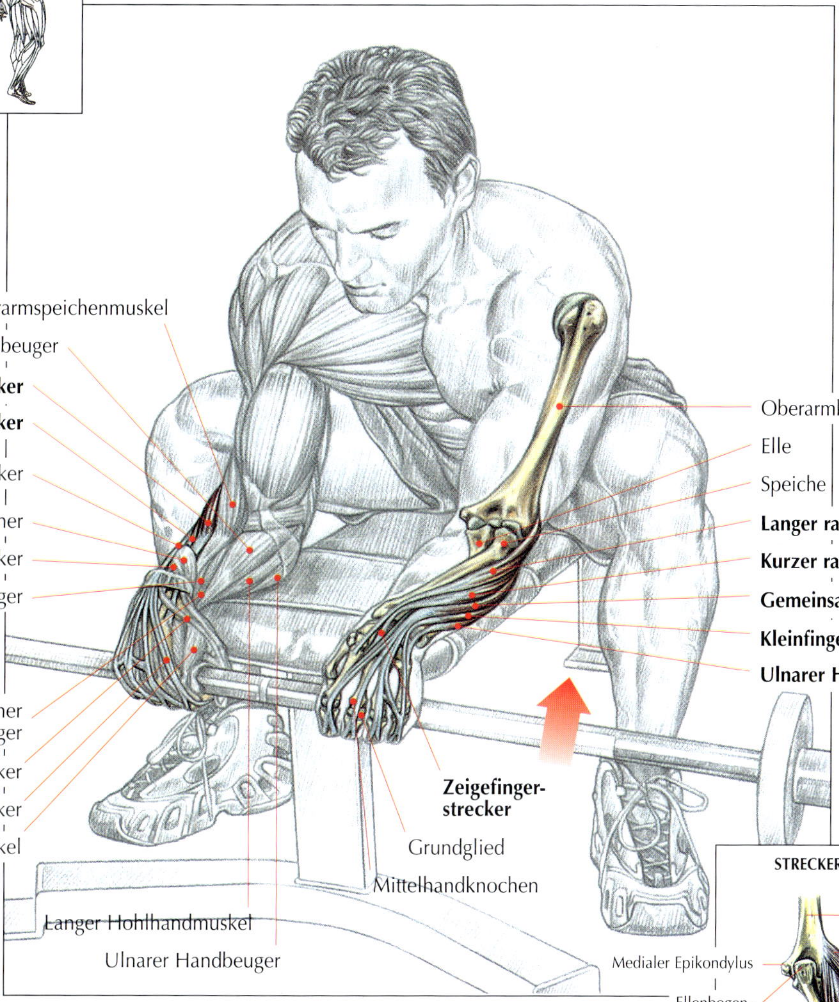

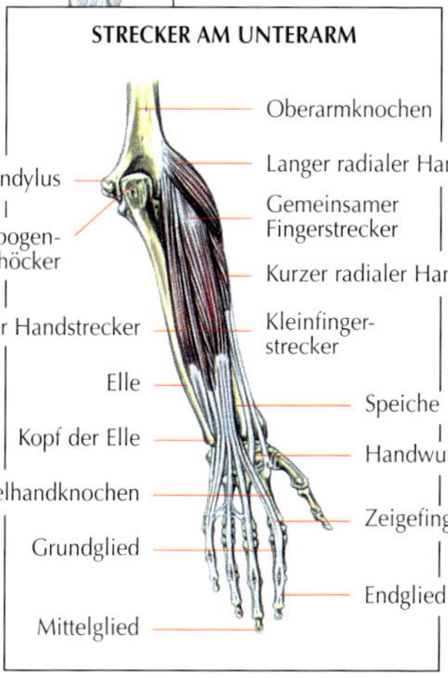

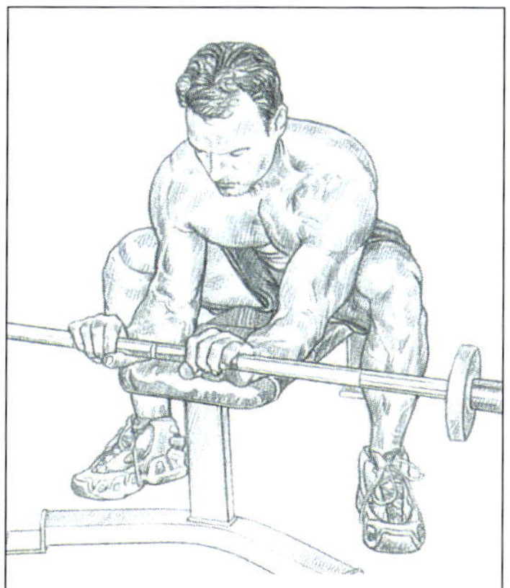

ENDE DER BEWEGUNG

Sie sitzen auf einer Bank, die Unterarme ruhen entweder darauf oder auf Ihren Oberschenkeln. Sie umfassen die Stange von oben und lassen die Handgelenke vom Gewicht der Langhantel nach unten dehnen:

– die Handgelenke langsam strecken.

Diese Übung stärkt den langen und kurzen radialen Handstrecker, den gemeinsamen Fingerstrecker, den Kleinfingerstrecker und den ulnaren Handstrecker.

Anmerkung: Diese Übung eignet sich hervorragend zur Kräftigung des Handgelenks, das häufig durch die Schwäche der Handgelenksstrecker fragil und verletzungsanfällig ist.

11 BEUGEN DER HANDGELENKE MIT DER LANGHANTEL

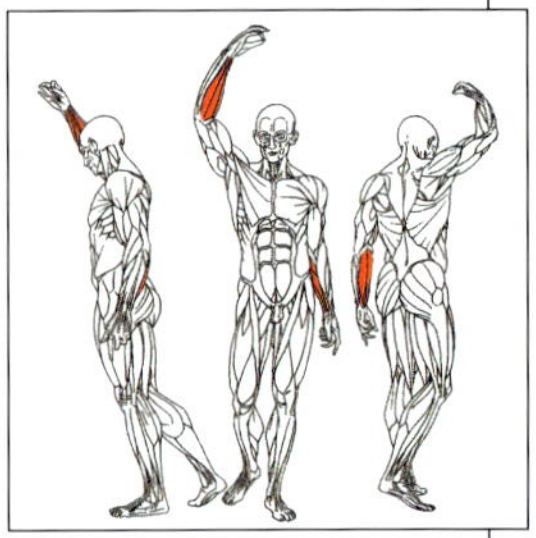

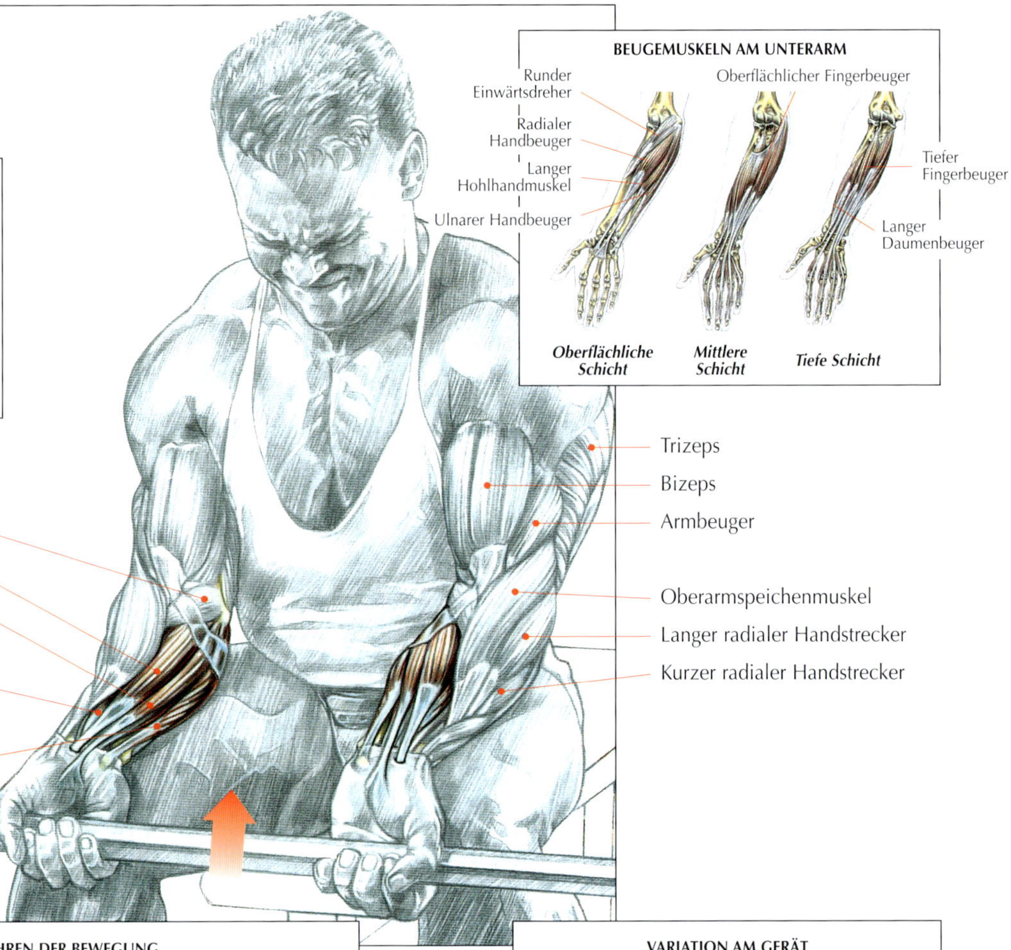

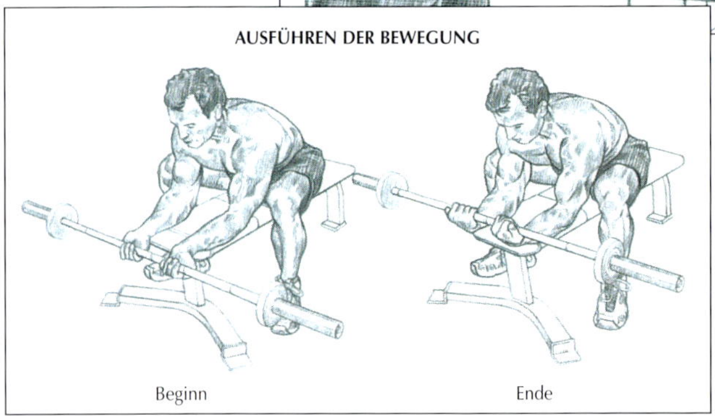

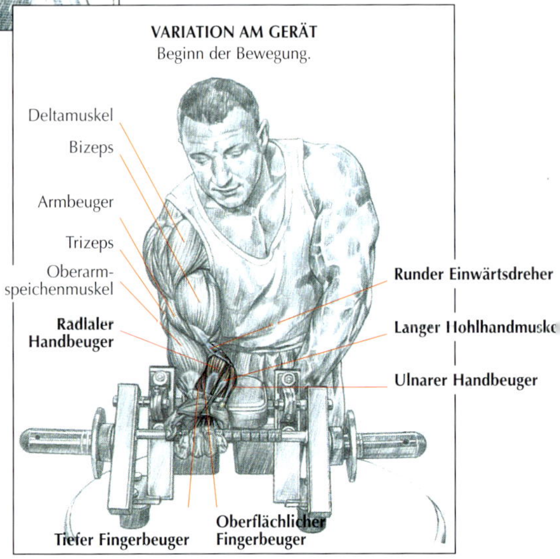

Sitzend legen Sie Ihre Unterarme auf die Oberschenkel oder auf die Bank, halten die Stange mit den Händen in Supinationsstellung und lassen die Handgelenke durch das Gewicht der Stange dehnen:

– beim Einatmen die Handgelenke beugen, am Ende der Bewegung ausatmen.

Diese Übung trainiert den radialen Handbeuger, den langen Hohlhandmuskel, den ulnaren Handbeuger und auch die oberflächlichen und tiefen Fingerbeuger.

TRIZEPS AM HOHEN BLOCK MIT PRONIERTEN UNTERARMEN 12

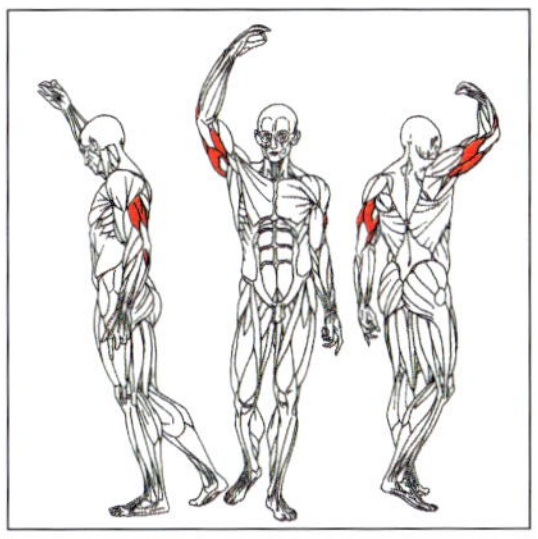

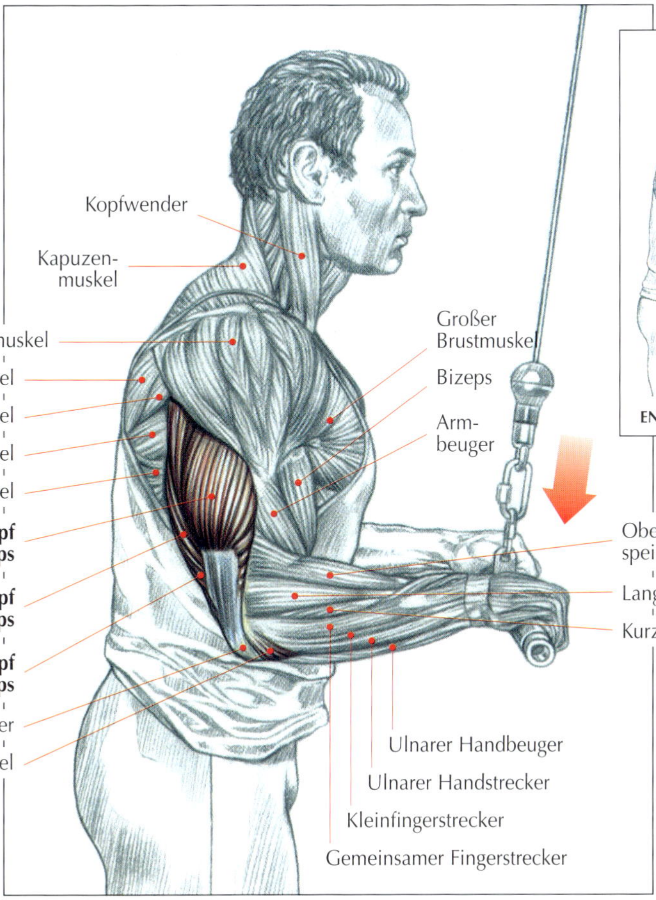

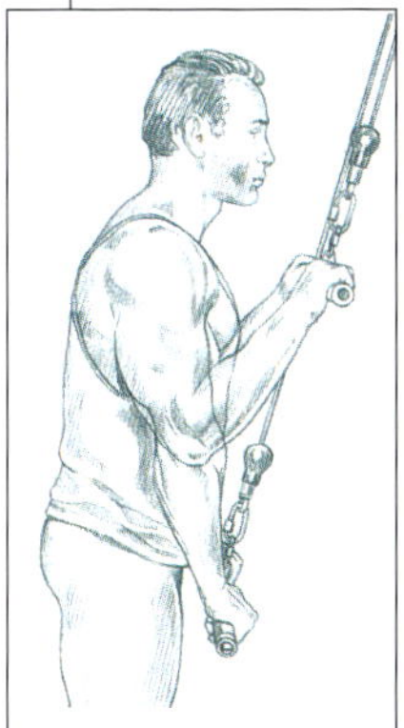

ENDE DER BEWEGUNG

Sie stehen mit dem Gesicht zum Gerät, die Hände umfassen den Griff von oben, die Ellbogen liegen am Körper:

– beim Einatmen die Arme im Ellbogengelenk strecken und dabei darauf achten, dass die Ellbogen während der gesamten Bewegung am Körper anliegen. Am Ende der Bewegung ausatmen.

Diese Übung trainiert den Trizeps und den Knorrenmuskel.

Als Variation können Sie mit einem Seil als Griff den lateralen Kopf des Trizeps verstärkt trainieren. Wenn Sie diese Übung mit supinierten Unterarmen ausführen, wird der mediale Kopf des Trizeps stärker aufgebaut.

Wenn Sie am Ende der Bewegung die Muskeln für ein bis zwei Sekunden isometrisch anspannen, können Sie den Trainingseffekt besser spüren.

Falls Sie mit größeren Gewichten trainieren, wird empfohlen, den Oberkörper nach vorn zu neigen, um ihn dadurch stabil zu halten.

Mit zehn bis 15 Wiederholungen erzielen Sie das beste Resultat.

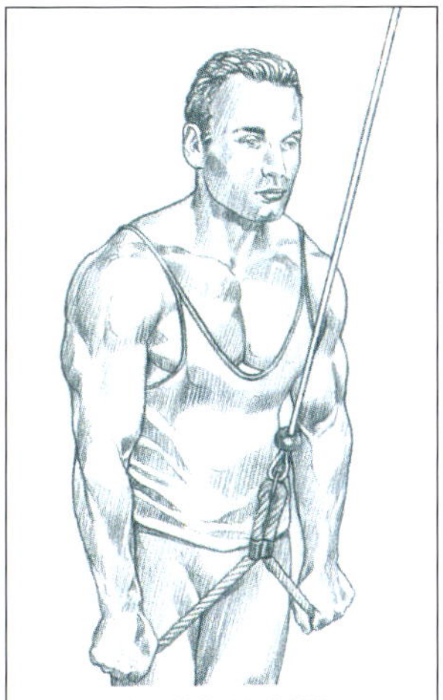

VARIATION MIT SEIL:
Erlaubt ein besseres Fühlen der Muskeltätigkeit des lateralen Kopfes des Trizeps

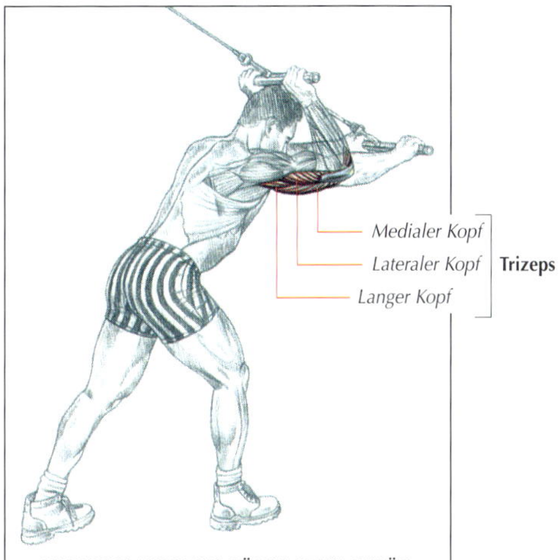

VARIATION MIT DEM RÜCKEN ZUM GERÄT:
Erlaubt ein genaueres Spüren der Muskelarbeit im langen Kopf des Trizeps

13 TRIZEPS AM HOHEN BLOCK MIT SUPINIERTEN UNTERARMEN

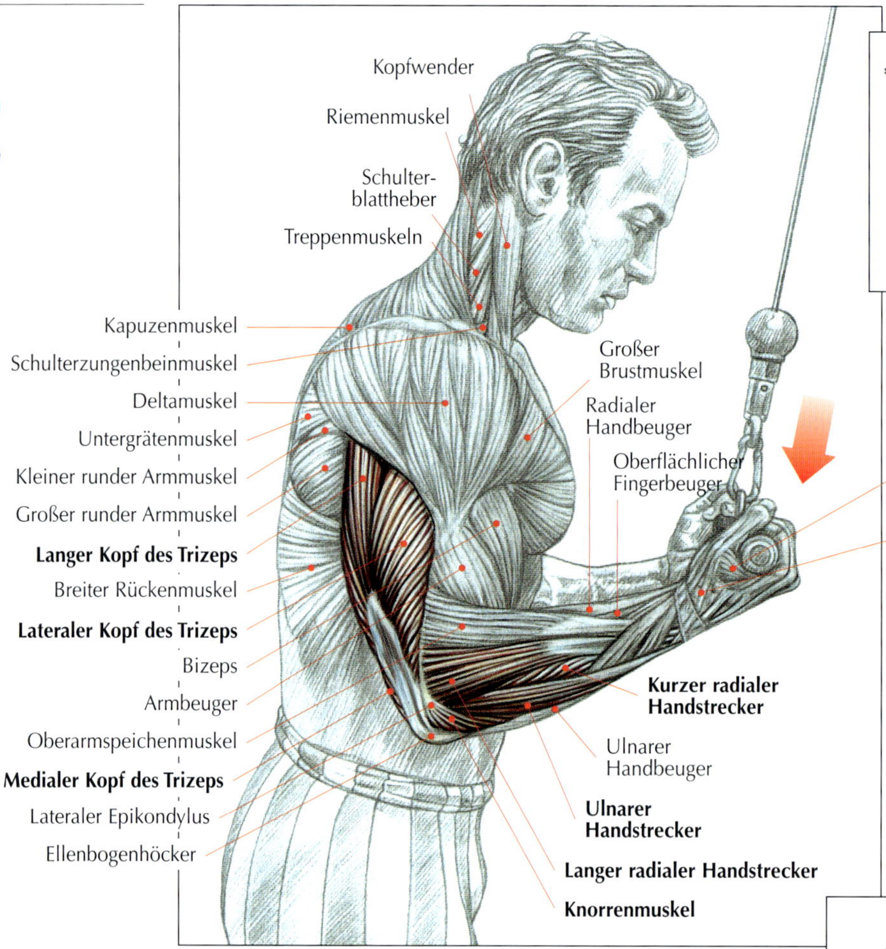

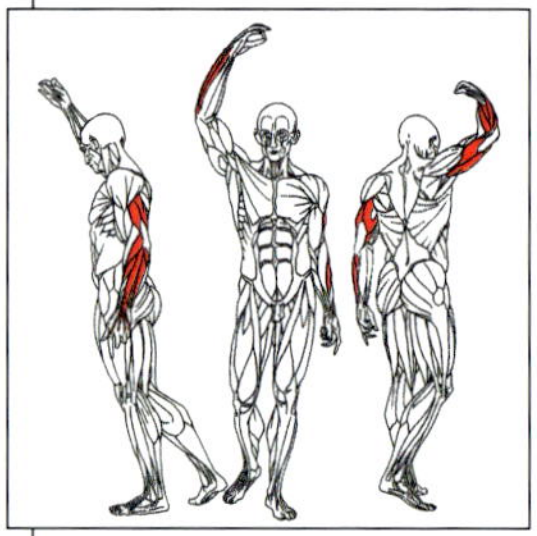

Sie stehen vor dem Gerät, die Oberarme am Körper anliegend, die Ellbogen gebeugt, und umfassen mit den Händen den Haltegriff von unten:

– beim Einatmen die Arme langsam strecken. Wichtig ist, dass die Ellbogen dabei immer am Körper anliegen. Am Ende der Bewegung ausatmen.

Die Supinationsstellung erlaubt es nicht, mit schweren Gewichten zu trainieren. Man führt die Übung mit leichten Gewichten aus, um besonders den medialen Kopf des Trizeps aufzubauen. Beim Strecken der Arme werden auch der Knorrenmuskel und die Strecker des Handgelenks trainiert. Die Letzteren (kurzer und langer radialer Handstrecker, gemeinsamer Fingerstrecker und ulnarer Handstrecker) stabilisieren das Handgelenk durch isometrische Kontraktion während der gesamten Bewegung.

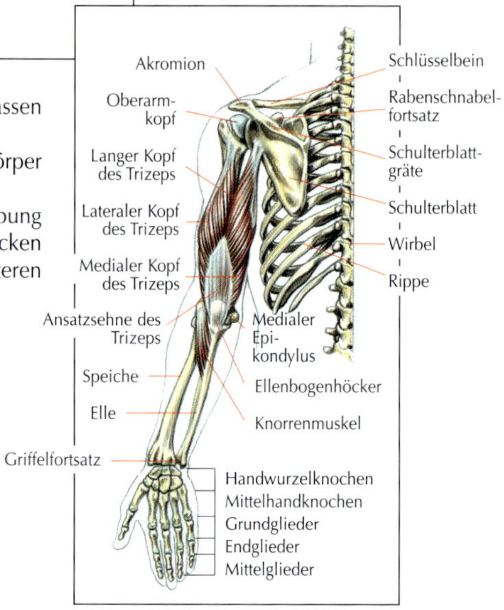

ABWECHSELNDES STRECKEN DER ARME AM HOHEN BLOCK MIT SUPINIERTEN UNTERARMEN 14

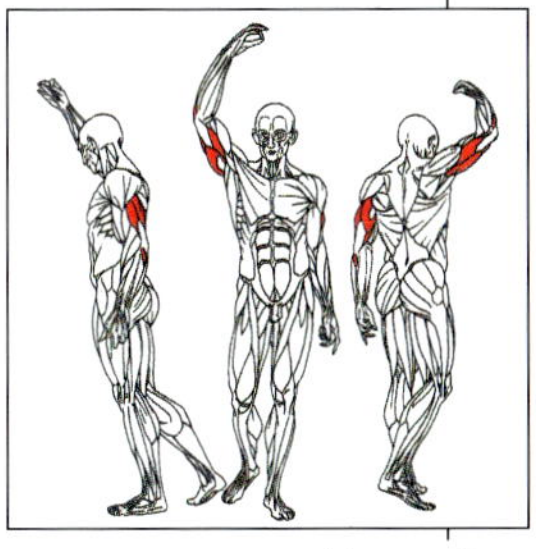

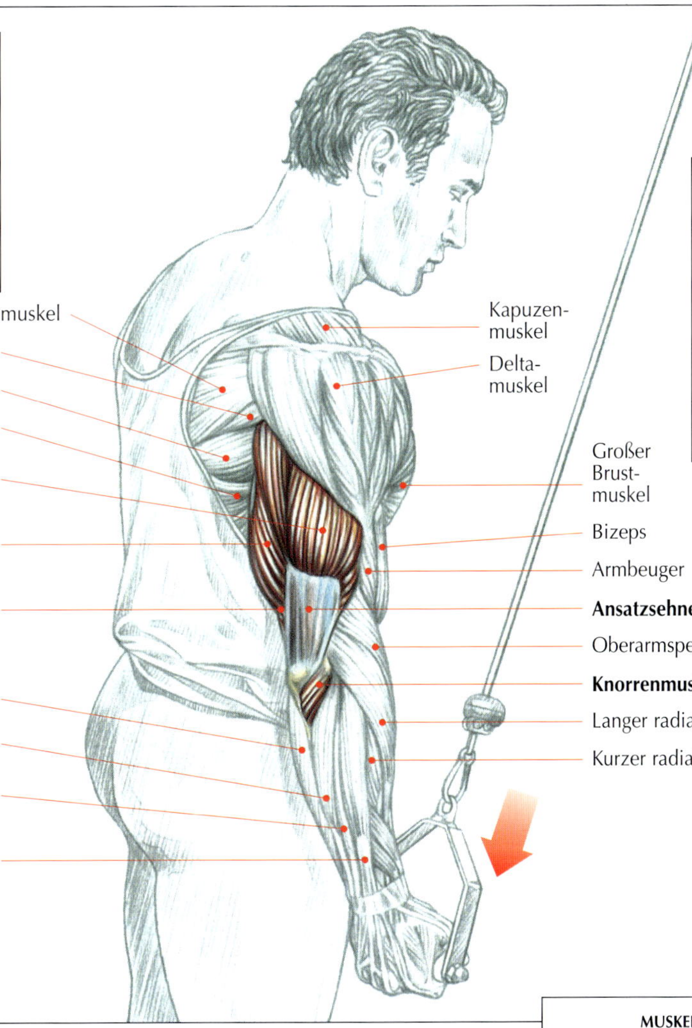

BEGINN DER BEWEGUNG

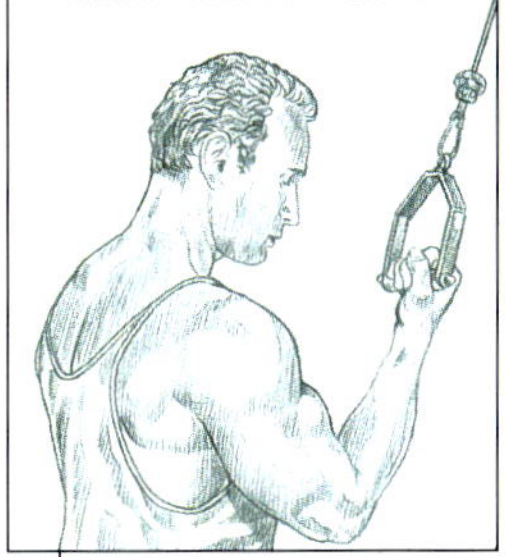

Sie stehen vor dem Gerät und halten den Griff von unten:
– beim Einatmen den Arm strecken und am Ende der Bewegung ausatmen.
Diese Übung trainiert den Trizeps, vor allem dessen medialen Kopf.

MUSKELANSÄTZE DES ARMS

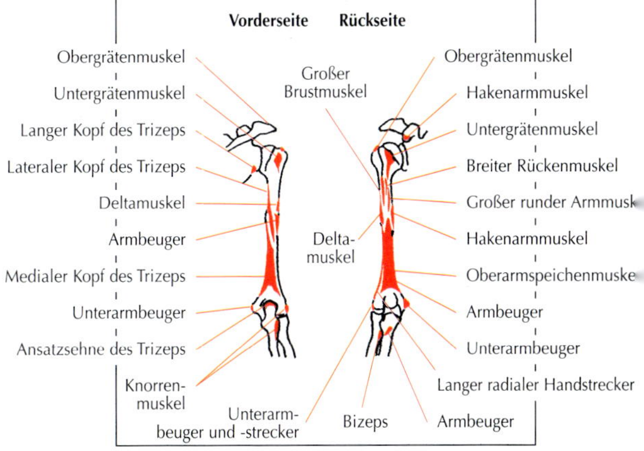

15 STRECKEN DER ARME MIT DER LANGHANTEL, AUF EINER BANK LIEGEND

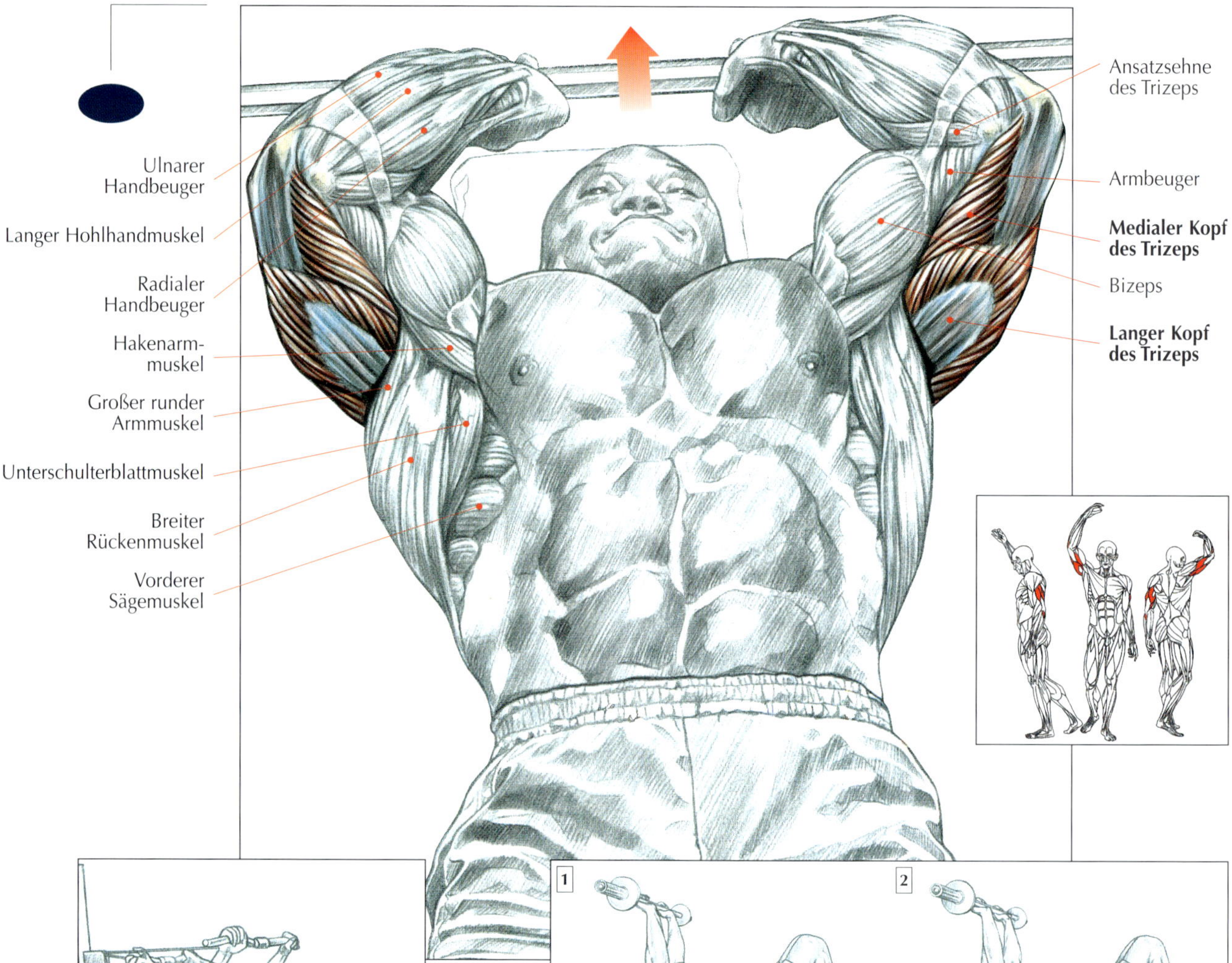

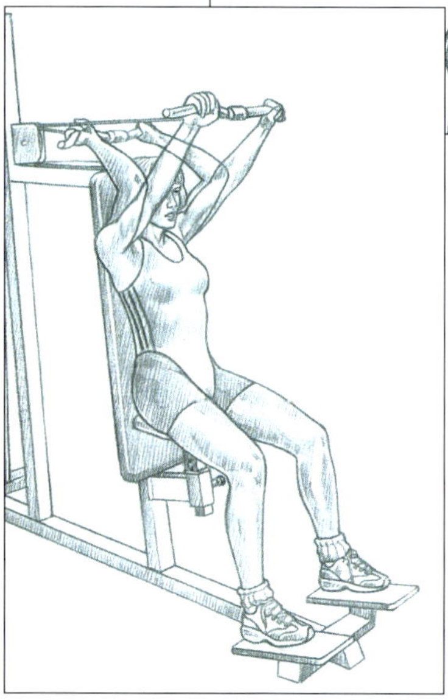

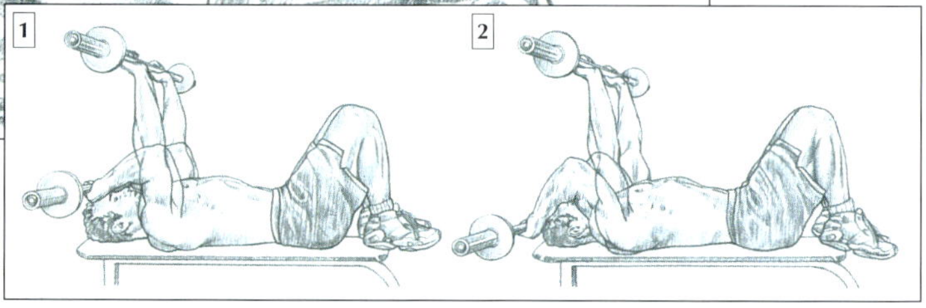

1. *Langhantel bis zur Stirn absenken:* Es werden hauptsächlich der mediale und der laterale Kopf des Trizeps trainiert.
2. *Langhantel hinter dem Kopf absenken:* Es wird vor allem der lange Kopf des Trizeps trainiert.

Sie liegen waagrecht auf einer Bank, die Oberarme senkrecht aufgerichtet, und halten die Langhantel mit den Unterarmen in Pronationsstellung:

– beim Einatmen die Arme im Ellbogengelenk strecken und dabei darauf achten, dass sich Ihre Ellbogen nicht zu weit voneinander entfernen. Am Ende der Anstrengung ausatmen und zur Ausgangsposition zurückkehren.

Dies ist eine hervorragende Grundübung, mit der man einen massiven Trizeps entwickelt.

Die Ausführung der Übung an diesem Gerät ermöglicht dasselbe Training wie mit der Langhantel, ist aber leichter durchzuführen und kräftigt den langen Kopf des Trizeps intensiver.

STRECKEN DER ARME MIT KURZHANTELN, AUF EINER BANK LIEGEND 16

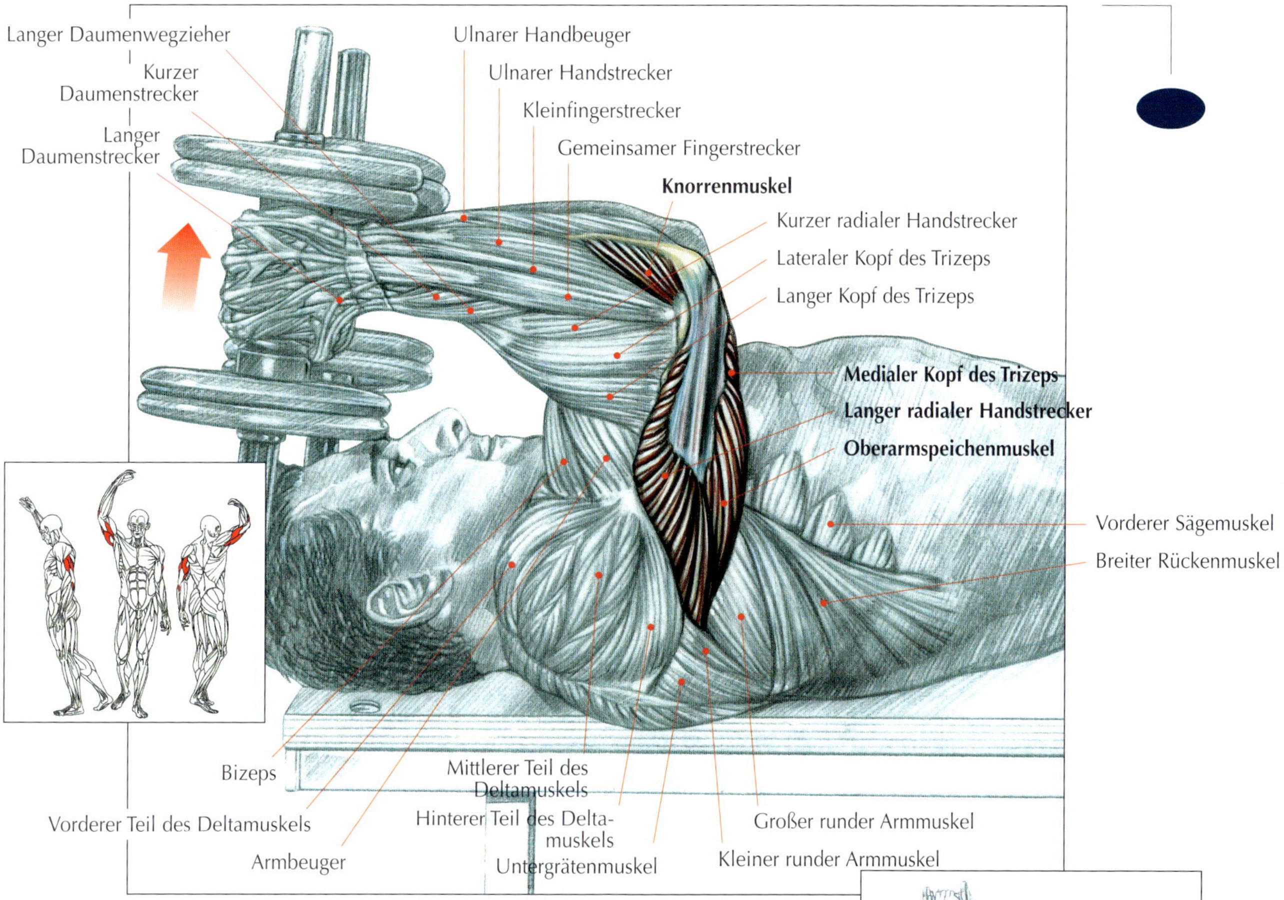

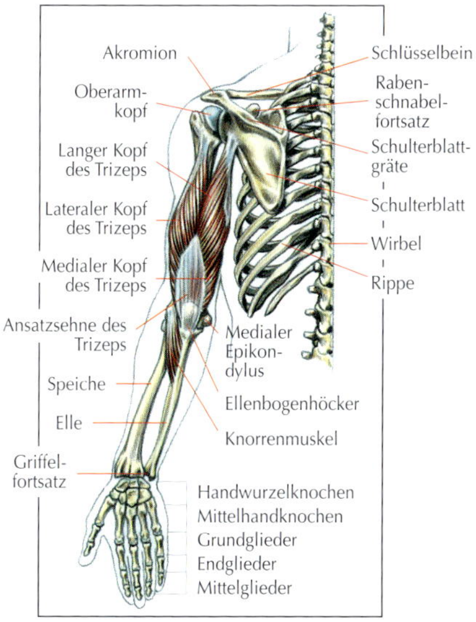

Sie liegen auf einer Flachbank, die Oberarme senkrecht aufgerichtet, und halten in jeder Hand eine Hantel:
– beim Einatmen die Arme in einer kontrollierten Bewegung strecken. Am Ende der Anstrengung ausatmen und zur Ausgangsposition zurückkehren.
Mit dieser Übung trainiert man die drei Köpfe des Trizeps in gleicher Weise.

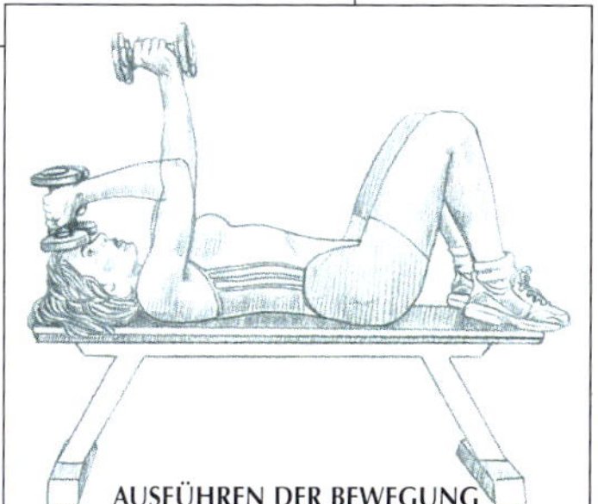
AUSFÜHREN DER BEWEGUNG

17 ABWECHSELNDES STRECKEN DER ARME MIT DER KURZHANTEL

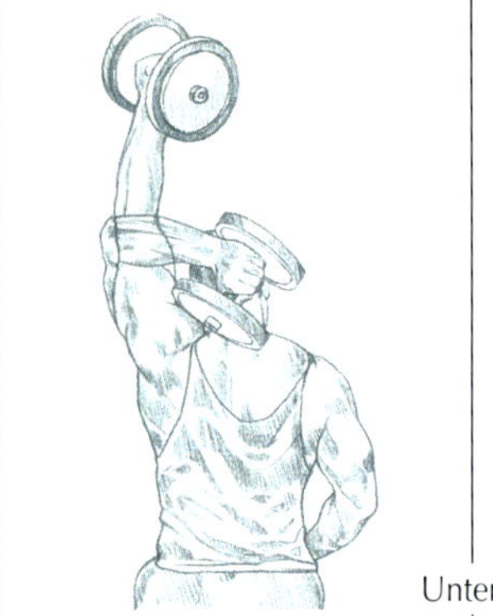

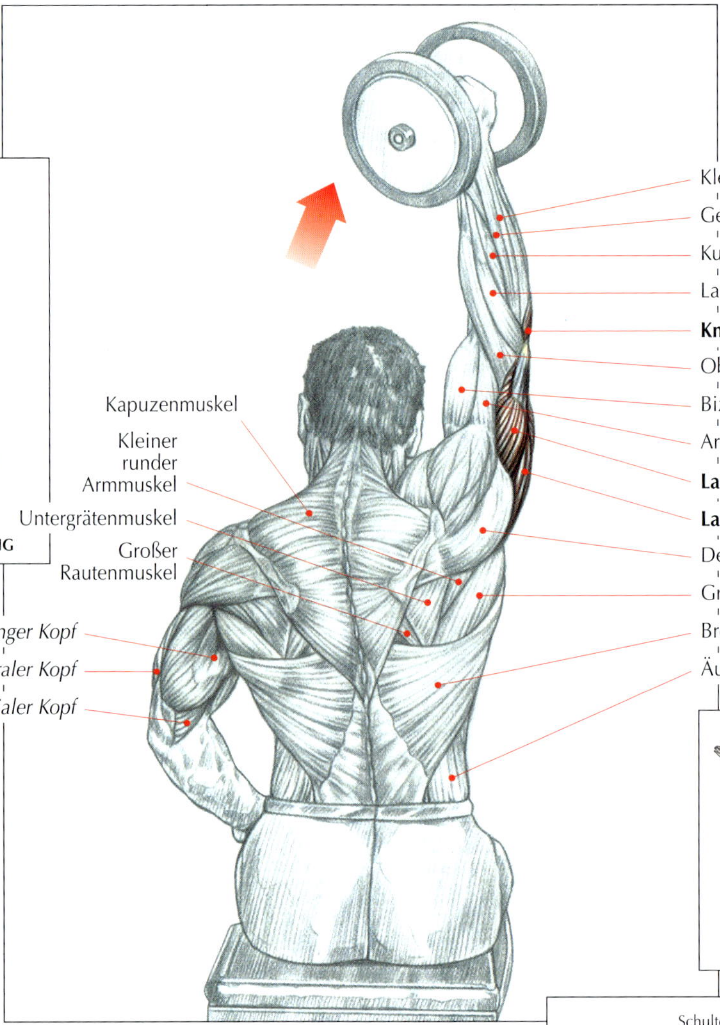

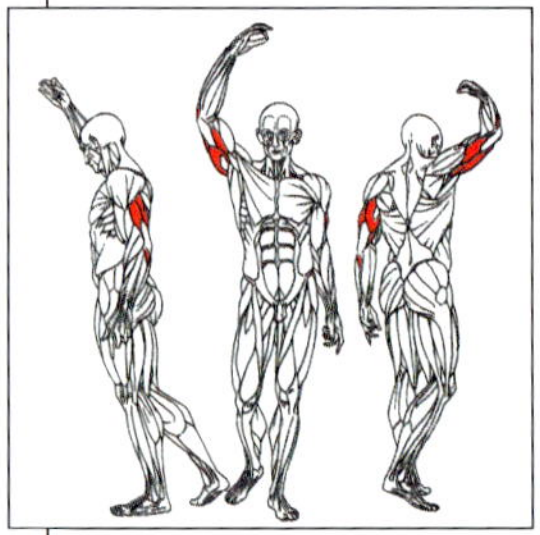

Stehend oder sitzend halten Sie einen Arm mit einer Hantel senkrecht nach oben:

– beim Einatmen den Arm langsam beugen und die Hantel hinter den Nacken führen. Den Arm wieder strecken und am Ende der Bewegung ausatmen.

Es ist zu beachten, dass die vertikale Position des Armes den langen Kopf des Trizeps dehnt, wodurch er bei dieser Übung besonders beansprucht wird.

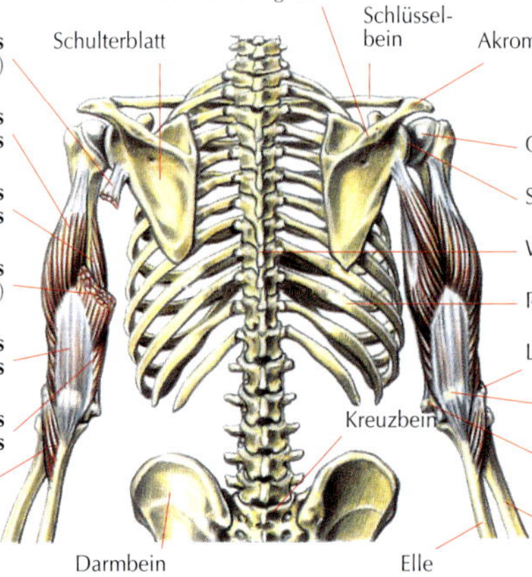

STRECKEN DER ARME MIT EINER EINZIGEN KURZHANTEL IM SITZEN 18

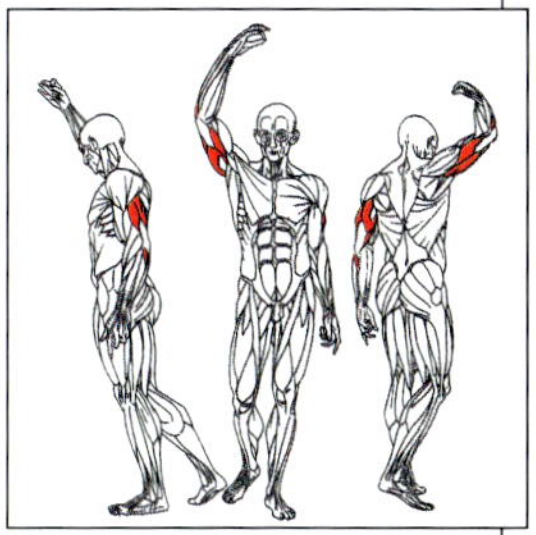

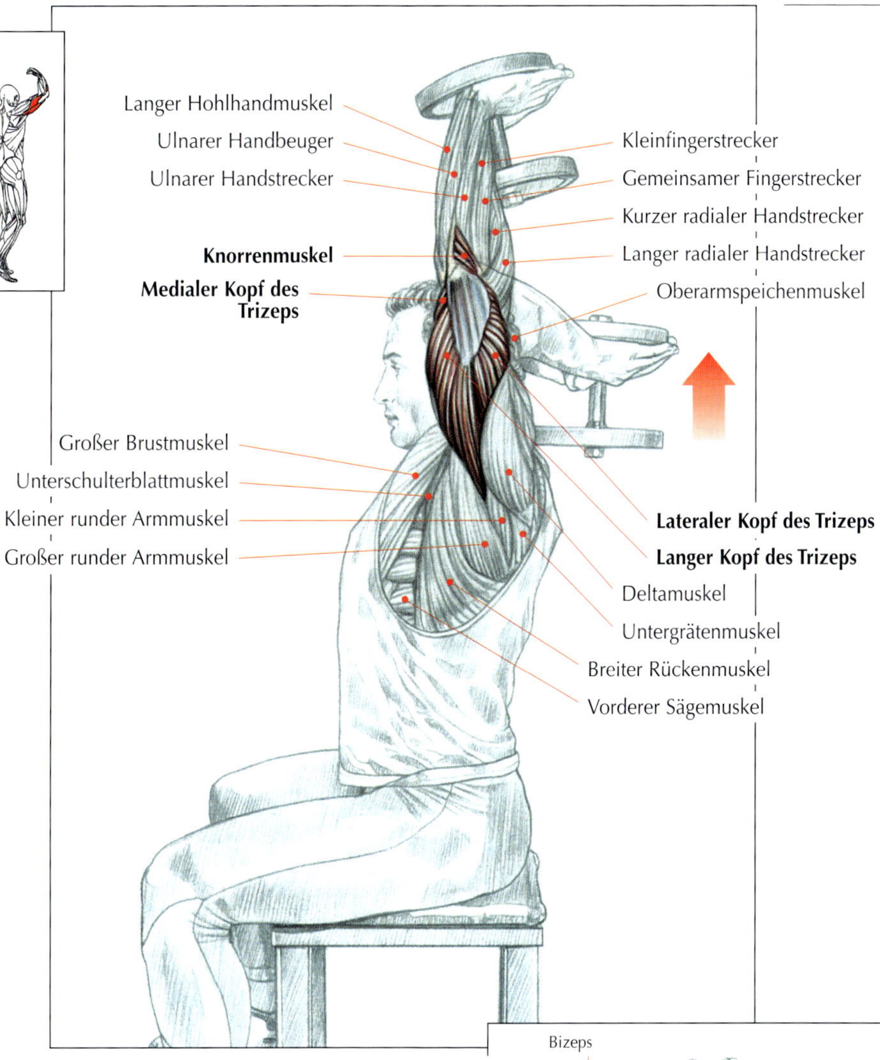

Sie sitzen und halten eine Hantel mit beiden Händen hinter dem Nacken:

– beim Einatmen die Arme nach oben strecken. Am Ende der Bewegung wieder ausatmen.

Die vertikale Position des Armes dehnt besonders den langen Kopf des Trizeps, wodurch er bei dieser Übung gut trainiert wird.

Dabei spannt man am besten die Bauchmuskulatur an, damit der Rücken bei der Übung gerade bleibt, und verwendet nach Möglichkeit eine Bank mit kurzer Rückenlehne.

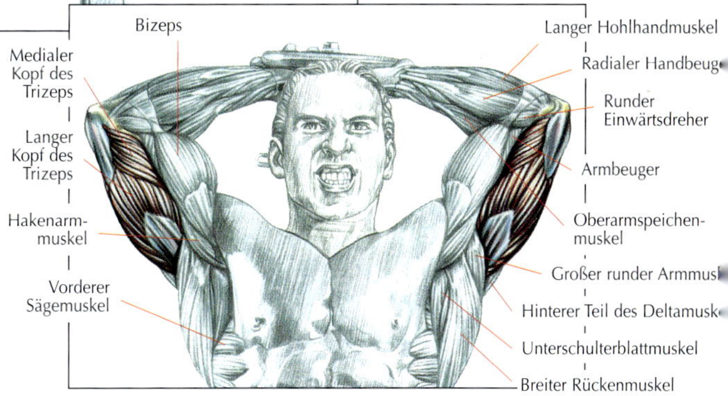

19 STRECKEN DER ARME MIT DER S-STANGE IM SITZEN

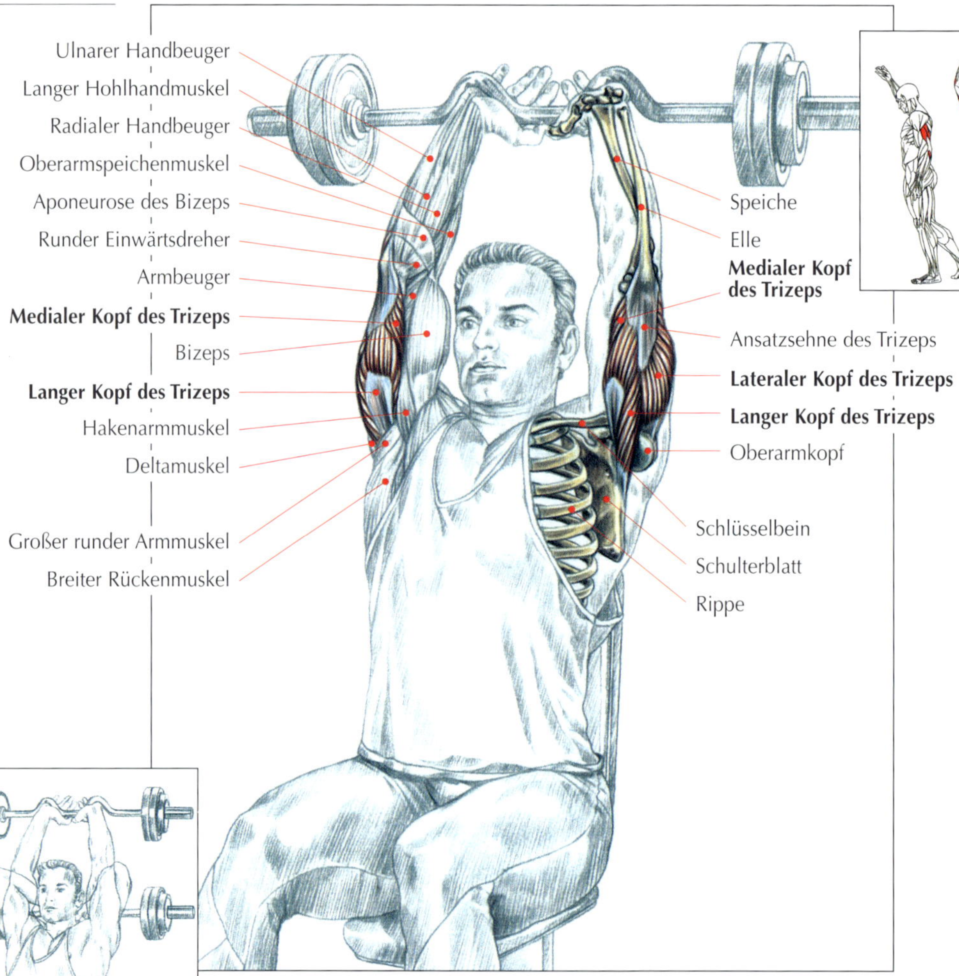

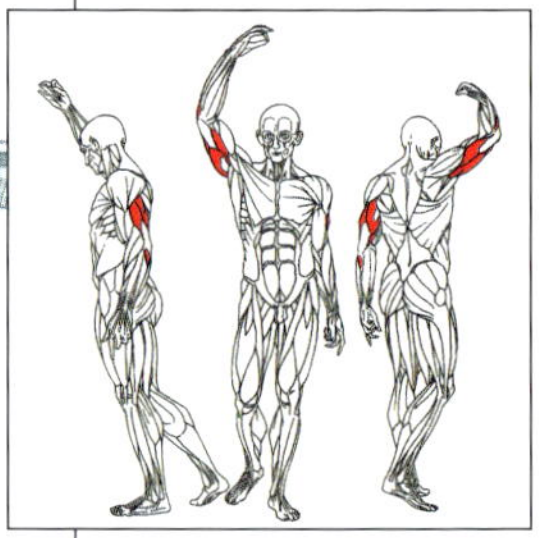

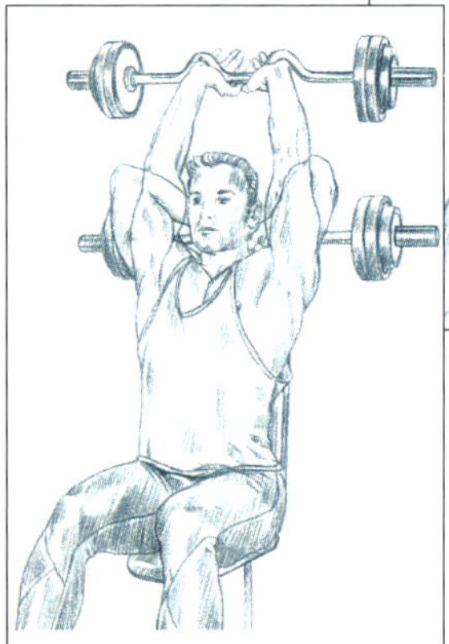
AUSFÜHREN DER BEWEGUNG

Stehend oder sitzend halten Sie die S-Stange mit gestreckten Armen senkrecht über dem Kopf; die Unterarme sind in Pronationsstellung:

– beim Einatmen die Arme langsam beugen und die Stange hinter den Nacken führen. Zur Ausgangsposition zurückkehren und am Ende der Streckung ausatmen.

Die senkrechte Haltung der Arme dehnt den langen Teil des Trizeps, wodurch er bei dieser Übung besonders beansprucht wird.

Außerdem begünstigt die Streckung mit pronierten Unterarmen das Training des lateralen Kopfes des Trizeps.

Um dem Rücken nicht zu schaden, ist es wichtig, ihn bei dieser Bewegung nicht zu überstrecken und nach Möglichkeit eine Bank mit kurzer Rückenlehne zu verwenden.

ABWECHSELNDES STRECKEN DER ARME MIT DER KURZHANTEL, OBERKÖRPER NACH VORN GEBEUGT 20

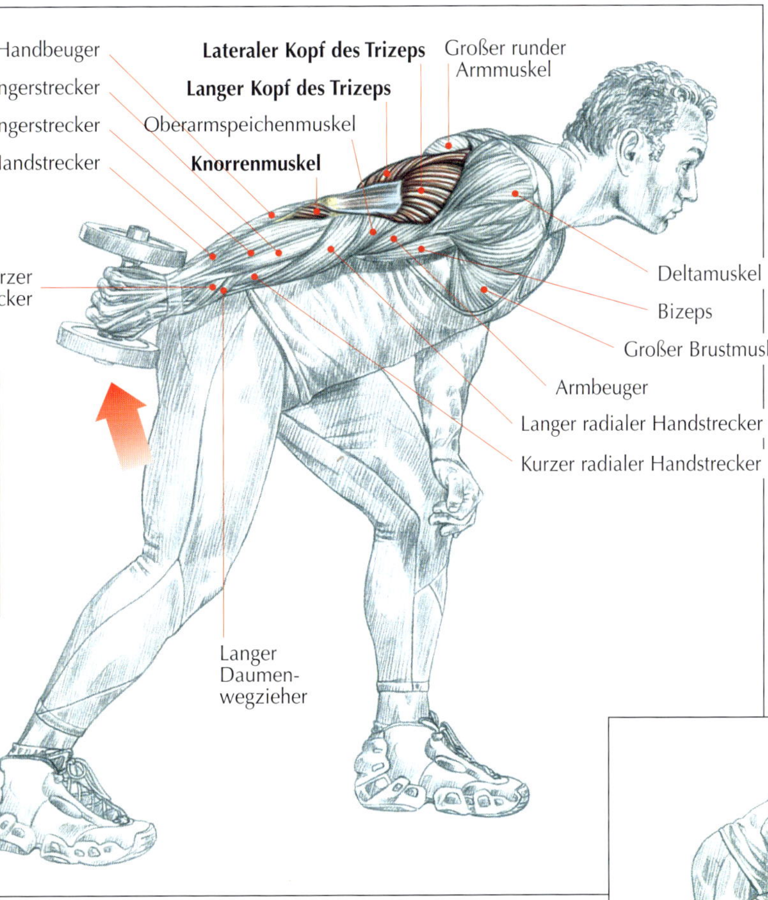

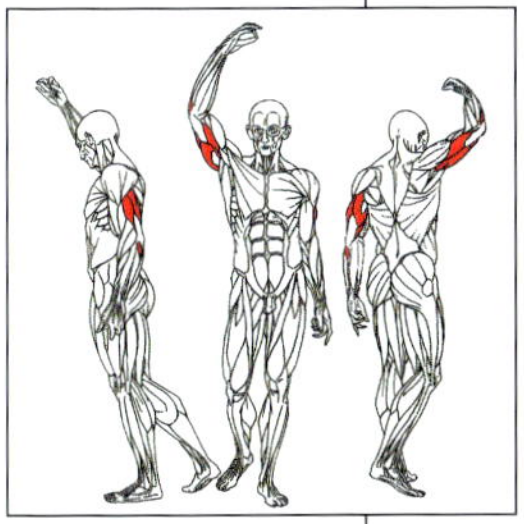

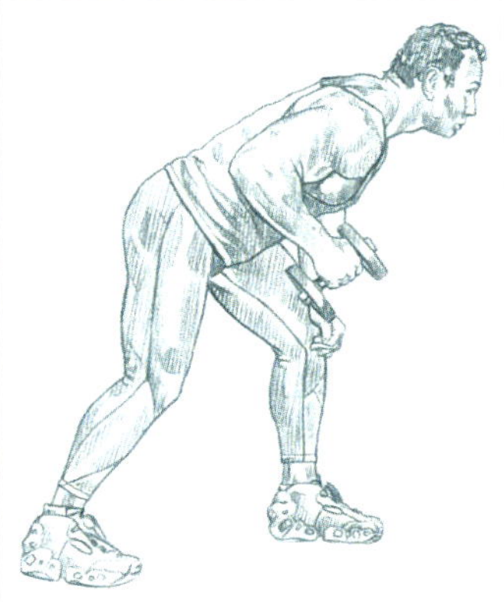

BEGINN DER ÜBUNG

Sie stehen mit leicht gebeugten Knien, der Oberkörper ist nach vorn geneigt. Der Rücken bleibt dabei gerade. Der Oberarm liegt dem Körper an, der Ellbogen ist gebeugt:

– beim Einatmen den Arm strecken. Am Ende der Bewegung ausatmen.

Diese Übung ist hervorragend geeignet, um die Durchblutung des gesamten Trizeps zu fördern. Um das beste Resultat zu erzielen, muss man die Übung oft wiederholen, bis man ein Brennen im Muskel spürt.

21 ARMSTRECKEN MIT HILFE ZWEIER BÄNKE

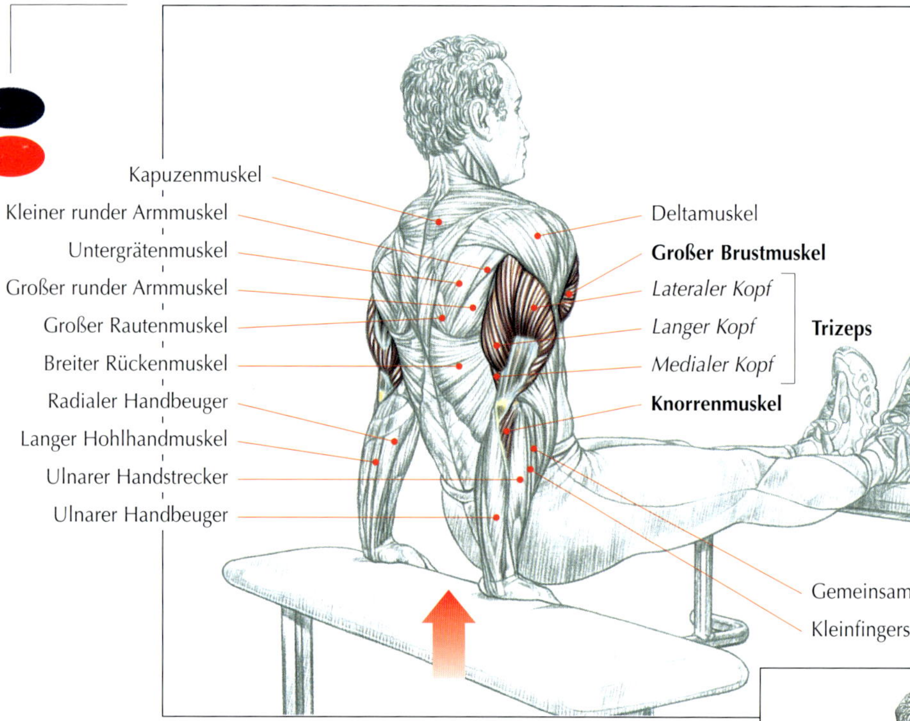

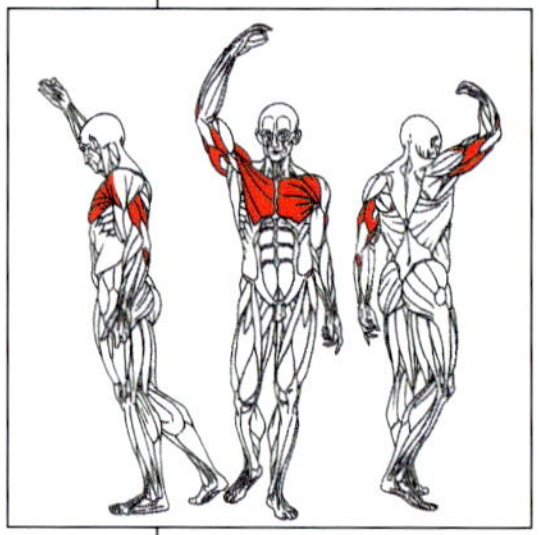

Die Hände sind am Rand einer Bank aufgestützt, die Füße ruhen auf einer anderen Bank. Der Körper befindet sich zwischen den Bänken in der Luft:

– beim Einatmen die Arme beugen und wieder strecken. Am Ende der Bewegung ausatmen.

Diese Übung trainiert den Trizeps, die Brustmuskeln und den vorderen Teil des Deltamuskels.

Wenn Sie ein Gewicht auf die Oberschenkel legen, erschwert dies das Abstoßen von der Bank und erhöht somit die Trainingsintensität.

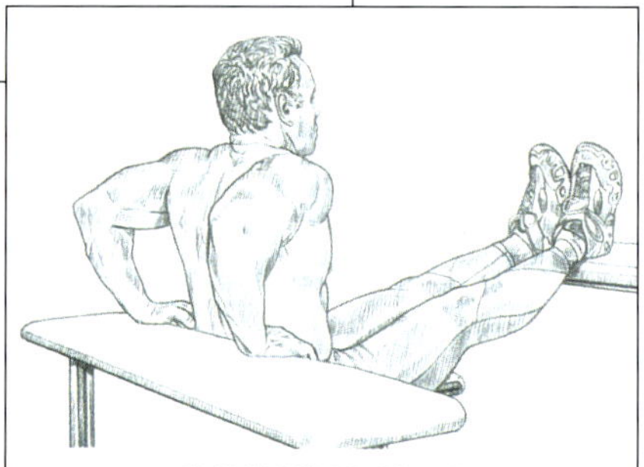

BEGINN DER BEWEGUNG

2 DIE SCHULTERN

1. Hochstemmen der Langhantel von hinter dem Nacken
2. Hochstemmen der Langhantel von vorn
3. Hochstemmen der Kurzhanteln im Sitzen
4. Hochstemmen von vorn mit Drehung des Handgelenks
5. Seitliches Heben der Arme mit Kurzhanteln
6. Seitwärtsheben der Arme mit nach vorn gebeugtem Oberkörper
7. Abwechselndes Vorwärtsheben der Arme mit Kurzhanteln
8. Seitwärtsheben des Armes aus der Seitenlage
9. Abwechselndes Seitwärtsheben der Arme am tiefen Block
10. Abwechselndes Vorwärtsheben der Arme am tiefen Block
11. Seitwärtsheben der Arme am tiefen Block mit nach vorn gebeugtem Oberkörper
12. Vorwärtsheben mit einer Kurzhantel
13. Vorwärtsheben mit der Langhantel
14. Senkrechtes Hochziehen der Langhantel
15. Seitwärtsheben am Gerät
16. Zurückführen der Schultern am Gerät

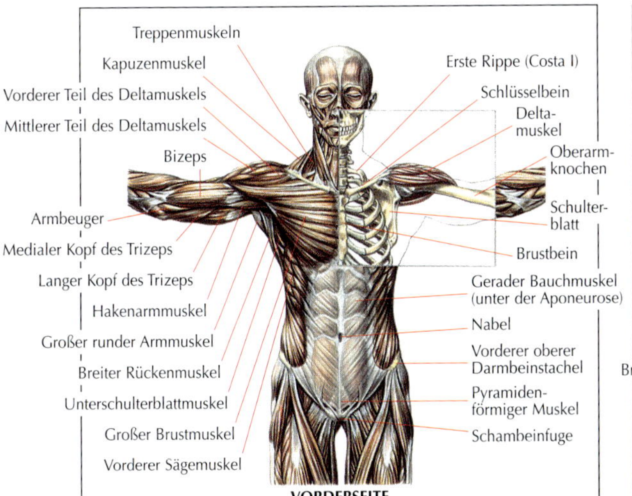

VORDERSEITE

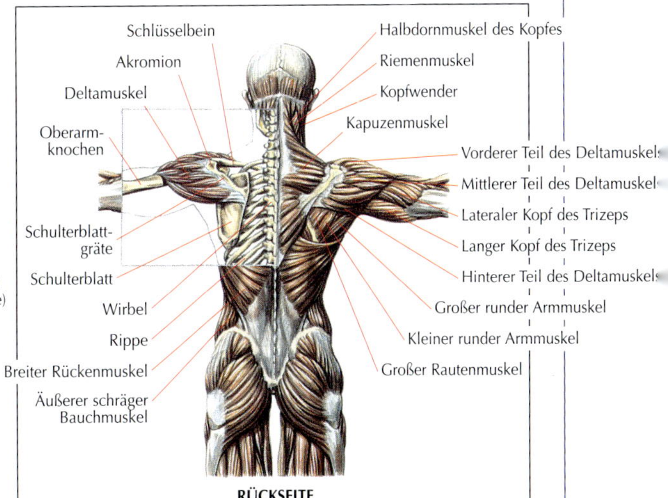

RÜCKSEITE

1 HOCHSTEMMEN DER LANGHANTEL VON HINTER DEM NACKEN

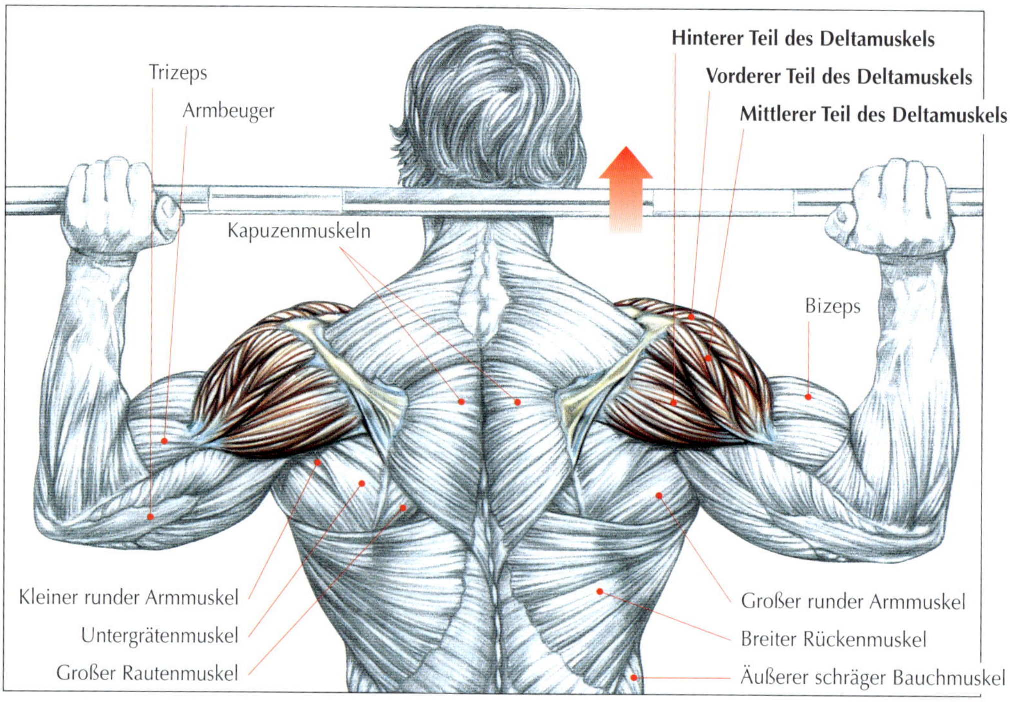

Sie sitzen mit geradem Rücken und halten die Langhantel hinter Ihrem Nacken, die Unterarme in Pronationsstellung:

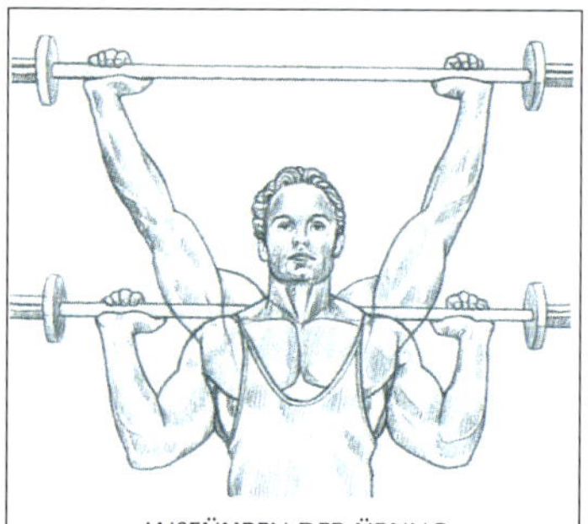
AUSFÜHREN DER ÜBUNG

– beim Einatmen die Stange senkrecht nach oben stemmen, ohne den unteren Rücken zu überstrecken. Am Ende der Anstrengung ausatmen.

Diese Übung trainiert den Deltamuskel, vor allem dessen mittleren und hinteren Teil, sowie den Kapuzenmuskel, den Trizeps und den vorderen Sägemuskel.

Diese Bewegung kann auch stehend oder an einem Gerät mit Führungsschiene ausgeführt werden.

Es gibt eine Vielzahl von Geräten, an denen man die Kräftigung der erwähnten Muskeln erreichen kann, ohne sich zu sehr auf die richtige Haltung bei dieser Bewegung konzentrieren zu müssen.

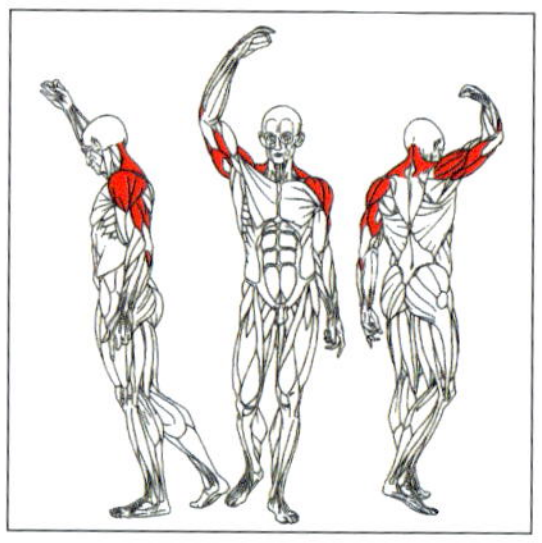

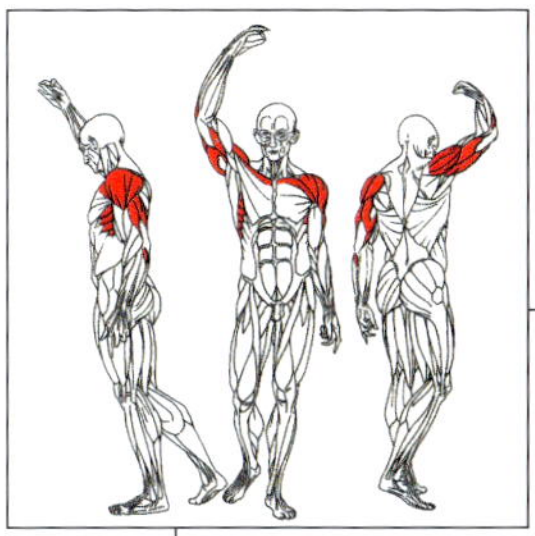

HOCHSTEMMEN DER LANGHANTEL VON VORN

2

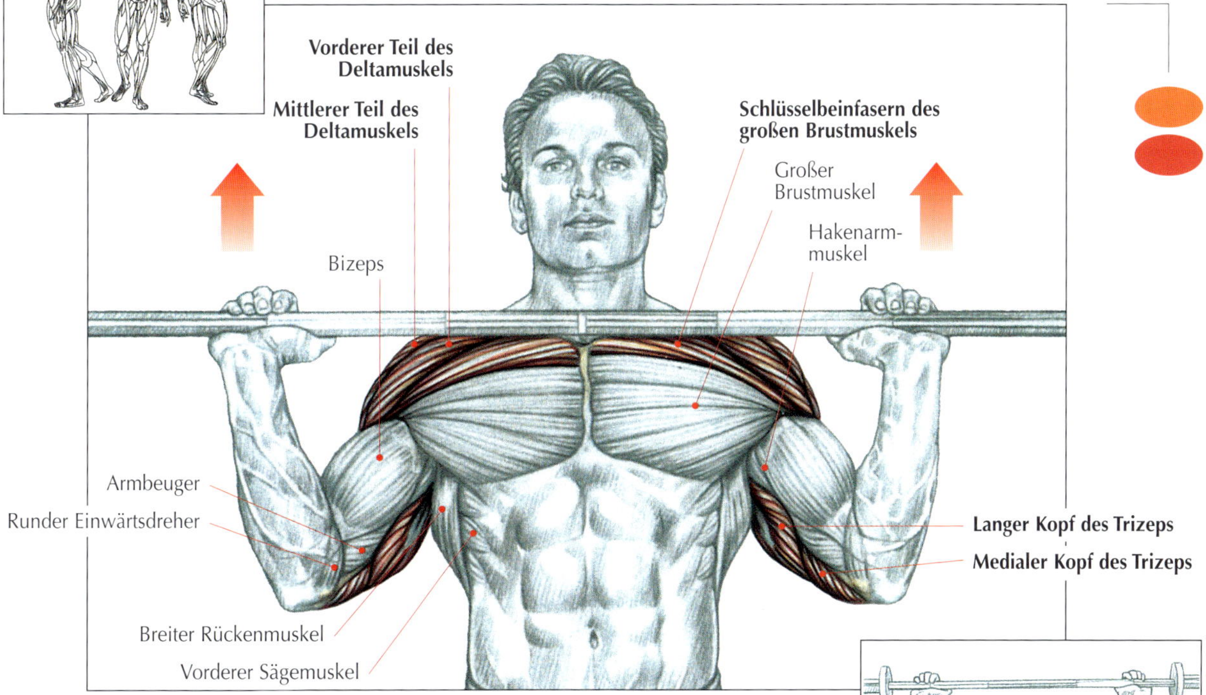

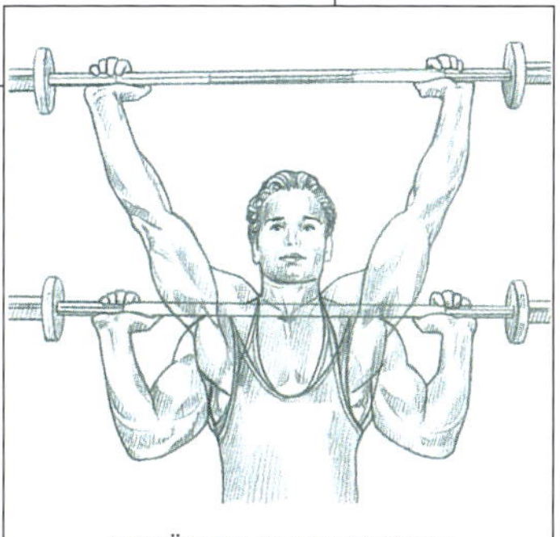

AUSFÜHREN DER BEWEGUNG

Sie sitzen mit geradem Rücken, umgreifen die Stange am äußeren Rand und halten die Hantel mit den Unterarmen in Pronationsstellung. Die Stange ruht in der Schlüsselbeinregion auf der Brust:
– beim Einatmen die Langhantel senkrecht nach oben stemmen. Am Ende der Bewegung ausatmen.
Diese Grundübung trainiert hauptsächlich:
– den vorderen und mittleren Teil des Deltamuskels;
– die Schlüsselbeinfasern des großen Brustmuskels;
– den Kapuzenmuskel;
– den Trizeps;
– den vorderen Sägemuskel.
Die Übung kann auch stehend ausgeführt werden, wobei man genau darauf achten muss, kein Hohlkreuz zu machen. Wenn man die Langhantel nach oben stemmt und dabei die Ellbogen nach vorn hält, akzentuiert man den Aufbau der vorderen Fasern des Deltamuskels.
Wenn man die Langhantel nach oben stemmt und dabei die Ellbogen eher seitlich hält, wird der mittlere Teil des Deltamuskels verstärkt trainiert.
Es gibt eine Vielzahl von Geräten, mit oder ohne Führungsschiene, mit denen man diese Bewegung ausführen kann, ohne besonders auf die Haltung achten zu müssen, und an denen vorgegeben ist, welcher Teil des Deltamuskels beansprucht wird.

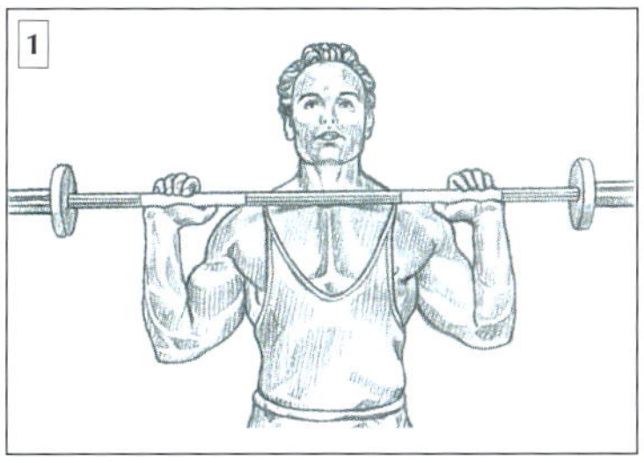

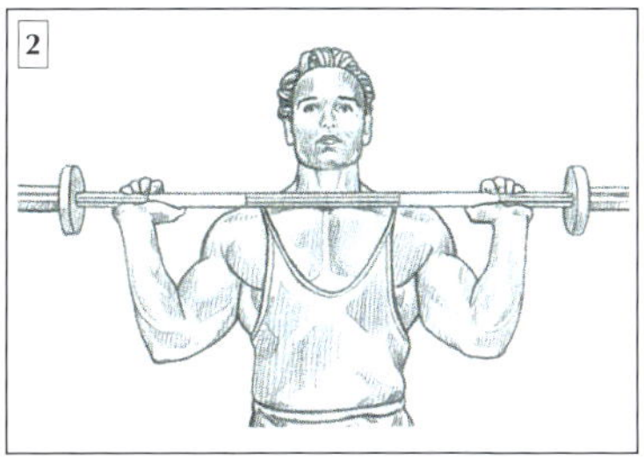

1: Enge Armhaltung mit nach vorn gerichteten Ellbogen: Trainiert werden vor allem der vordere Teil des Deltamuskels und die Schlüsselbeinfasern des großen Brustmuskels.

2: Weite Armhaltung mit nach außen gerichteten Ellbogen: Trainiert werden überwiegend der vordere und mittlere Teil des Deltamuskels.

3 HOCHSTEMMEN DER KURZHANTELN IM SITZEN

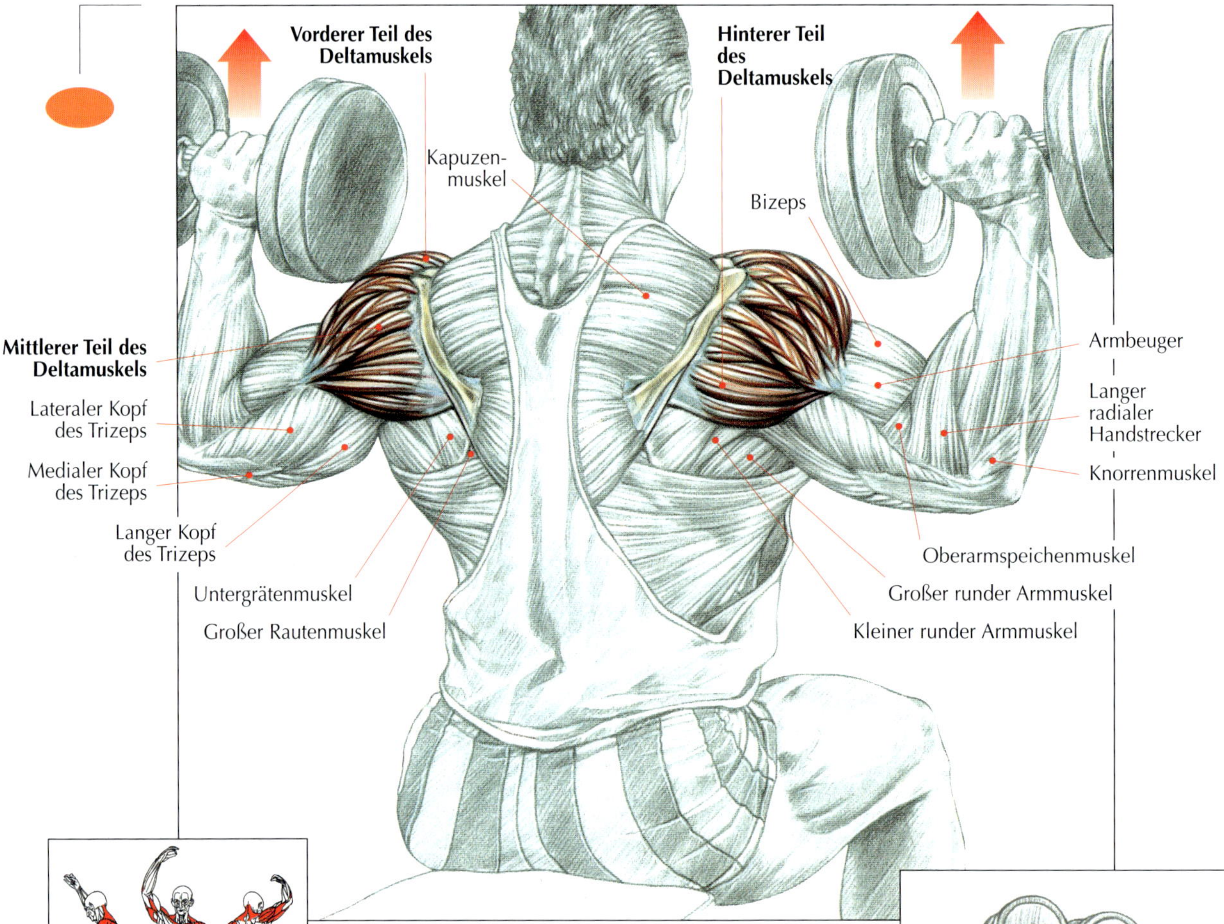

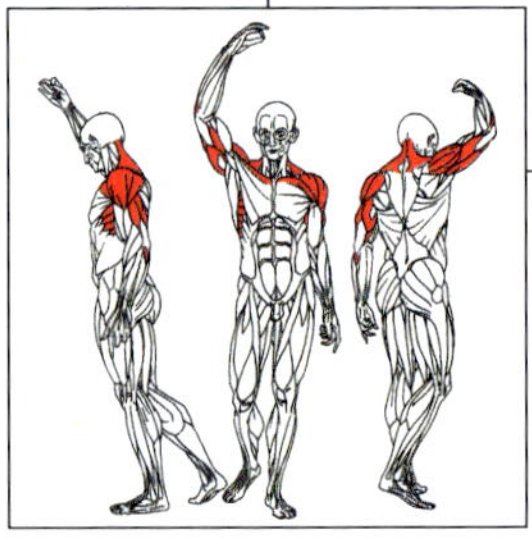

Sie sitzen mit geradem Rücken auf einer Bank, halten die Hanteln in Schulterhöhe, die Arme in Pronationsstellung:
– beim Einatmen die Hanteln senkrecht nach oben stemmen, bis die Arme senkrecht gestreckt sind. Am Ende der Bewegung ausatmen.
Diese Übung kräftigt den Deltamuskel, vor allem dessen mittleren Teil, sowie den Kapuzenmuskel, den vorderen Sägemuskel und den Trizeps.
Diese Bewegung können Sie auch im Stehen oder abwechselnd mit nur je einem Arm ausführen. Die Verwendung einer Rückenlehne kann ein Überstrecken des Rückens verhindern.

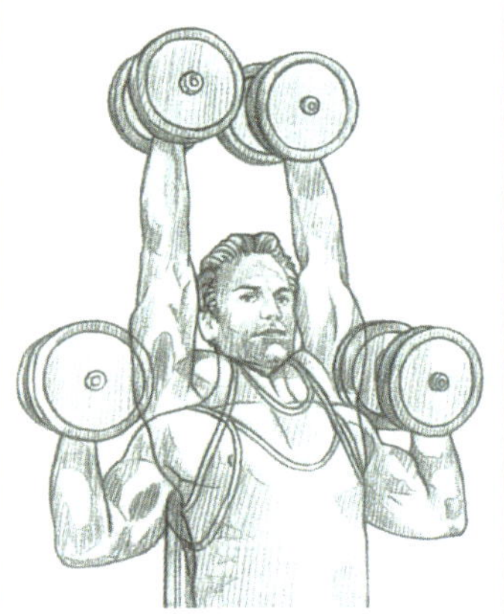

VARIATION:
Unterarme in halber Pronation

HOCHSTEMMEN VON VORN MIT DREHUNG DES HANDGELENKS 4

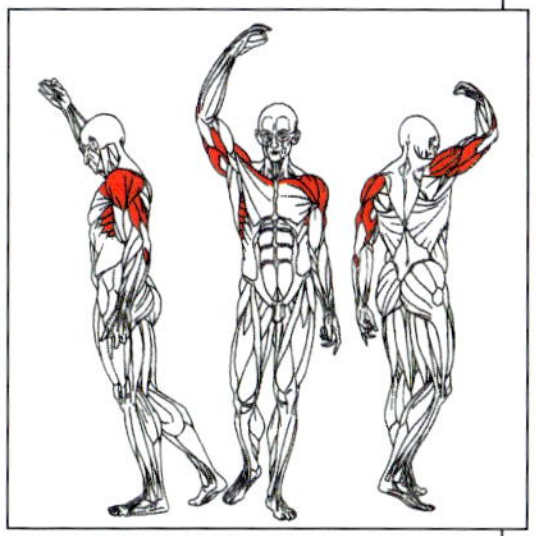

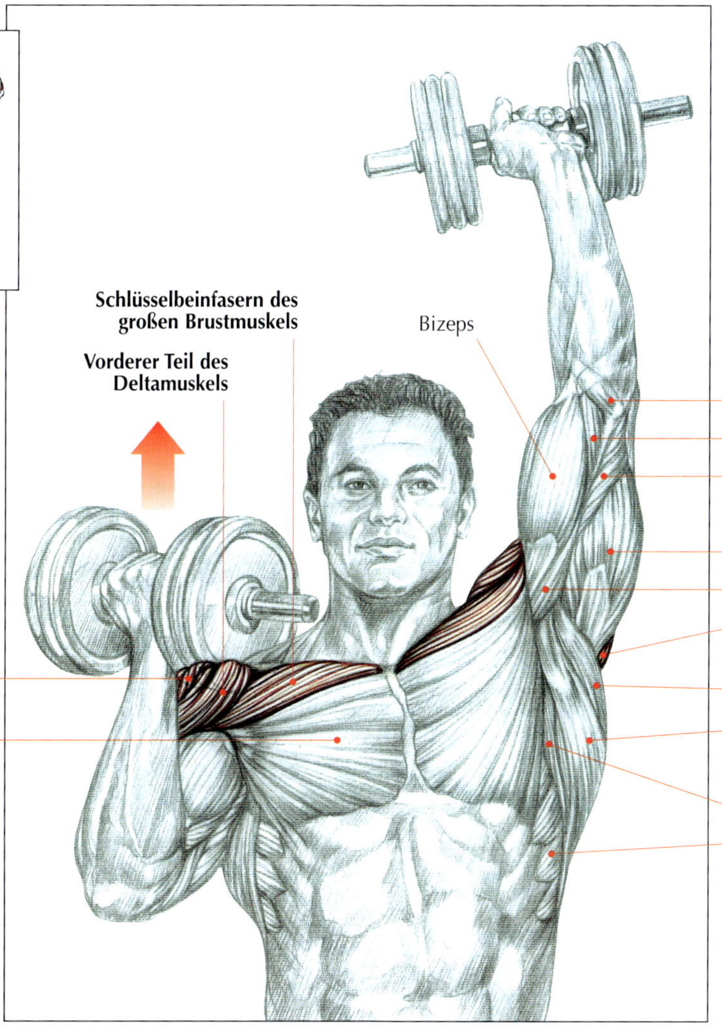

Sie sitzen auf einer Bank und halten die Hanteln in Schulterhöhe, die Unterarme in Supinationsstellung:
– beim Einatmen abwechselnd einen Arm nach oben drücken, bis er vollkommen gestreckt ist. Während der Aufwärtsbewegung drehen Sie das Handgelenk um 90°, sodass Ihr Unterarm sich beim vollends durchgestreckten Arm in Pronationsstellung befindet. Am Ende der Bewegung ausatmen.
Diese Übung trainiert den Deltamuskel, vor allem dessen vordere Fasern, sowie die Schlüsselbeinfasern des großen Brustmuskels, den Kapuzenmuskel, den vorderen Sägemuskel und den Trizeps.
Diese Bewegung kann auch ausgeführt werden:
– im Sitzen mit einer Rückenlehne, um eine Überstreckung des Rückens zu vermeiden;
– stehend
– oder gleichzeitig mit beiden Hanteln.

5 SEITLICHES HEBEN DER ARME MIT KURZHANTELN

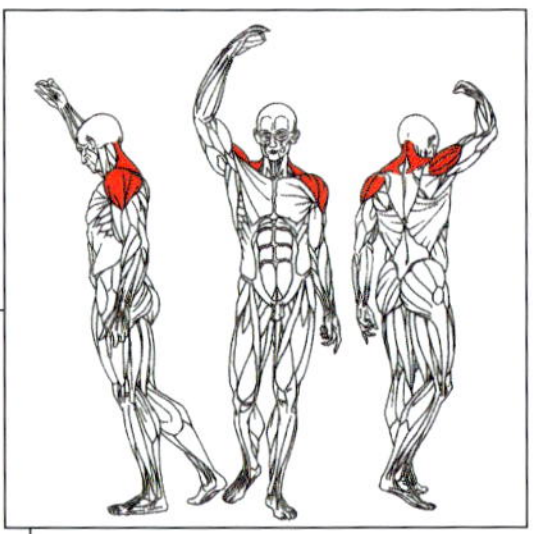

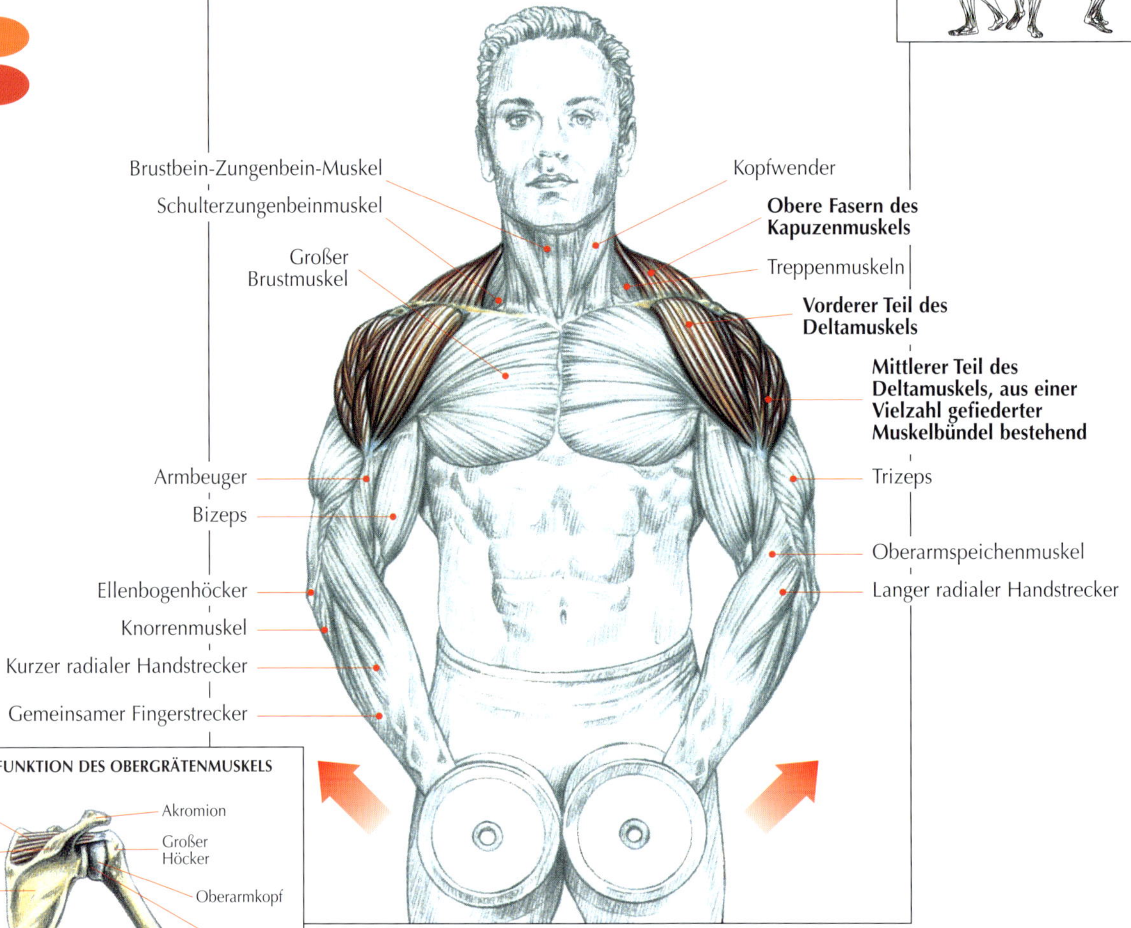

FUNKTION DES OBERGRÄTENMUSKELS

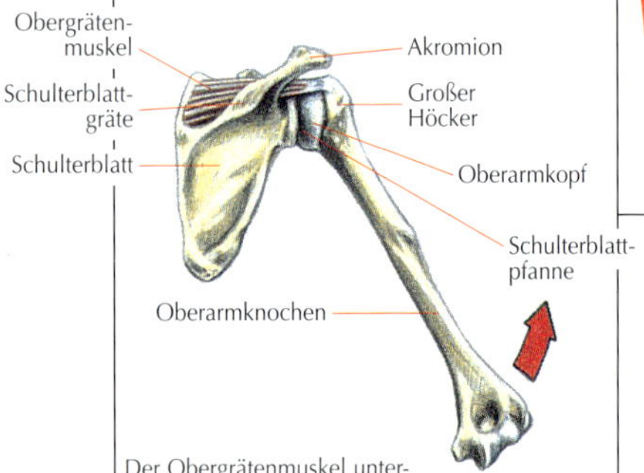

Der Obergrätenmuskel unterstützt den mittleren Teil des Deltamuskels beim Heben des Arms zur Seite und hilft dabei gleichzeitig, den Kopf des Oberarmknochens an der Schultergelenkspfanne zu fixieren.

Sie stehen mit leicht gegrätschten Beinen und geradem Rücken, die Arme am Körper und in jeder Hand eine Hantel:

– die Arme seitlich bis zur Waagrechten heben. Die Ellbogen sind dabei leicht gebeugt. Zur Ausgangsposition zurückkehren.

Diese Übung trainiert die Deltamuskeln, mit dem Akzent auf den mittleren Fasern.

AUSGANGSSTELLUNGEN: VARIATIONEN

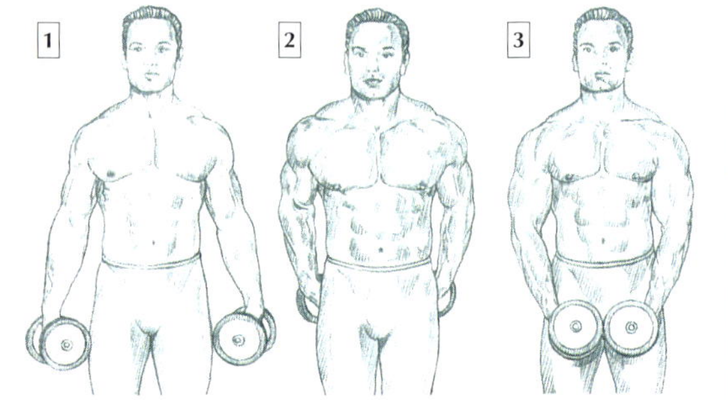

1. Hanteln seitlich; **2.** Hanteln hinter dem Gesäß; **3.** Hanteln vor den Oberschenkeln.

Die mittleren Fasern bestehen aus einer Vielzahl gefiederter Muskelbündel, die zu der Ansatzstelle am Oberarmknochen hin konvergieren, wodurch sie imstande sind, relativ schwere Gewichte zu heben und den Arm präzise an jede gewünschte Stelle zu bringen. Daher ist es klug, sein Training auf diese Eigenschaft des Muskels auszurichten, indem man das Heben der Hanteln an verschiedenen Stellen in einem

ENDE DER BEWEGUNG: VARIATIONEN

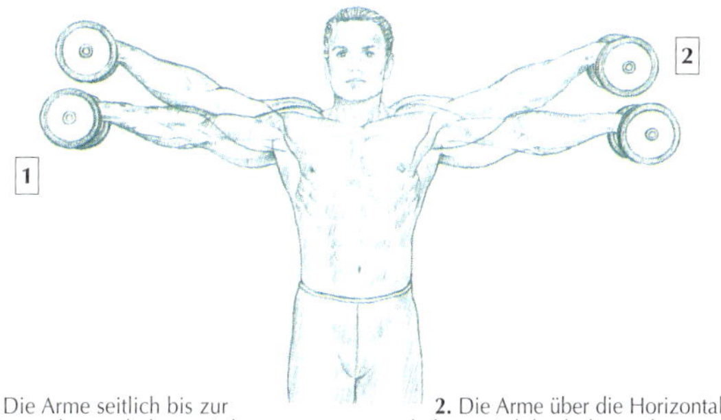

1. Die Arme seitlich bis zur Waagrechten gehoben: wird durch die Deltamuskeln bewirkt.

2. Die Arme über die Horizontale gehoben: wird durch die vorderen und oberen Fasern des Kapuzenmuskels bewirkt.

Halbkreis um die Schultern beginnt: die Hände mit den Hanteln hinter dem Gesäß, die Hände neben den Hüften oder vor den Oberschenkeln. Diese Vorgangsweise ermöglicht es, alle verschiedenen Fasern des mittleren Teils des Deltamuskels gründlich zu trainieren.

Das Seitwärtsheben der Hanteln trainiert außerdem den Obergrätenmuskel, einen nicht sichtbaren Muskel, der sich in der Obergrätengrube des Schulterblatts und damit in der Tiefe unter dem Kapuzenmuskel befindet und am großen Höcker des Oberarmknochens ansetzt.

Wenn man die Arme über die Horizontale anhebt, trainiert man die oberen Fasern des Kapuzenmuskels mit. Viele Bodybuilder ziehen es aber vor, die Arme nicht über die Waagrechte anzuheben, um diese Übung rein auf den Aufbau des mittleren Teils des Deltamuskels zu beschränken.

DIE SCHULTER VON DER SEITE GESEHEN

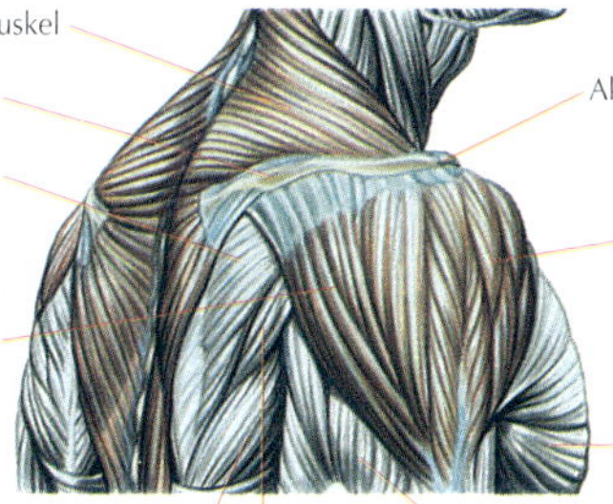

Ein gefiederter Muskel kann ein viel größeres Gewicht bewegen als ein spindelförmiger oder parallelfaseriger Muskel der gleichen Größe, allerdings nur über eine geringere Entfernung. Der mittlere Teil des Deltamuskels ist in sich gefiedert, durch die starke Fiederung erhält er einen großen physiologischen Querschnitt und damit eine große Kraft. Die vorderen und hinteren Fasern des Deltamuskels dagegen sind parallelfaserig. Der mittlere Teil des Deltamuskels kann zwar relativ viel Gewicht bewegen, sich aber nicht so stark verkürzen wie die vorderen und hinteren Fasern. Beim Seitwärtsheben der Arme arbeiten daher die mittleren mit den vorderen und hinteren Fasern synergistisch zusammen, um den Arm bis in die Horizontale heben zu können.

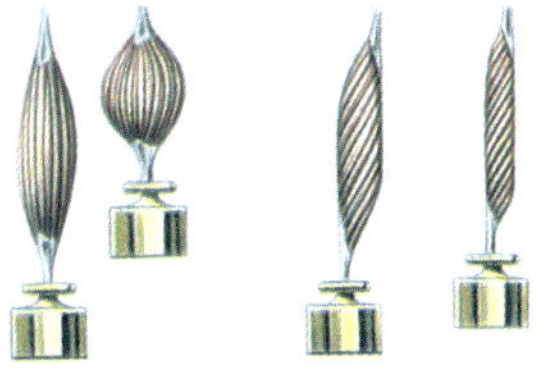

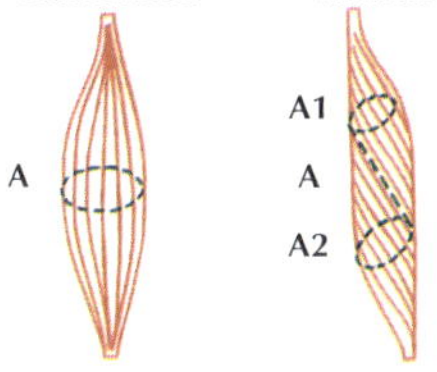

Die Summe der Actin- und Myosinfilamente *(kontraktile Elemente eines Muskels, deren maximale Kontraktionskraft bei ungefähr 5 kg/cm² Querschnitt liegt)* eines spindelförmigen Muskels ist gleich seinem Querschnitt A. Die Summe der Actin- und Myosinfilamente eines gefiederten Muskels ist gleich der Summe A zweier schräger Schnitte A1 und A2 normal zum Faserverlauf.

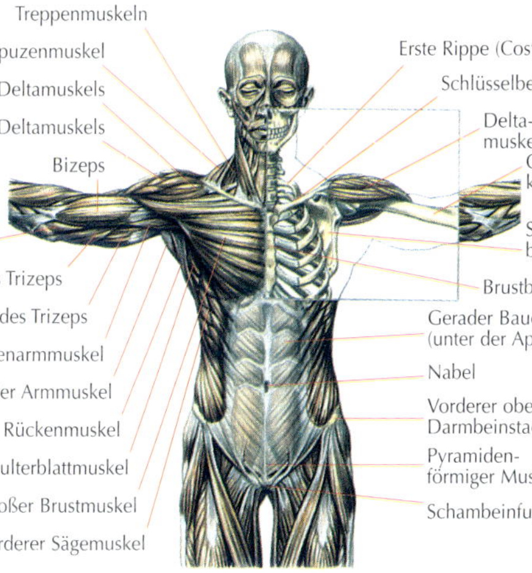

VORDERSEITE

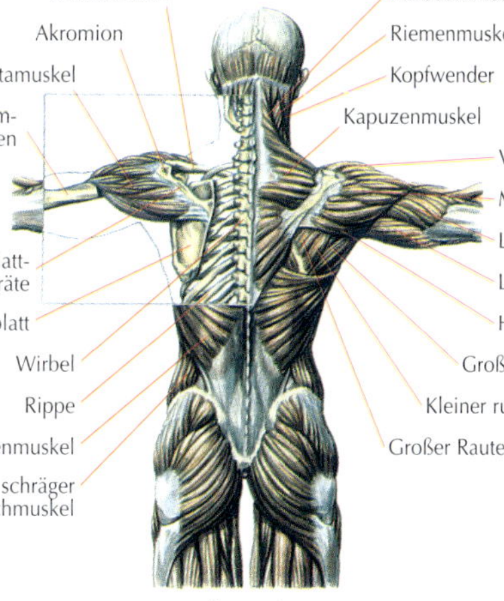

RÜCKSEITE

6 SEITWÄRTSHEBEN DER ARME MIT NACH VORN GEBEUGTEM OBERKÖRPER

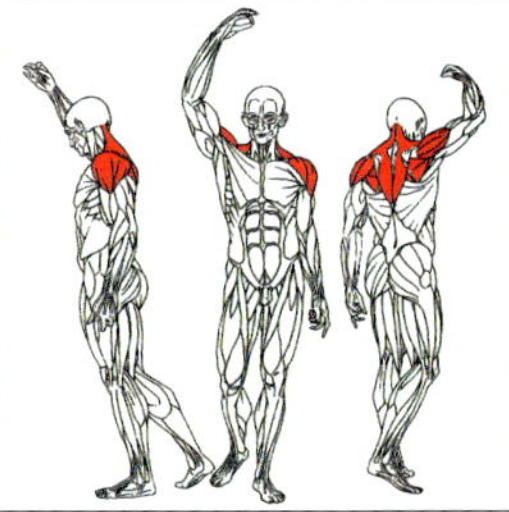

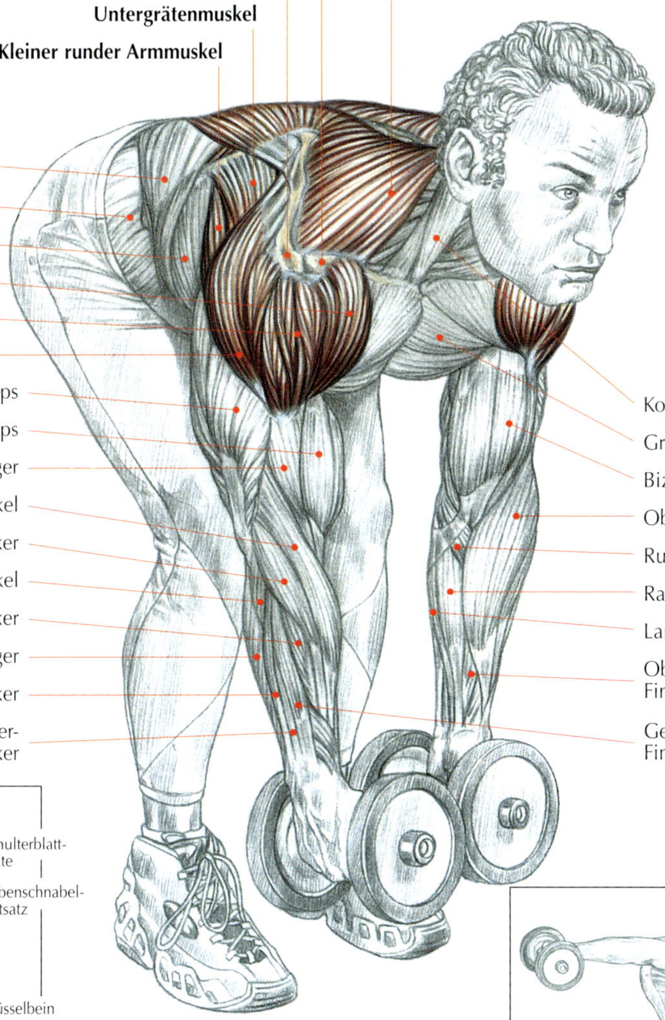

URSPRUNG UND ANSATZ DES DELTAMUSKELS

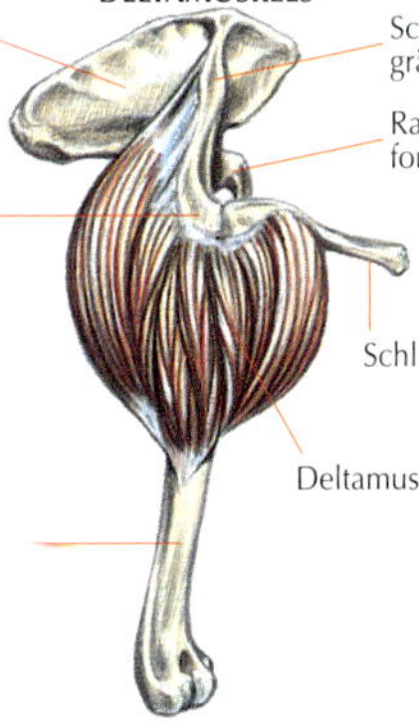

Sie stehen, die Beine in Schulterbreite und mit leicht gebeugten Knien, der Oberkörper ist nach vorn geneigt, der Rücken gerade, die Arme hängen nach unten. Bei leicht gebeugten Ellbogen halten Sie in jeder Hand eine Hantel:
– beim Einatmen die Hanteln bis in Schulterhöhe zur Seite heben. Am Ende der Anstrengung ausatmen.

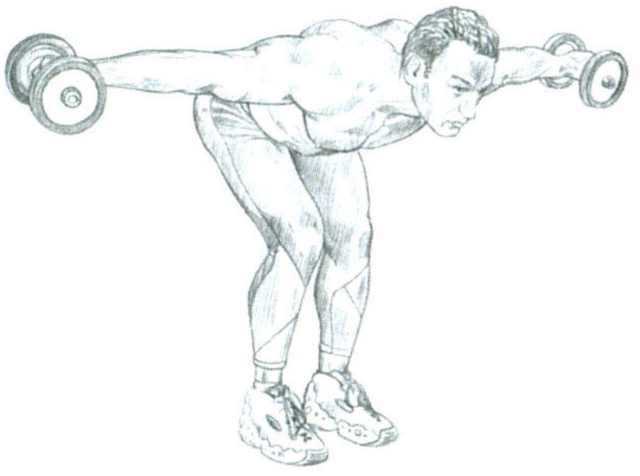

ENDE DER BEWEGUNG

Diese Übung stärkt die gesamte Schultermuskulatur mit Akzent auf dem hinteren Teil des Deltamuskels. Schiebt man am Ende der Kontraktion die Schulterblätter zusammen, trainiert man den Kapuzenmuskel (mit seinem mittleren und unteren Teil), die Rautenmuskeln, den kleinen runden Armmuskel und den Untergrätenmuskel.

ABWECHSELNDES VORWÄRTSHEBEN DER ARME MIT KURZHANTELN 7

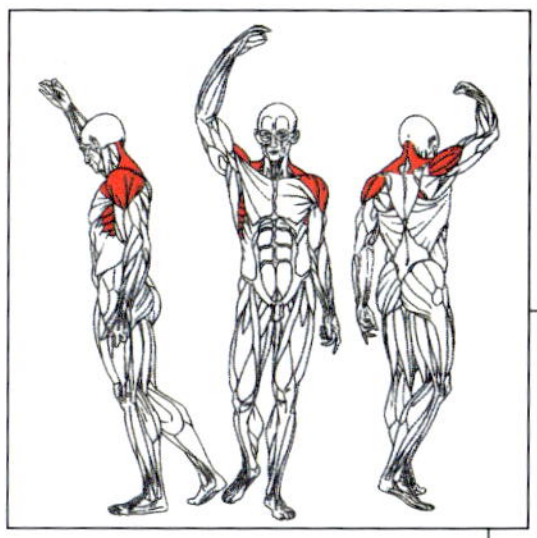

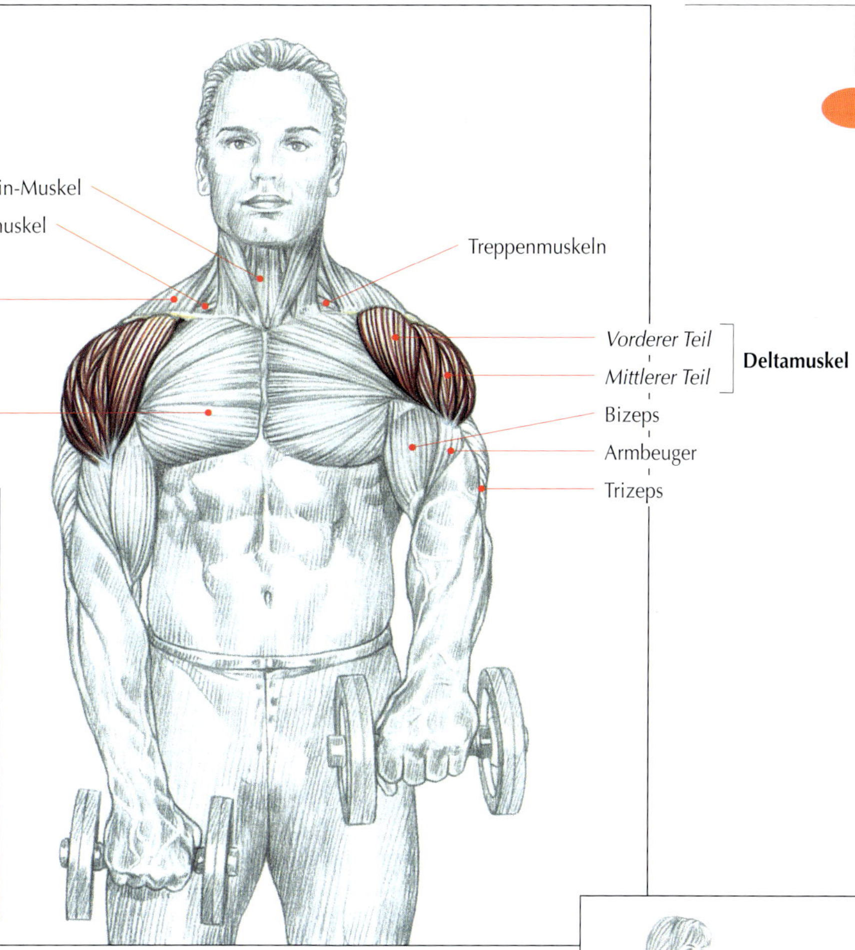

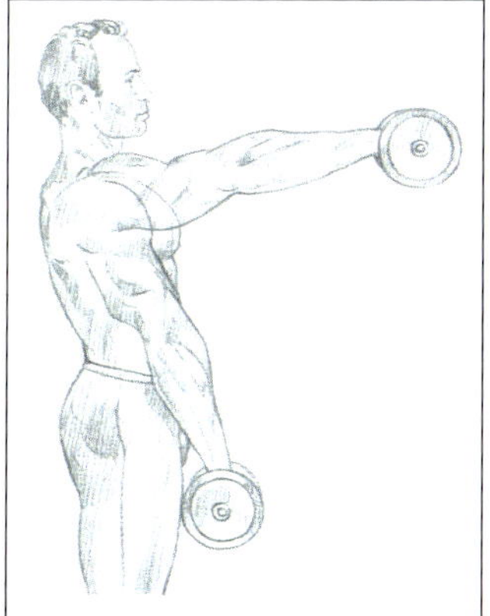

AUSFÜHREN DER ÜBUNG

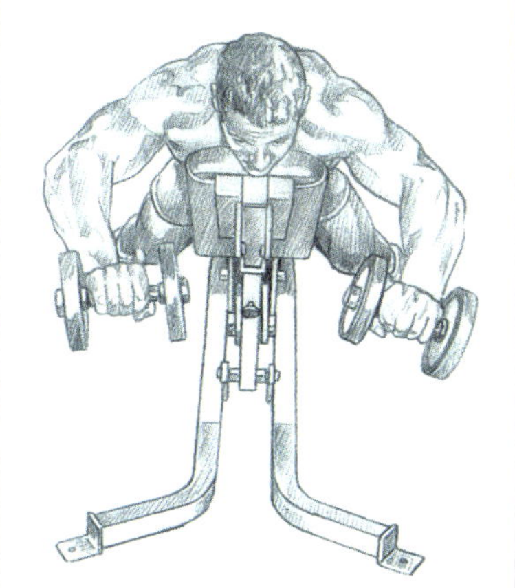

VARIATION:
Bäuchlings auf einer Schrägbank liegend

Sie stehen aufrecht mit leicht gegrätschten Beinen und umfassen die Hanteln von oben. Die Kurzhanteln ruhen auf Ihren Oberschenkeln oder leicht seitlich davon:

– beim Einatmen abwechselnd die Arme nach vorn bis in Augenhöhe heben. Am Ende der Bewegung ausatmen.

Diese Übung trainiert vor allem den vorderen Teil des Deltamuskels, die Schlüsselbeinfasern des großen Brustmuskels und in geringerem Ausmaß auch die übrigen Teile des Deltamuskels.

Beim Heben der Arme nach allen Seiten werden auch jene Muskeln beansprucht, die das Schulterblatt am Brustkorb fixieren, wie zum Beispiel der vordere Sägemuskel und die Rautenmuskeln. Wenn diese Muskeln gekräftigt sind, bieten sie eine stabile Basis für die weit ausladenden Bewegungen des Armes.

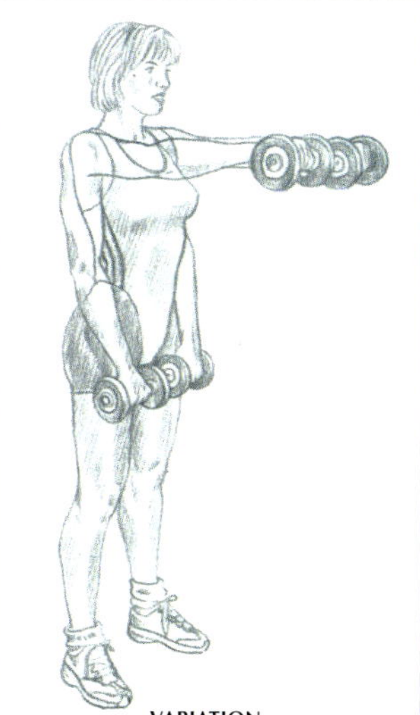

VARIATION:
Beide Hände gleichzeitig nach vorn heben

8 SEITWÄRTSHEBEN DES ARMES AUS DER SEITENLAGE

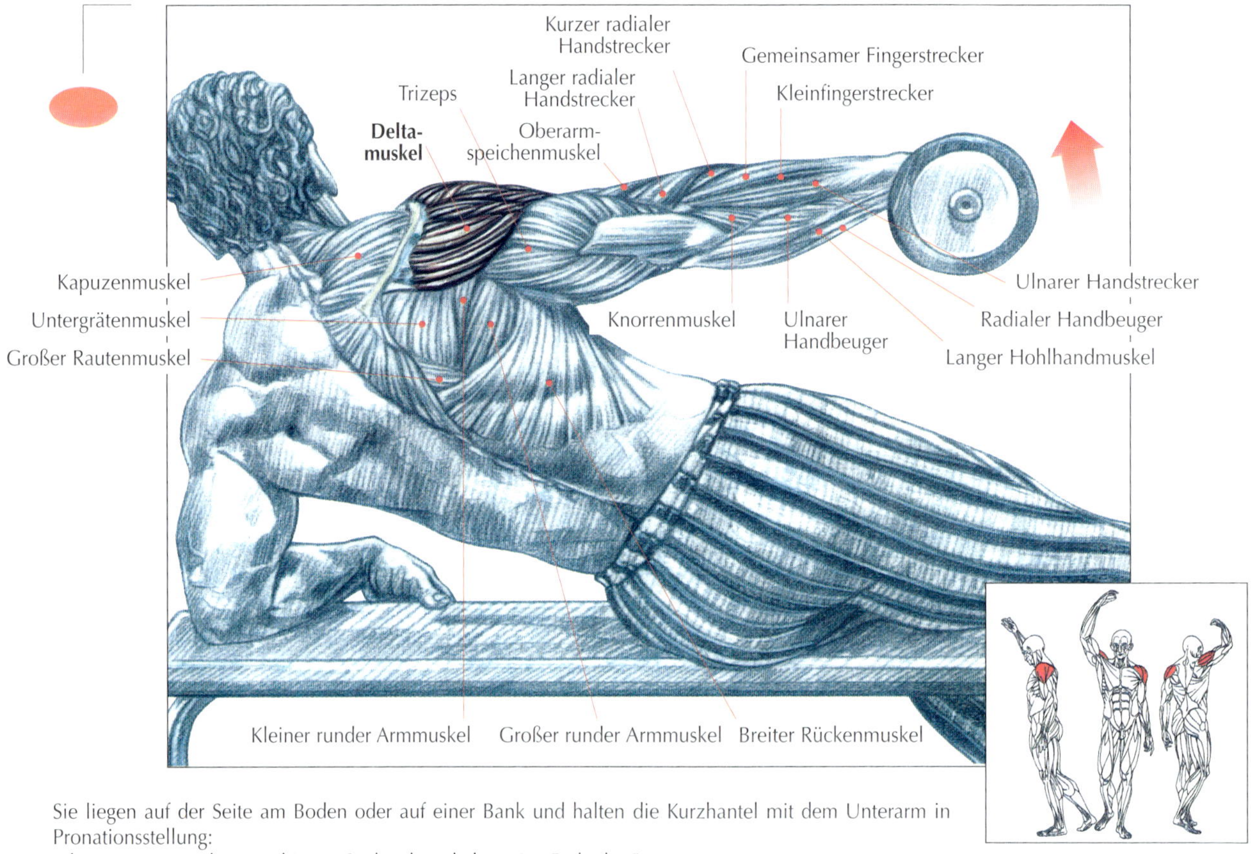

Sie liegen auf der Seite am Boden oder auf einer Bank und halten die Kurzhantel mit dem Unterarm in Pronationsstellung:

– beim Einatmen den Arm bis zur Senkrechten heben. Am Ende der Bewegung ausatmen.

Im Gegensatz zum Seitwärts- und Vorwärtsheben im Stehen, welche die Muskeln zunehmend und erst zum Ende der Bewegung maximal beanspruchen (wenn sich die Arme in der Horizontalen befinden), trainiert diese Übung den Deltamuskel und den Obergrätenmuskel.

Anmerkung: Vor allem zu Beginn des Hebevorganges, wenn man die Ausgangsposition (die Hantel vor dem Körper gehalten, auf dem Oberschenkel oder dahinter) verändert, kann man alle Fasern des Deltamuskels verschieden beanspruchen und trainieren.

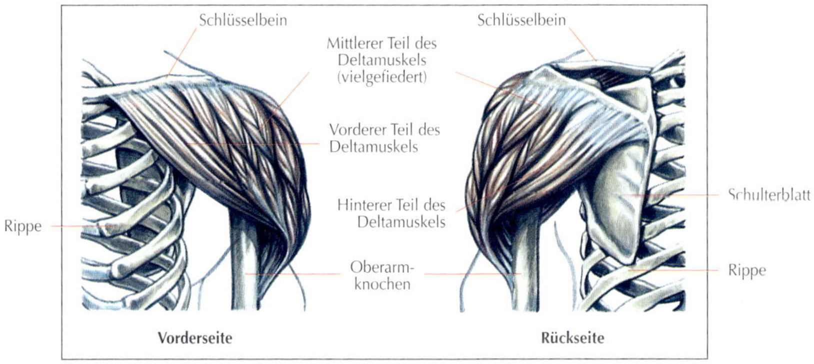

ABWECHSELNDES SEITWÄRTSHEBEN DER ARME AM TIEFEN BLOCK

9

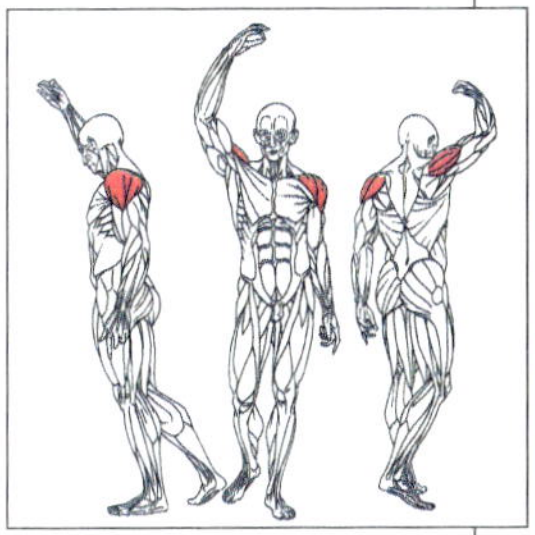

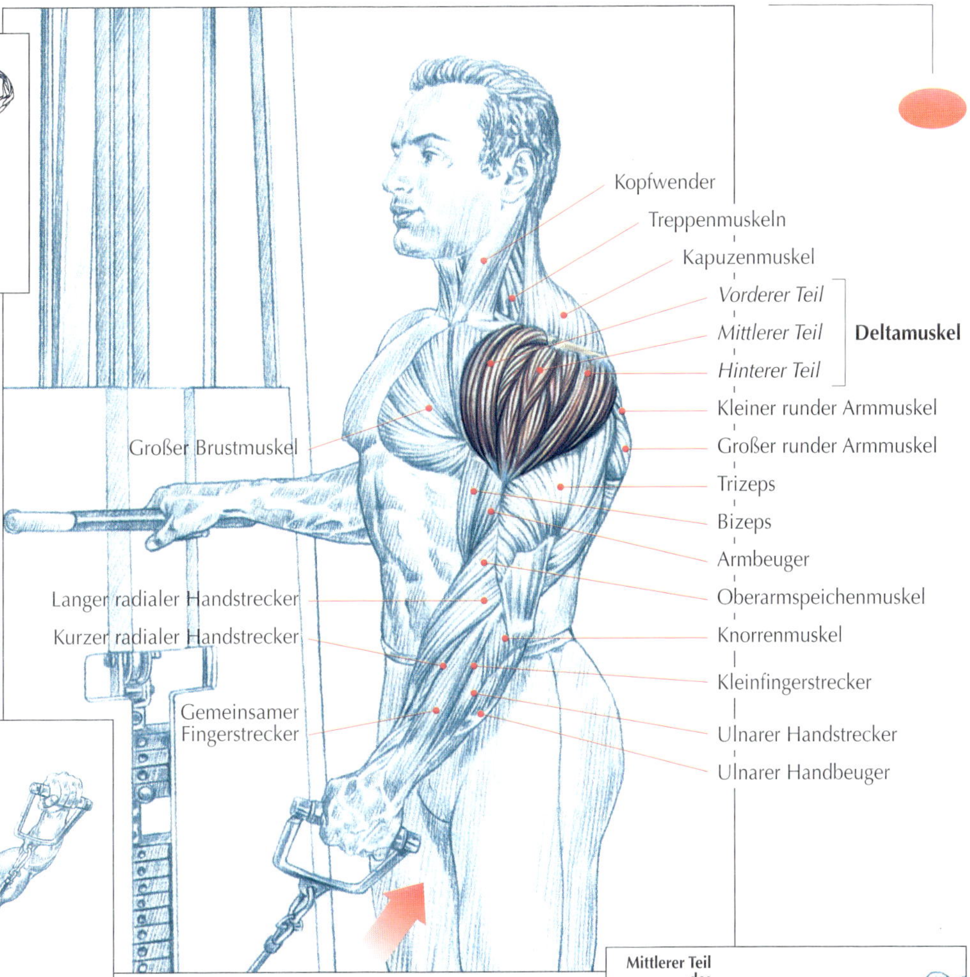

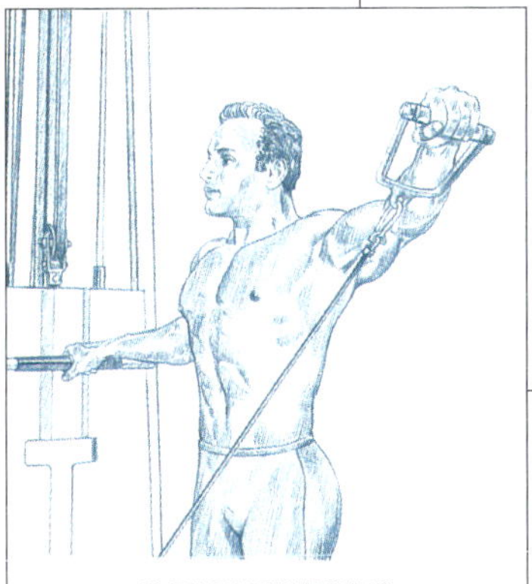

ENDE DER BEWEGUNG

Die Hand umfasst den Griff, der Arm liegt am Körper:

– beim Einatmen den Arm seitlich nach oben heben. Am Ende der Bewegung ausatmen.

Diese Übung entwickelt den Deltamuskel und vor allem dessen mittleren Teil; da es sich dabei um einen vielgefiederten, das heißt aus mehreren Bündeln in Form einer Feder zusammengesetzten Muskel handelt, ist es ratsam, die Hebewinkel zu variieren, um alle Fasern gleich zu trainieren.

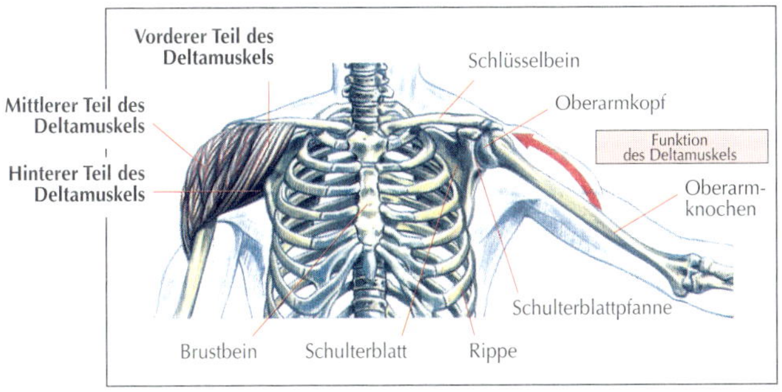

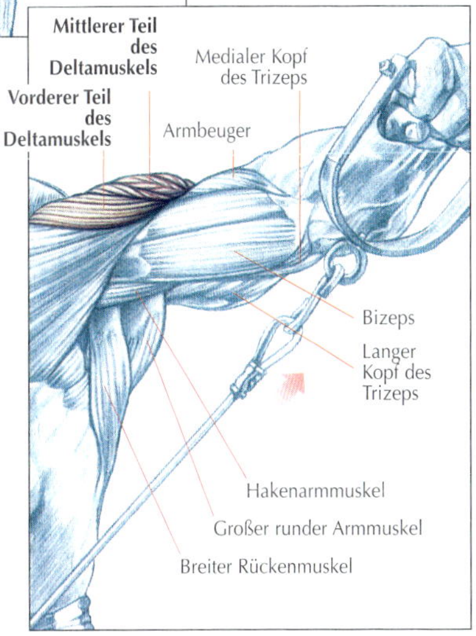

10 ABWECHSELNDES VORWÄRTSHEBEN DER ARME AM TIEFEN BLOCK

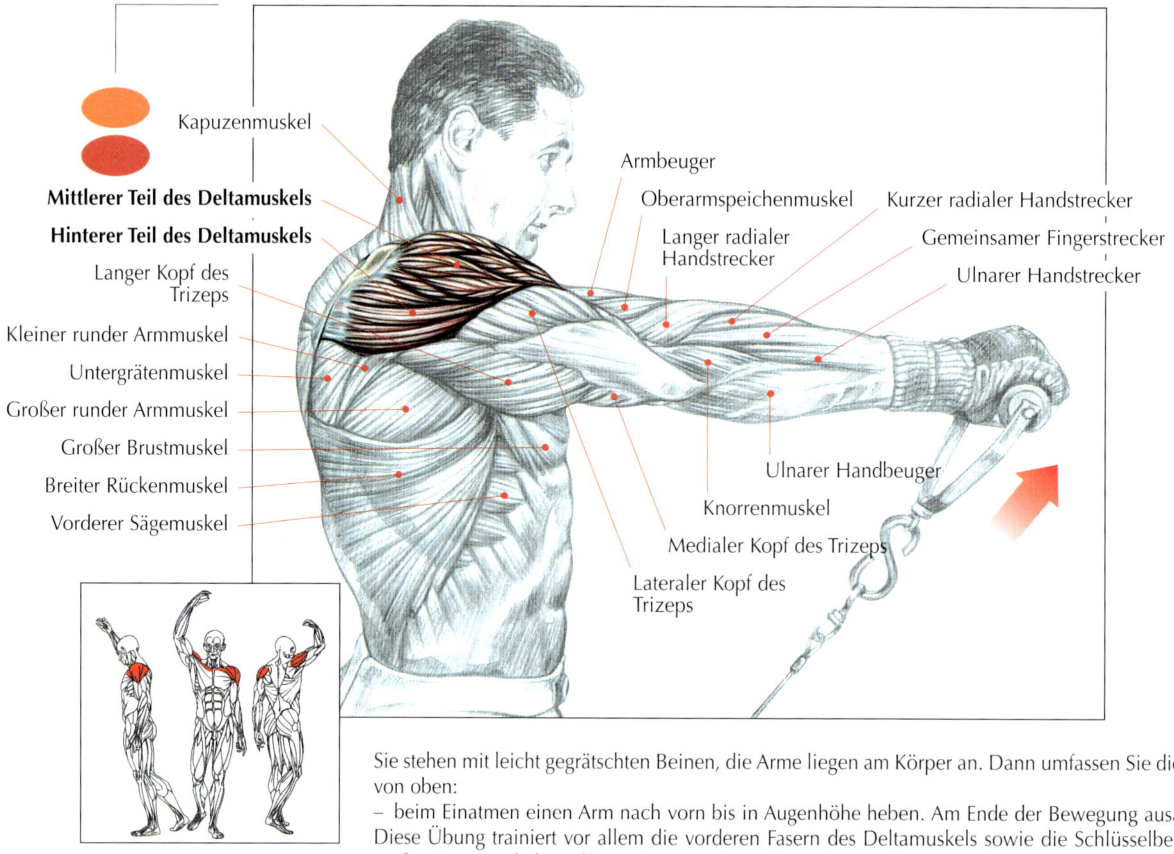

Sie stehen mit leicht gegrätschten Beinen, die Arme liegen am Körper an. Dann umfassen Sie die Haltegriffe von oben:

– beim Einatmen einen Arm nach vorn bis in Augenhöhe heben. Am Ende der Bewegung ausatmen.

Diese Übung trainiert vor allem die vorderen Fasern des Deltamuskels sowie die Schlüsselbeinfasern des großen Brustmuskels und in geringerem Ausmaß den kurzen Kopf des Bizeps.

SEITWÄRTSHEBEN DER ARME AM TIEFEN BLOCK MIT NACH VORN GEBEUGTEM OBERKÖRPER 11

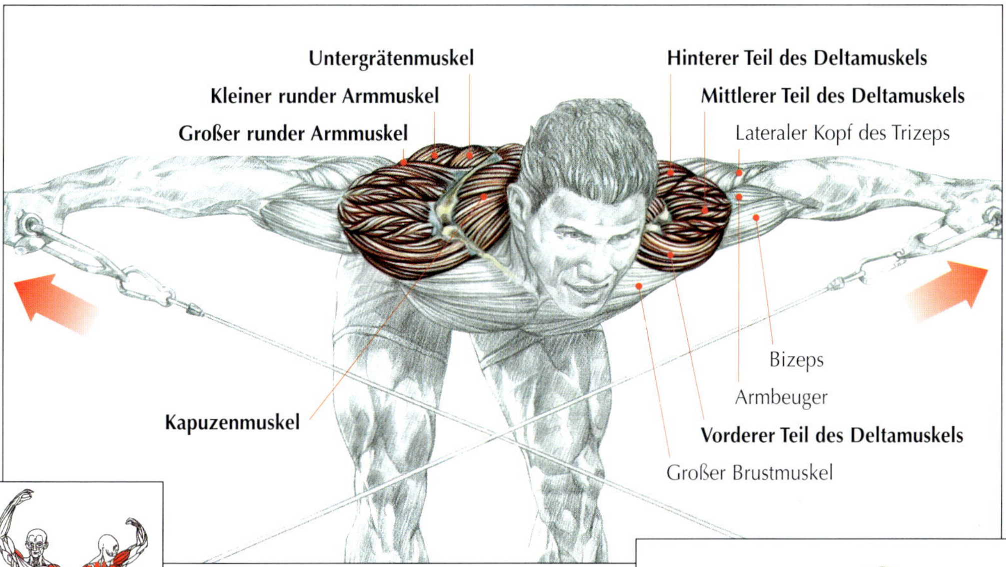

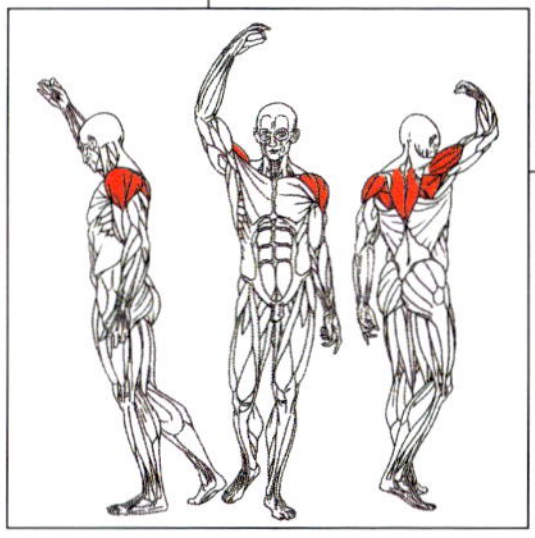

Sie stehen mit leicht gegrätschten Beinen und gebeugten Knien. Beugen Sie den Oberkörper bis in die Waagrechte nach vorn, der Rücken bleibt gerade, die Arme hängen nach unten. Nehmen Sie in jede Hand den Haltegriff der gegenüberliegenden Seite, sodass sich die Drahtseile kreuzen:

– beim Einatmen die Arme seitwärts bis zur Horizontalen heben. Am Ende der Bewegung ausatmen.

Diese Übung trainiert den Deltamuskel, allerdings überwiegend dessen hinteren Teil. Am Ende der Bewegung nähern sich die Schulterblätter einander an, was bedeutet, dass auch der Kapuzenmuskel (und zwar sein mittlerer und unterer Teil) und der Rautenmuskel bei dieser Übung aufgebaut werden.

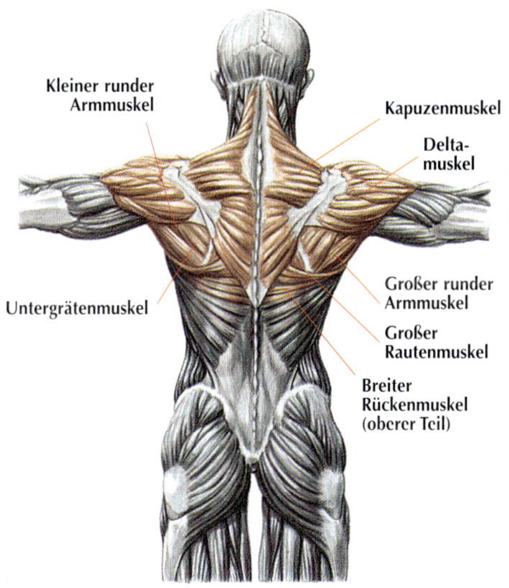

BEANSPRUCHTE MUSKELPARTIEN

12 VORWÄRTSHEBEN MIT EINER KURZHANTEL

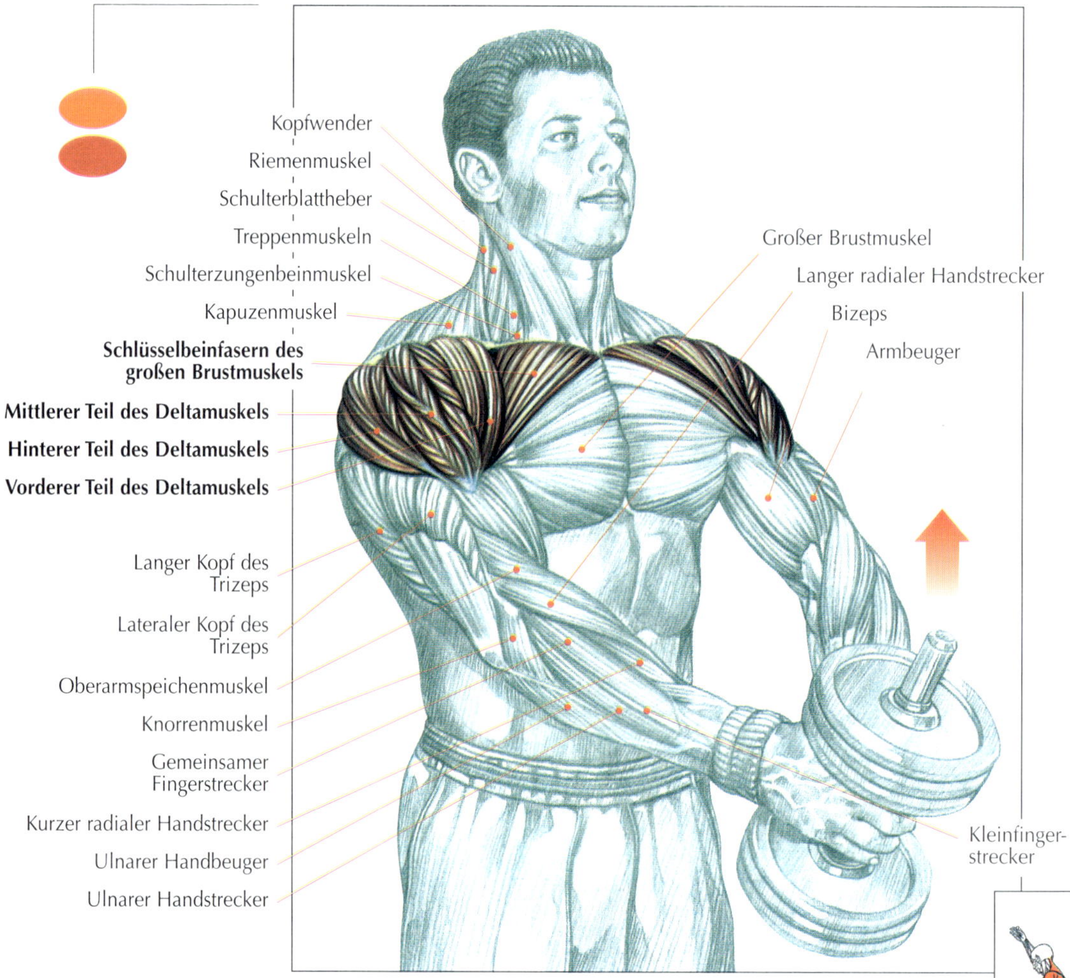

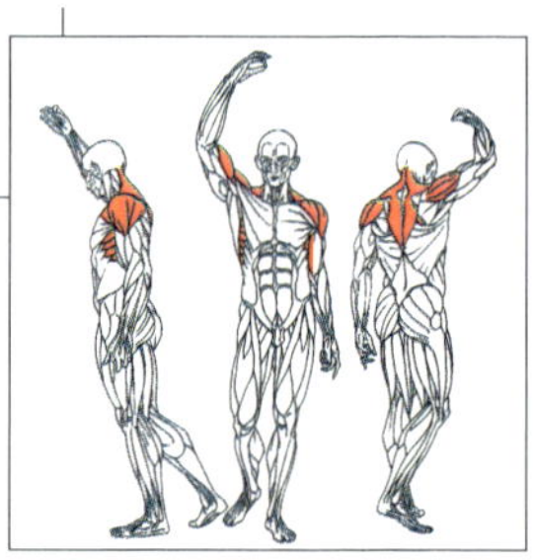

Sie stehen mit leicht gegrätschten Beinen, der Rücken ist gerade, die Bauchmuskeln sind angespannt. Nun fassen Sie mit beiden Händen eine Kurzhantel, die Handteller sind einander zugewandt, die Finger ineinander verschränkt. Die Hantel liegt auf den Oberschenkeln, die Arme sind gestreckt:

– beim Einatmen die Hantel bis in Augenhöhe heben und die Arme danach wieder behutsam nach unten sinken lassen, um jede Verletzung zu vermeiden. Am Ende der Bewegung ausatmen.

Diese Übung baut den Deltamuskel auf, vor allem dessen vorderen Teil, sowie die Schlüsselbeinfasern des großen Brustmuskels und den kurzen Kopf des Bizeps.

Es ist zu beachten, dass auch all jene Muskeln in isometrischer Kontraktion trainiert werden, die das Schulterblatt am Brustkorb fixieren, wie zum Beispiel der vordere Sägemuskel und die Rautenmuskeln. Wenn diese Muskeln gekräftigt sind, bieten sie eine stabile Basis für die weit ausladenden Bewegungen des Armes.

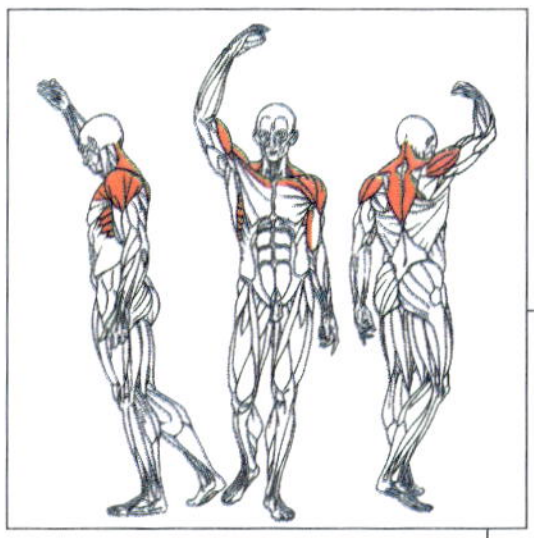

VORWÄRTSHEBEN MIT DER LANGHANTEL 13

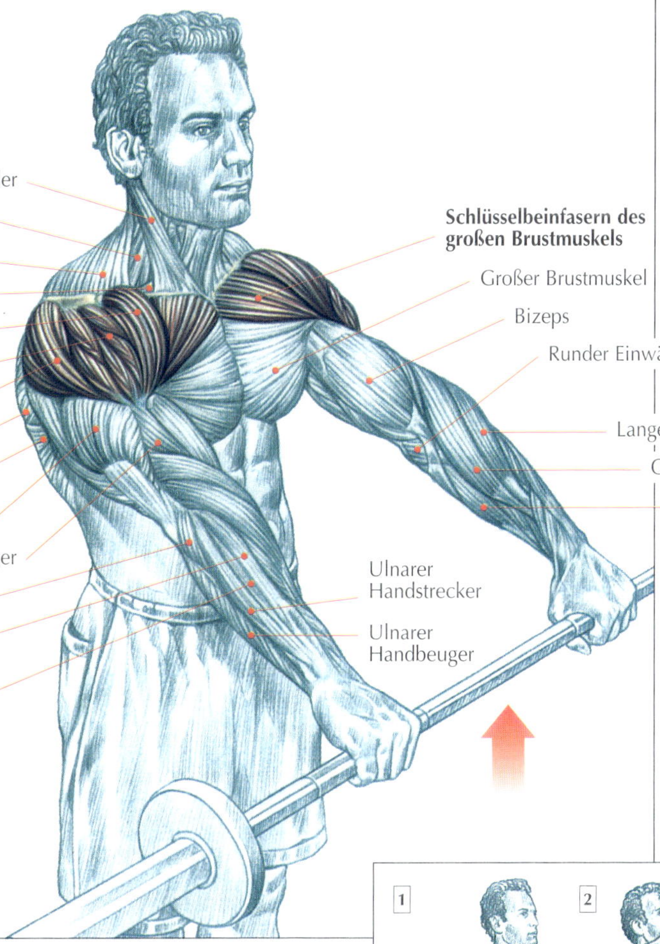

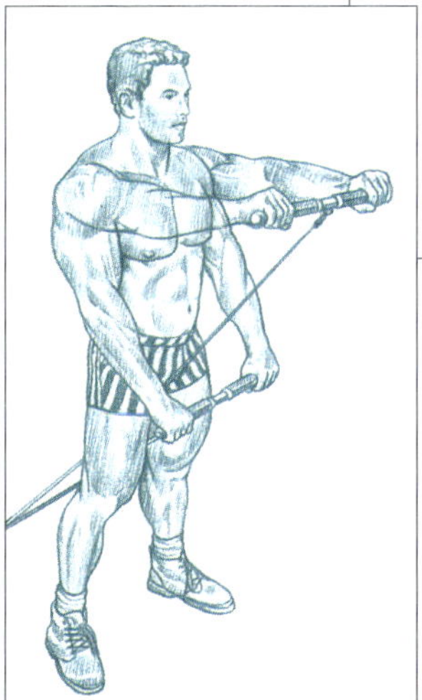

VARIATION:
Vorwärtsheben am tiefen Block

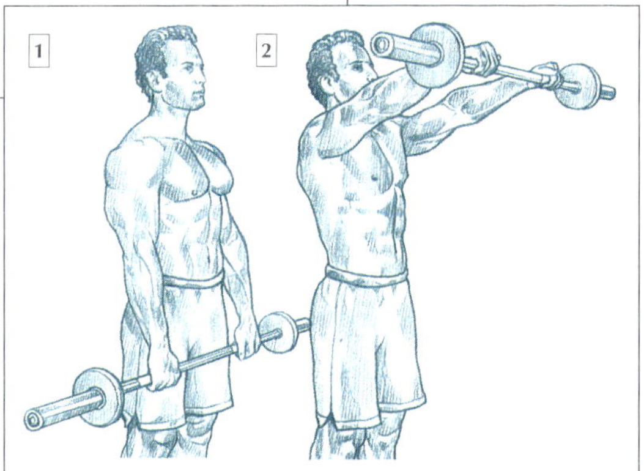

AUSFÜHREN DER BEWEGUNG:
1. Anfang; **2.** Ende

Sie stehen mit leicht gegrätschten Beinen, die Langhantel liegt an den Oberschenkeln, die Unterarme sind in Pronationsstellung, der Rücken ist gerade, und die Bauchmuskeln sind angespannt:

– beim Einatmen die Hantel mit gestreckten Armen bis in Augenhöhe heben. Am Ende der Bewegung ausatmen.

Diese Übung trainiert den vorderen Teil des Deltamuskels, die Schlüsselbeinfasern des großen Brustmuskels, den Obergrätenmuskel und in geringerem Ausmaß den Kapuzenmuskel, den vorderen Sägemuskel und den kurzen Kopf des Bizeps.

Wenn Sie die Langhantel höher heben, treten die hinteren Fasern des Deltamuskels in Aktion, verstärken die Hebewirkung der anderen Muskeln und ermöglichen das Heben der Arme bis zur Senkrechten.

14 SENKRECHTES HOCHZIEHEN DER LANGHANTEL

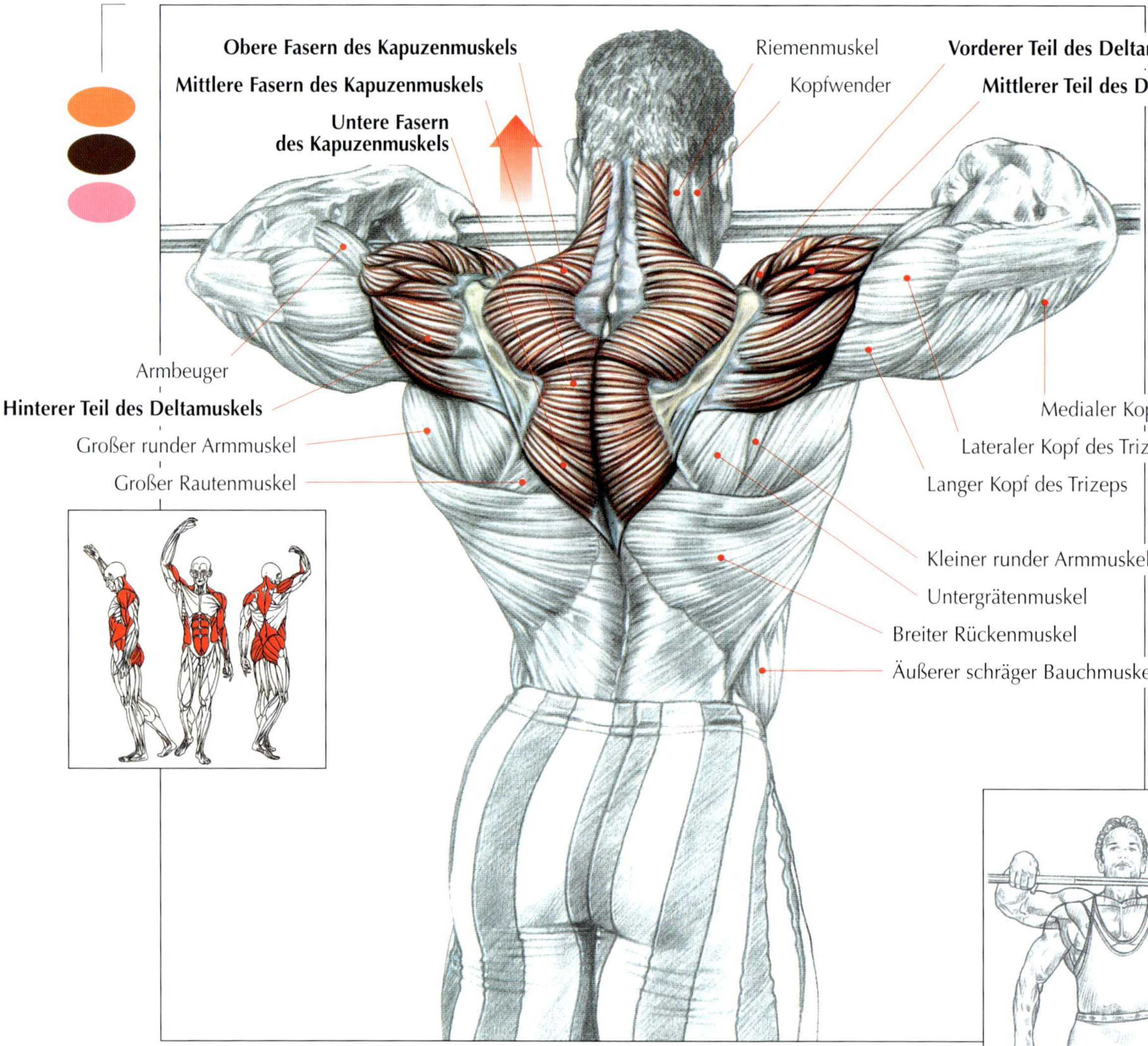

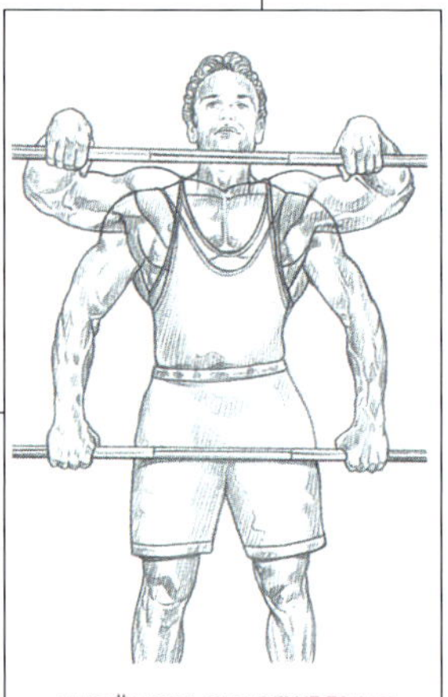

AUSFÜHREN DER BEWEGUNG

Sie stehen mit leicht gegrätschten Beinen und geradem Rücken, umfassen die Langhantel von oben – die Hände liegen etwas mehr als Schulterbreite voneinander entfernt auf der Stange – und legen sie an die Oberschenkel:

– beim Einatmen die Stange entlang dem Körper bis zum Kinn hochziehen und dabei die Ellbogen so weit wie möglich nach oben drücken. Die Langhantel kontrolliert nach unten sinken lassen, um jedes Schwanken zu vermeiden. Am Ende der Anstrengung ausatmen.

Diese Übung baut den Deltamuskel in seiner Gesamtheit, den Kapuzenmuskel, den Bizeps sowie die Unterarmmuskulatur, die Gesäßmuskeln, die Muskulatur des unteren Rückens und die Bauchmuskeln auf.

Diese Grundübung hat einen umfassenden Trainingseffekt und verhilft Ihnen zu einer »Herkules-Figur«.

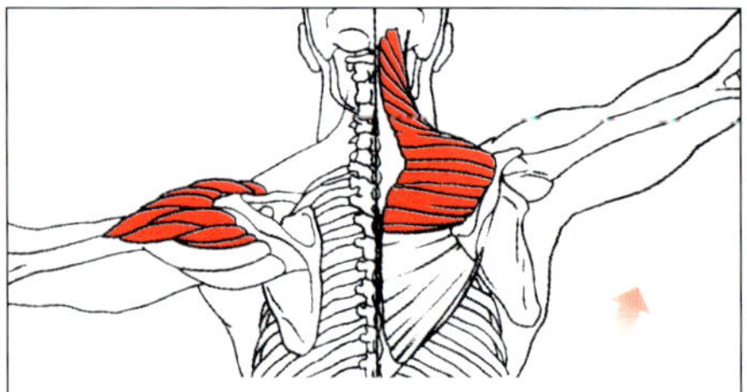

Der *Deltamuskel* hebt den Arm bis zur Waagrechten. Der *Kapuzenmuskel* übernimmt dann die Aufgabe, den Arm weiter nach oben zu heben, indem er das Schulterblatt mit der Gelenkspfanne nach oben kippt.

SEITWÄRTSHEBEN AM GERÄT 15

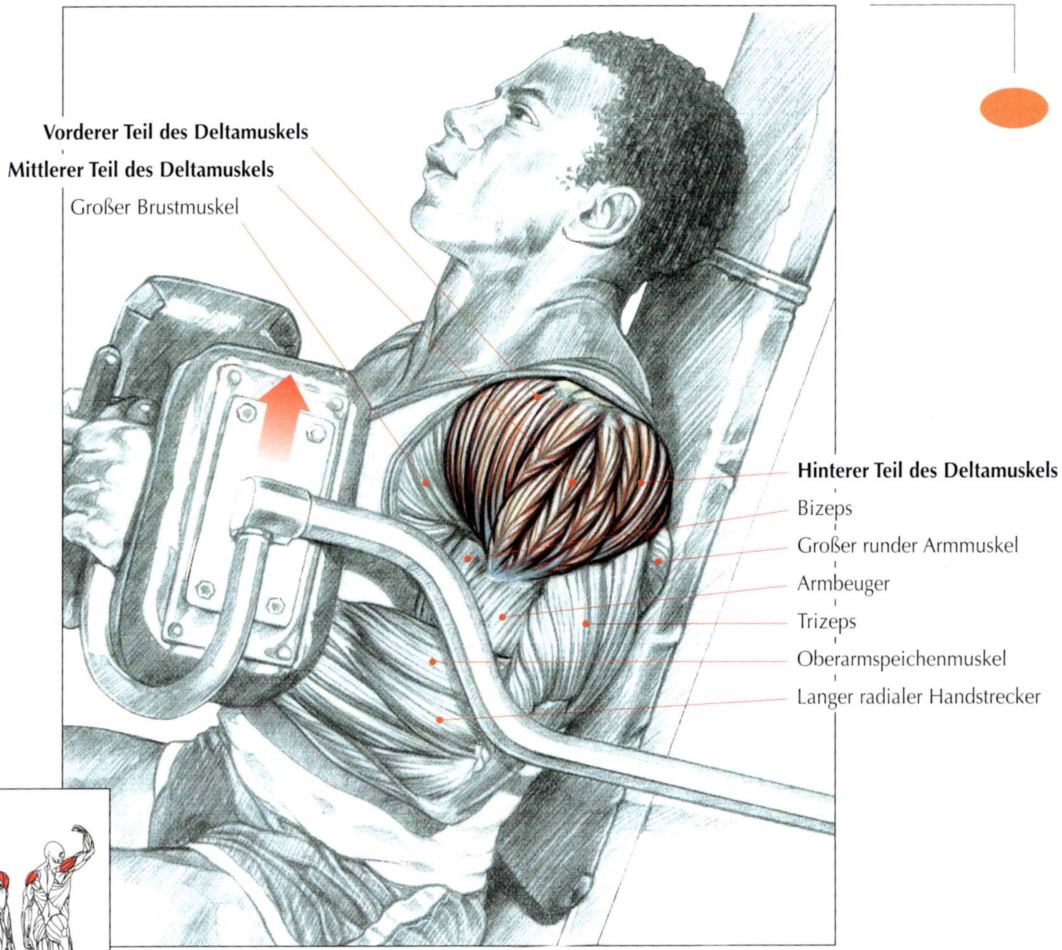

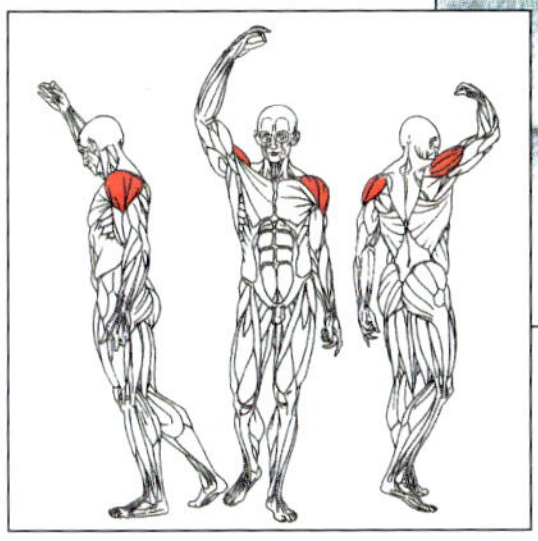

Sie sitzen auf dem Gerät und halten die Griffe:

– beim Einatmen die Ellbogen zur Seite bis zur Waagrechten heben. Am Ende der Bewegung ausatmen.

Diese Übung trainiert den Deltamuskel, im Wesentlichen dessen mittleren Teil. Es handelt sich um eine ausgezeichnete Übung für Anfänger, weil man sich nicht so sehr auf die Haltung konzentrieren muss und viele Wiederholungen möglich sind.

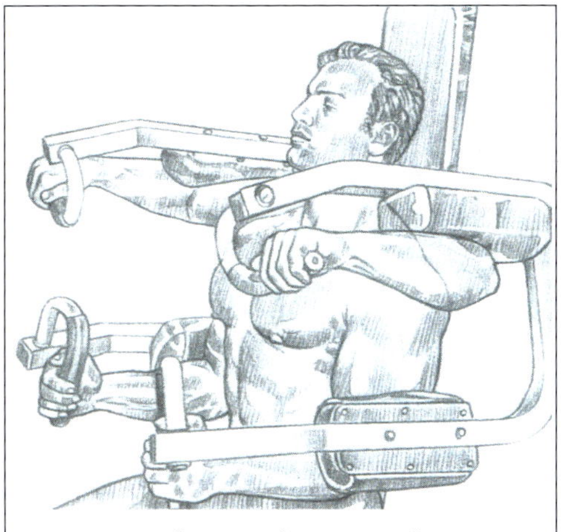

AUSFÜHREN DER ÜBUNG AM GERÄT

16 ZURÜCKFÜHREN DER SCHULTERN AM GERÄT

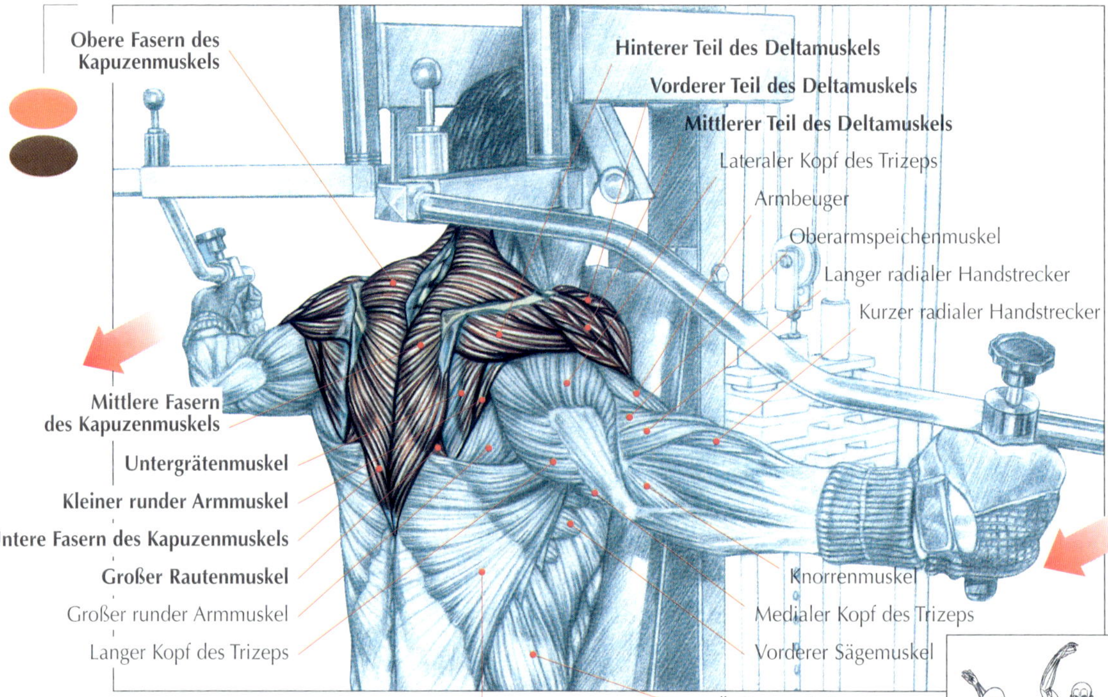

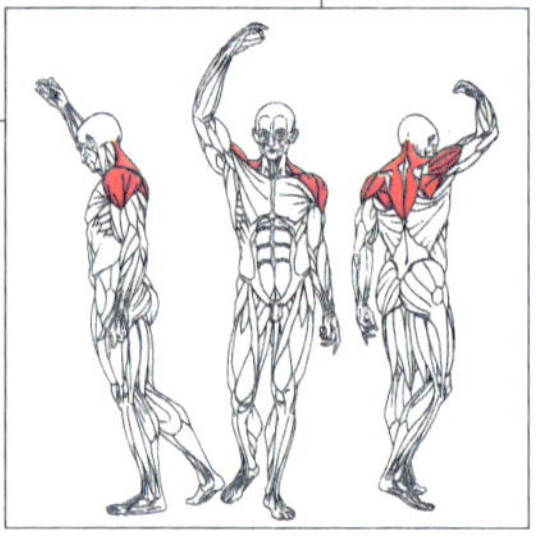

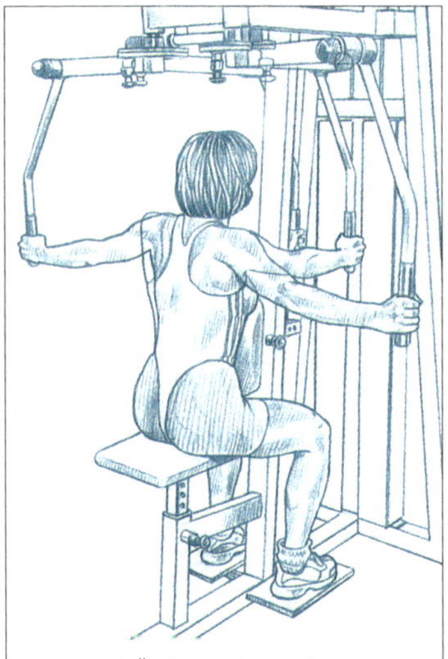
AUSFÜHREN DER BEWEGUNG

Sie sitzen mit dem Gesicht zur Maschine und stützen die Vorderseite des Oberkörpers auf die Rückenlehne. Die Arme sind nach vorn gestreckt, die Hände umfassen die Haltegriffe:
- beim Einatmen die gestreckten Arme nach hinten führen und am Ende der Bewegung die Schulterblätter zusammendrücken. Ausatmen.

Diese Übung beansprucht:
- den Deltamuskel, vor allem den hinteren Teil;
- den Untergrätenmuskel;
- den kleinen runden Armmuskel;

und am Ende der Bewegung, wenn die Schulterblätter zusammengeschoben werden:
- den Kapuzenmuskel
- und die Rautenmuskeln.

3 DIE BRUSTMUSKELN

1. Bankdrücken
2. Bankdrücken mit enger Handstellung
3. Bankdrücken auf der Schrägbank
4. Bankdrücken auf einer leicht schräg gestellten Bank
5. Liegestützen
6. Oberkörperheben auf dem Barren – »Dips«
7. Bankdrücken mit Kurzhanteln
8. Bankdrücken mit Kurzhanteln mit weit offenen Armen
9. Bankdrücken mit Kurzhanteln auf der Schrägbank
10. Bankdrücken mit Kurzhanteln mit weit offenen Armen
11. »Butterfly«
12. »Butterfly« stehend zwischen gegenüberliegenden Blöcken
13. »Pull-over« mit der Kurzhantel
14. »Pull-over« mit der Langhantel im Liegen

1 BANKDRÜCKEN

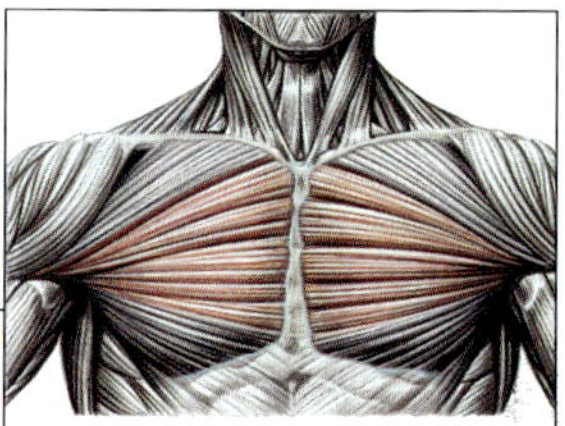

Am meisten beanspruchte Fasern der Brustmuskeln

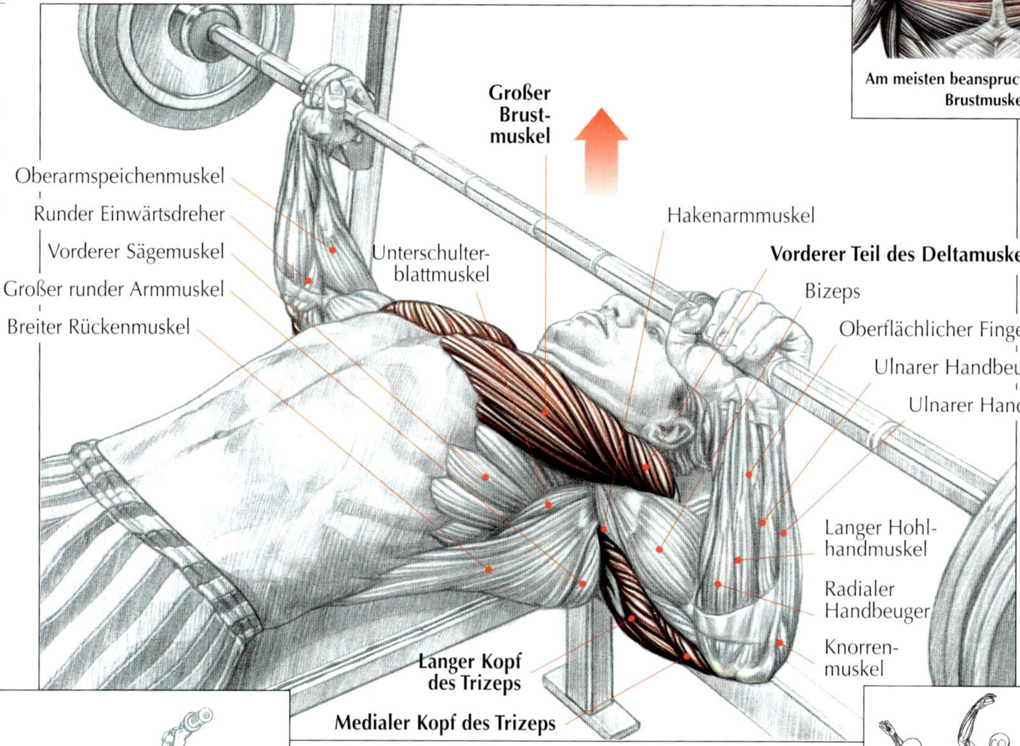

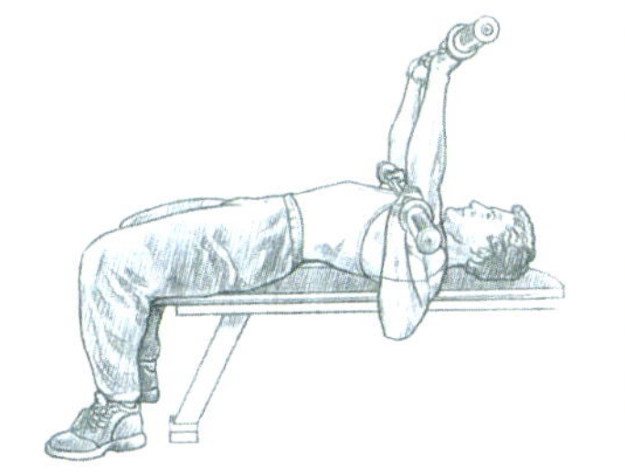

AUSFÜHREN DER BEWEGUNG

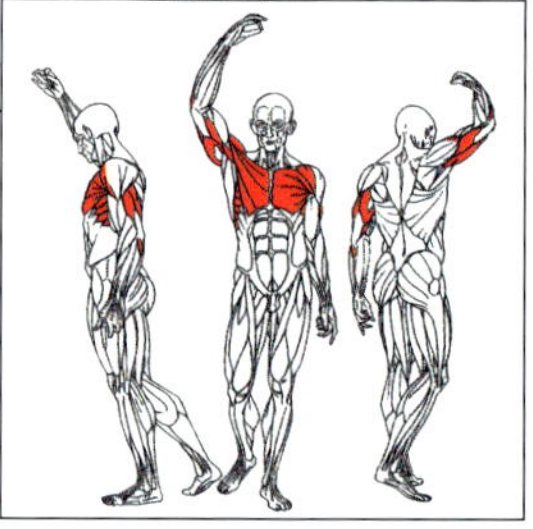

Sie liegen auf einer Flachbank, die Füße stehen am Boden:
– die Langhantel mit mehr als Schulterbreite zwischen den Händen ergreifen, die Unterarme sind proniert;
– beim Einatmen die Langhantel kontrolliert bis zur Brust nach unten sinken lassen;
– danach das Gewicht nach oben drücken und am Ende der Anstrengung ausatmen.

Diese Übung trainiert alle Teile des großen Brustmuskels, den kleinen Brustmuskel, den Trizeps, den vorderen Teil des Deltamuskels, den vorderen Sägemuskel und den Hakenarmmuskel.

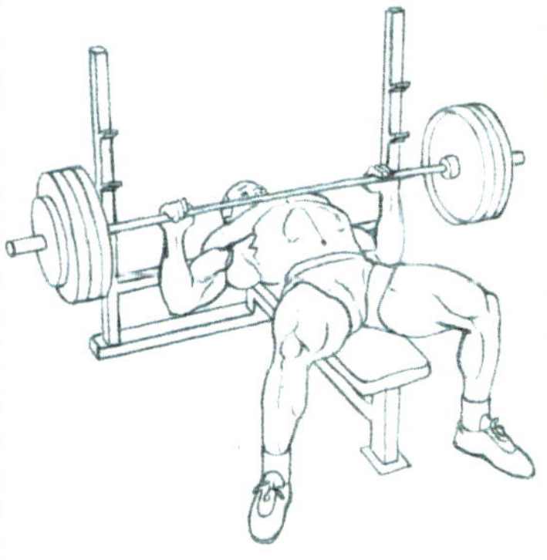

KLASSISCHES BANKDRÜCKEN:
Mit den Füßen am Boden für mehr Stabilität

Variationen:

1. Man kann die Übung ausführen, indem man den Mittelteil des Rückens im Gewichtheberstil von der Bank abhebt und durchdrückt. Die Haltung erlaubt ein verstärktes Trainieren der unteren Fasern des Brustmuskels, und man kann mit höheren Gewichten arbeiten. Dennoch muss man diese Übungsvariante mit Bedacht ausführen, um den Rücken zu schonen.
2. Variieren des Abstandes zwischen den Händen kräftigt verschiedene Muskelteile:
   – bei geringem Handabstand die zentralen Teile des Brustmuskels;
   – bei großem Handabstand die äußeren Partien des Brustmuskels.
3. Durch Variation der Stelle, auf die man die Hantel hinabsenkt, kann man verschiedene Teile der Brustmuskeln trainieren:
   – beim Absenken und Stemmen der Stange über dem Rippenbogen: den unteren Teil des Brustmuskels;
   – beim Absenken und Stemmen der Stange über der Brustmitte: die mittleren Bündel des Brustmuskels;
   – beim Absenken und Stemmen über dem Handgriff des Brustbeins: die Schlüsselbeinfasern des Brustmuskels.

VARIATION MIT DURCHGEDRÜCKTEM RÜCKEN

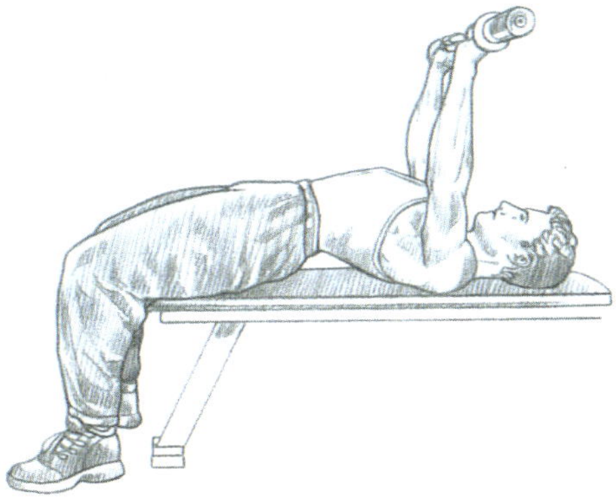

Die Ausführung des Bankdrückens im Gewichtheberstil ermöglicht das Hochheben weitaus schwererer Gewichte. Dabei wird der untere Teil des Brustmuskels stark beansprucht.

Im Wettbewerb dürfen sich die Füße und der Kopf nicht bewegen. Außerdem muß der Po immer in Kontakt mit der Bank bleiben.

Personen mit Rückenbeschwerden sollten diese Variante vermeiden.

VARIATION MIT ANGEHOBENEN BEINEN

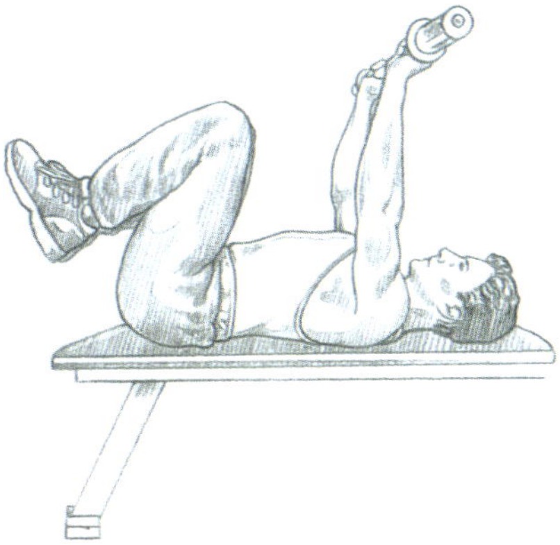

Bei der Trainingsvariante mit angehobenen Beinen vermeidet man ein Hohlkreuz, das bei Menschen mit entsprechender Prädisposition zu Kreuzschmerzen führt.

Diese Variante wird auch verwendet, um die Arbeit des unteren Teils des Brustmuskels zu verringern und dadurch den Hauptteil der Trainingsarbeit auf die mittleren Fasern und Schlüsselbeinfasern zu konzentrieren.

GROSSER BRUSTMUSKEL

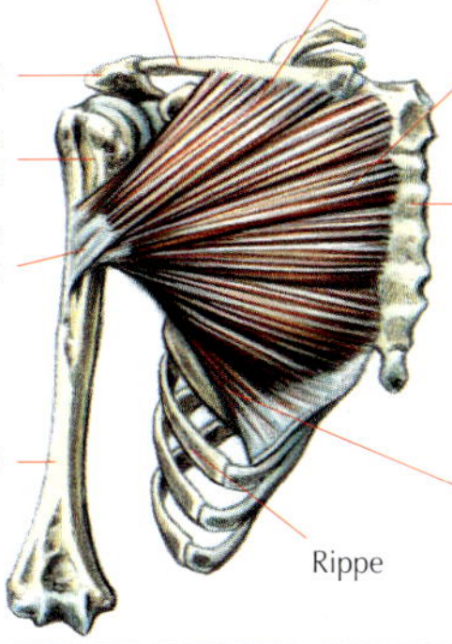

URSPRÜNGE UND ANSÄTZE DES GROSSEN BRUSTMUSKELS

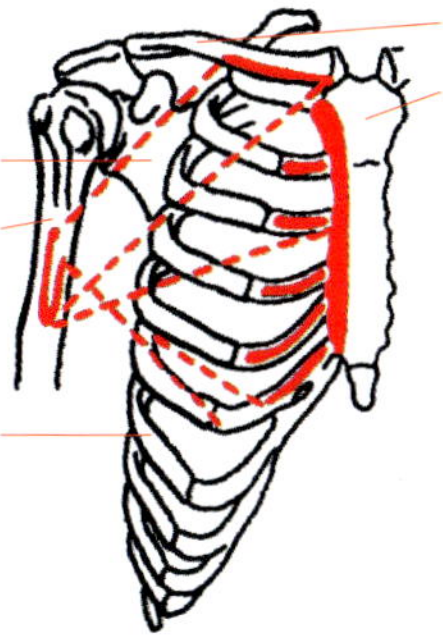

Variation am Gerät »Bench Press«:

Sie sitzen oder liegen, je nach Art der Maschine, und umfassen die Stange beziehungsweise die Griffe:

– beim Einatmen die Arme nach vorn beziehungsweise nach oben drücken, am Ende der Bewegung ausatmen.

Diese Übung birgt keine Risiken. Sie eignet sich ausgezeichnet, um mit dem Bankdrücken zu beginnen, und ermöglicht das Training des Brustmuskels, ohne sich auf die Körperhaltung konzentrieren zu müssen. Anfänger können damit genügend Kraft erlangen, um später zum »freien Bankdrücken« (ohne Hilfe, nur mit der Langhantel) übergehen zu können.

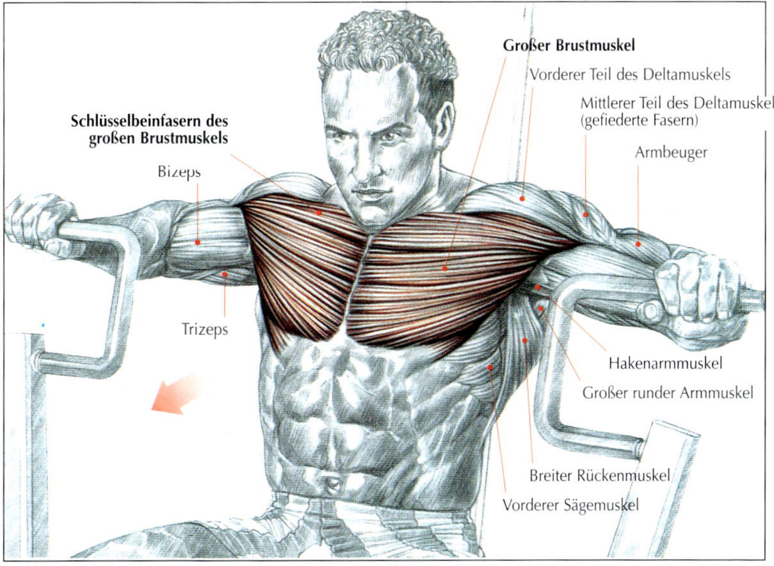

2 BANKDRÜCKEN MIT ENGER HANDSTELLUNG

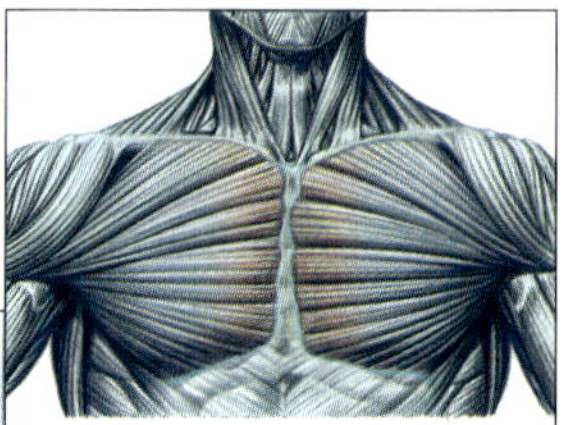

Am meisten beanspruchte Fasern der Brustmuskeln

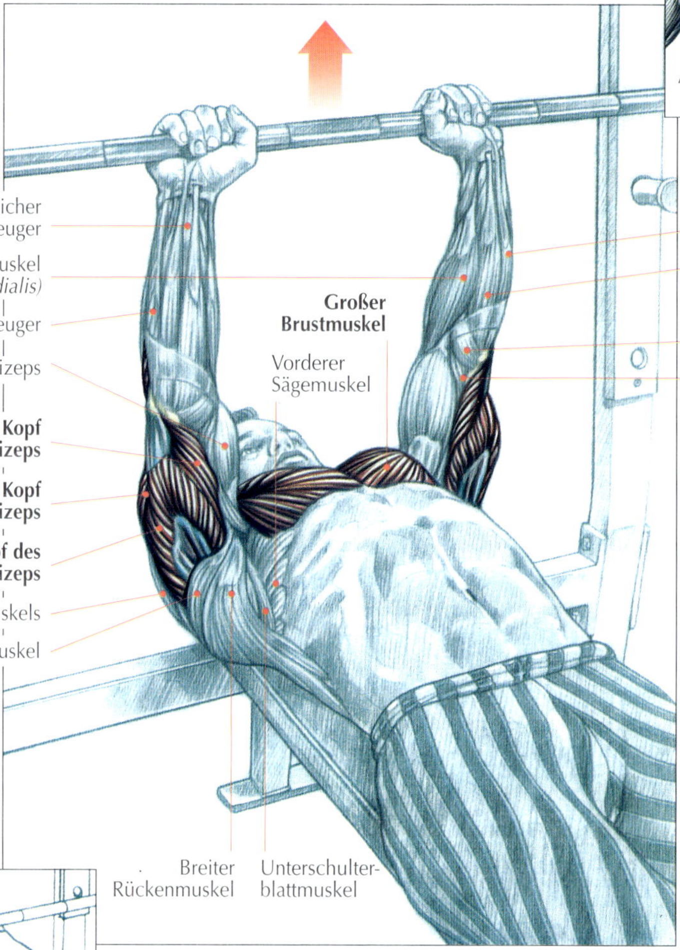

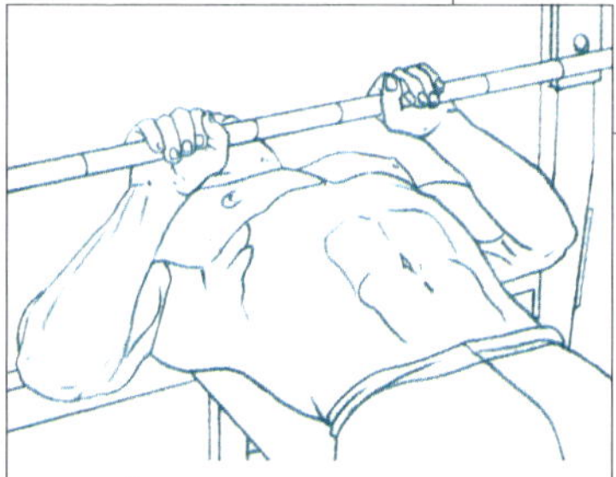

AUSFÜHRUNG MIT OFFENEN ELLBOGEN, UM DEN TRIZEPS STÄRKER ZU BEANSPRUCHEN

Sie liegen auf einer Flachbank, das Gesäß in Kontakt mit der Bank und die Füße am Boden. Umfassen Sie die Stange von unten mit einem Abstand von 10–40 cm, je nach Flexibilität der Handgelenke:

– beim Einatmen die Langhantel langsam zur Brust sinken lassen; indem Sie die Ellbogen nach außen richten, können Sie die Bewegung gut kontrollieren; dann die Stange wieder nach oben stemmen und am Ende der Anstrengung ausatmen.

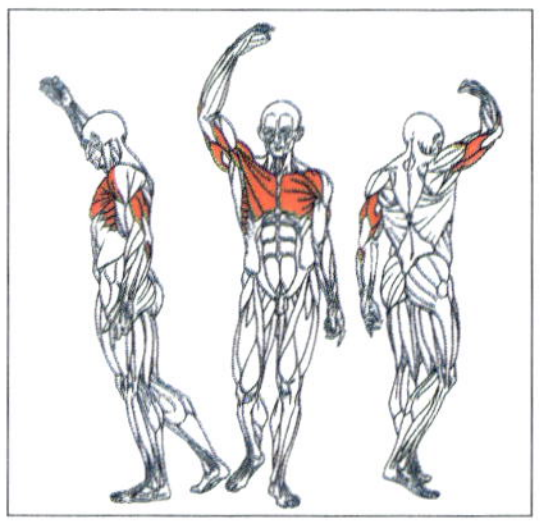

Diese Übung eignet sich hervorragend, um den Brustmuskel auf Höhe der zweiten Rippe zu trainieren, aber auch zum Aufbau des Trizeps (daher kann diese Übung auch in spezifische Armtrainingsprogramme aufgenommen werden).

Wenn man beim Stemmen die Ellbogen neben dem Körper lässt, muss der vordere Teil des Deltamuskels einen großen Teil der Arbeit übernehmen. Diese Übung kann man auch an einem Gerät mit Führungsschiene durchführen.

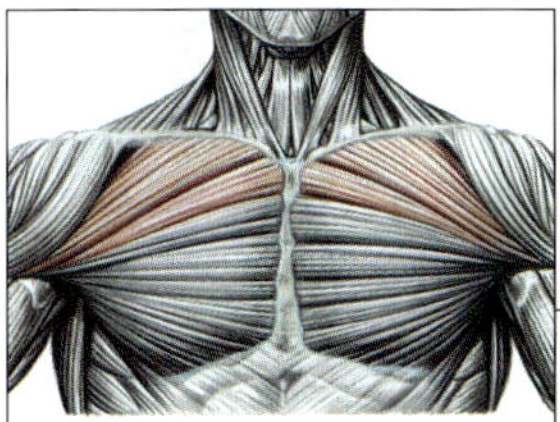

Am meisten beanspruchte Fasern der Brustmuskeln

BANKDRÜCKEN AUF DER SCHRÄGBANK 3

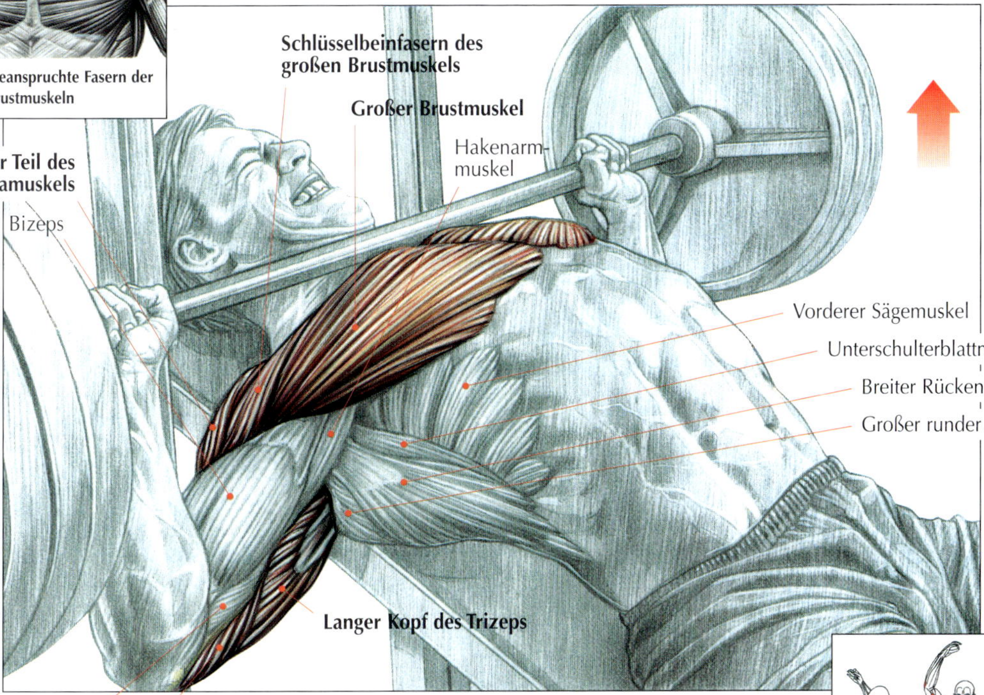

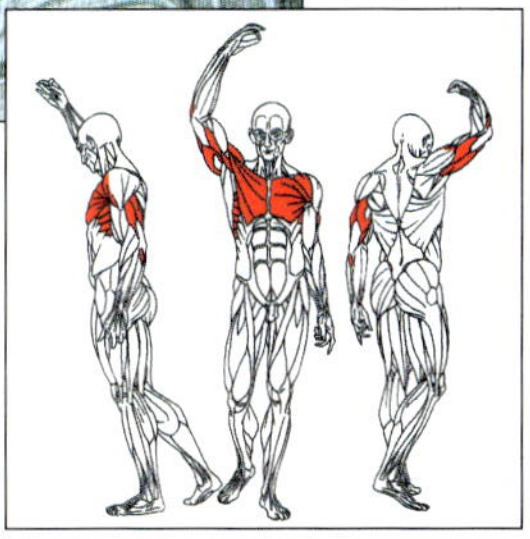

Sie liegen auf einer Schrägbank (Neigungswinkel von 45° bis 60°), umgreifen die Stange, die Hände sind dabei mehr als Schulterbreite voneinander entfernt, die Unterarme sind in Pronationsstellung:

– beim Einatmen die Stange bis zum Handgriff des Brustbeins sinken lassen, dann wieder nach oben drücken und am Ende der Bewegung ausatmen.

Diese Übung trainiert den großen Brustmuskel, vor allem seine Schlüsselbeinfasern, den vorderen Teil des Deltamuskels, den Trizeps, den vorderen Sägemuskel und den kleinen Brustmuskel.

Im Gegensatz zur weit verbreiteten Meinung wirkt sich bei Frauen das Bankdrücken auf der Schrägbank nicht festigend auf den Busen aus und wirkt auch nicht der Neigung zur Erschlaffung des Busens entgegen, da der Busen nur aus Binde- und Drüsengewebe besteht.

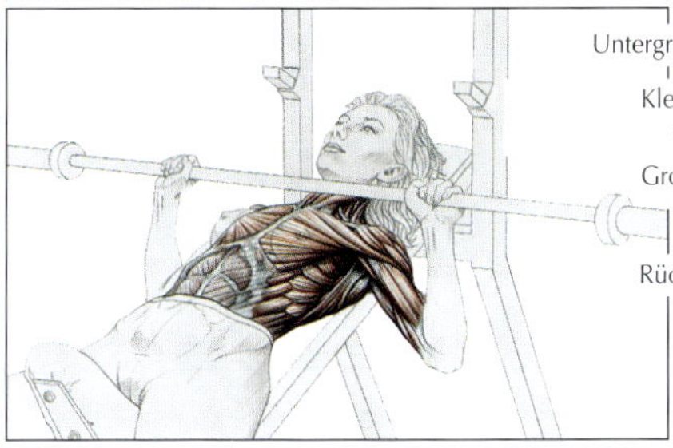

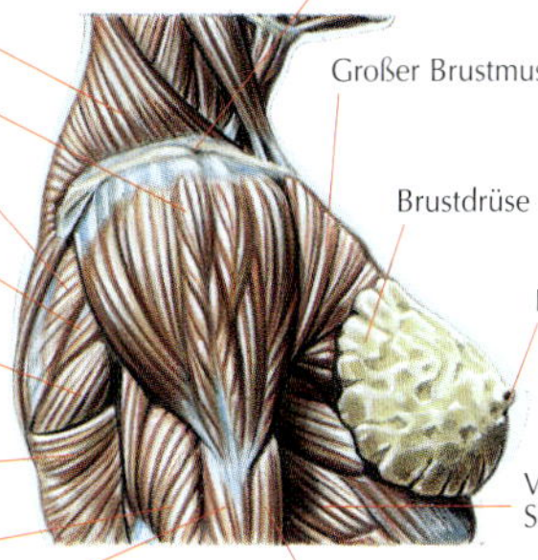

Diese Bewegung kann auch an einem Gerät mit Führungsschiene ausgeführt werden.

4 BANKDRÜCKEN AUF EINER LEICHT SCHRÄG GESTELLTEN BANK

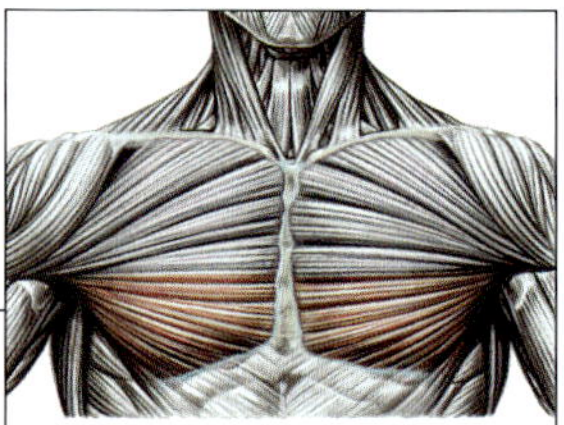

Am meisten beanspruchte Fasern der Brustmuskeln

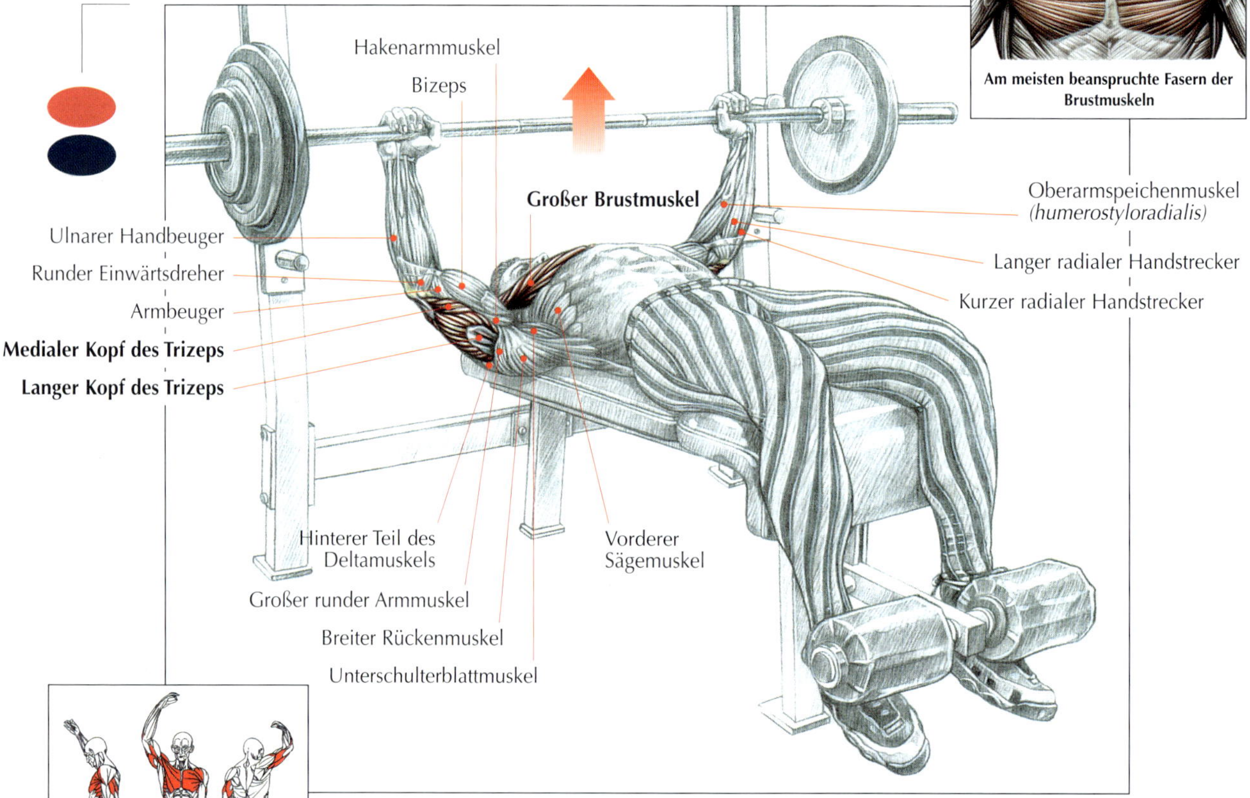

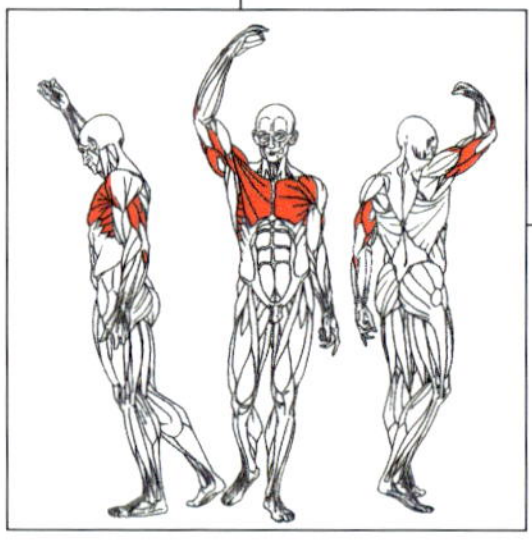

Sie liegen auf einer Schrägbank (Neigungswinkel zwischen 20° und 40°), mit dem Kopf auf der tieferen Seite. Die Füße haken Sie unter den Rollen ein, um ein etwaiges Abgleiten zu vermeiden. Umfassen Sie die Stange, die Unterarme sind in Pronationsstellung, wobei die Hände mehr als Schulterbreite voneinander entfernt sind:

– Beim Einatmen lassen Sie die Langhantel kontrolliert nach unten bis zum unteren Teil des Brustmuskels sinken, danach drücken Sie die Langhantel nach oben und atmen am Ende der Anstrengung aus.

Diese Übung kräftigt den großen Brustmuskel, hauptsächlich jedoch seine unteren Fasern, den Trizeps und den vorderen Teil des Deltamuskels.

Dieses Training hebt den Unterrand des Brustmuskels hervor. Zusätzlich kann man durch Absenken der Stange über dem Hals den großen Brustmuskel dehnen und ihn dadurch geschmeidig machen.

Diese Form des Bankdrückens lässt sich auch an einem Gerät mit Führungsschiene durchführen.

LIEGESTÜTZEN

5

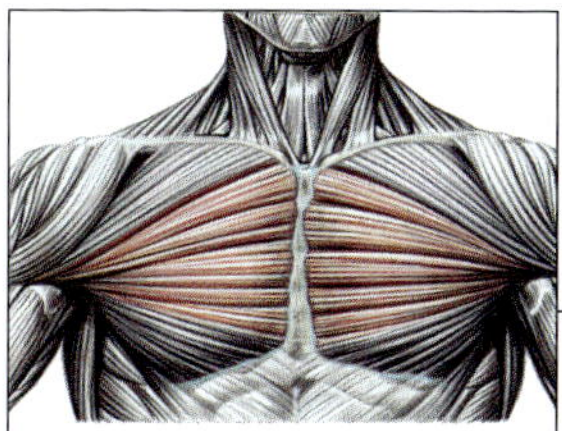

Am meisten beanspruchte Fasern der Brustmuskeln

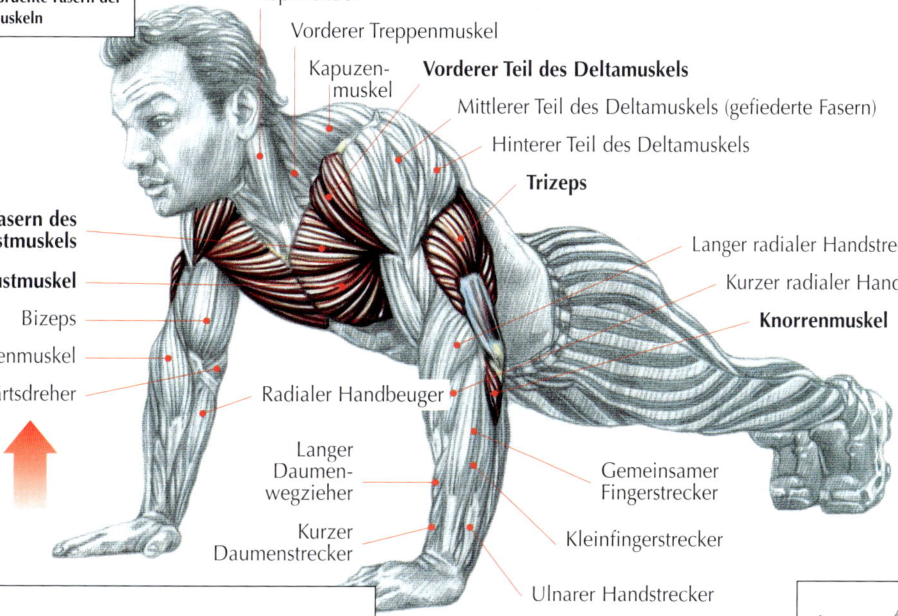

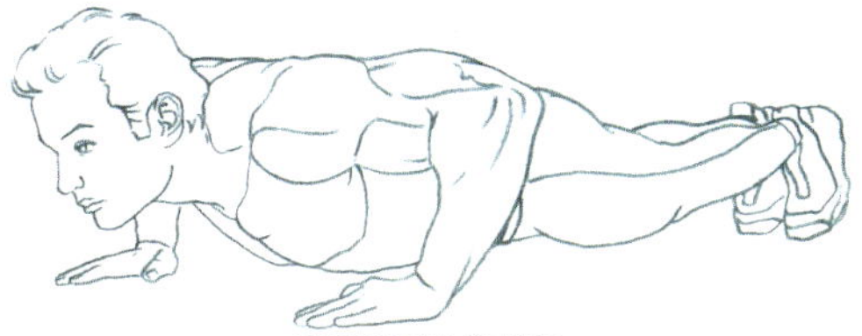

BEGINN DER ÜBUNG

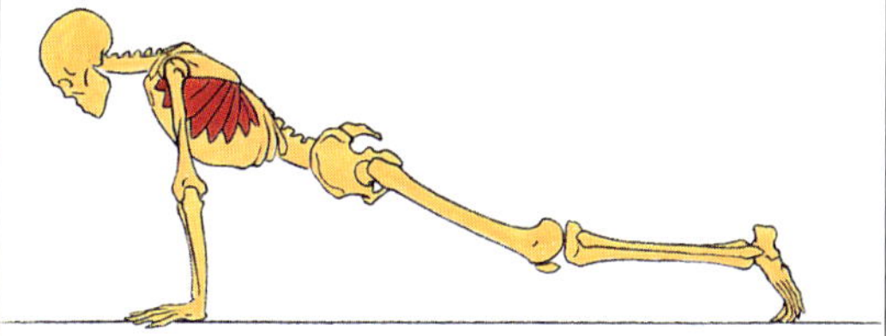

Während der Ausführung der Liegestützen hält der vordere Sägemuskel durch seine Kontraktion die Schulterblätter am Brustkorb fest und fixiert dadurch die Arme am Oberkörper.

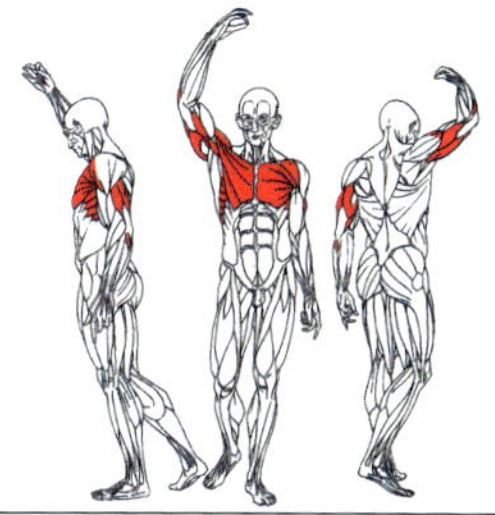

Mit dem Gesicht zum Boden stützen Sie sich auf Ihre Hände, die Arme gestreckt, die Hände in Schulterbreite oder weiter auseinander. Die Beine liegen aneinander oder sind ganz leicht gegrätscht:
– beim Einatmen die Arme beugen, sodass sich Ihr Oberkörper dem Boden nähert; vermeiden Sie es, ein Hohlkreuz zu machen;
– drücken Sie sich wieder vom Boden hoch, bis die Arme vollkommen gestreckt sind;
– atmen Sie am Ende der Bewegung aus.

Diese Übung eignet sich hervorragend zur Stärkung des großen Brustmuskels und des Trizeps. Sie kann überall gemacht werden.

Wenn man den Neigungswinkel des Oberkörpers variiert, kann man bestimmte Teile des Brustmuskels gezielt trainieren:
– bei höher platzierten Füßen als Händen (indem man die Füße zum Beispiel auf eine Bank stellt) die Schlüsselbeinfasern;
– bei tiefer platzierten Füßen als Händen (indem man sich zum Beispiel mit den Händen auf einer Bank abstützt) den unteren Teil des großen Brustmuskels.

6 OBERKÖRPERHEBEN AUF DEM BARREN – »DIPS«

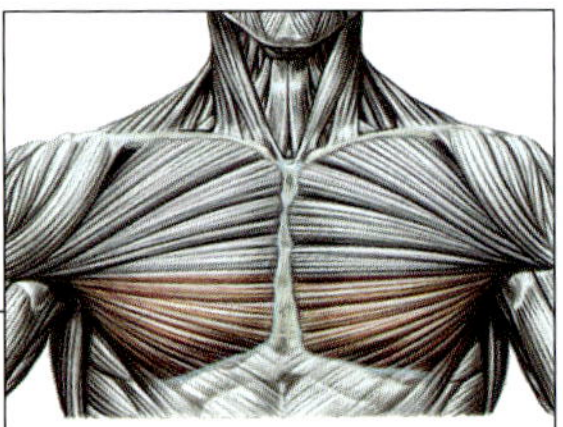

Am meisten beanspruchte Fasern der Brustmuskeln

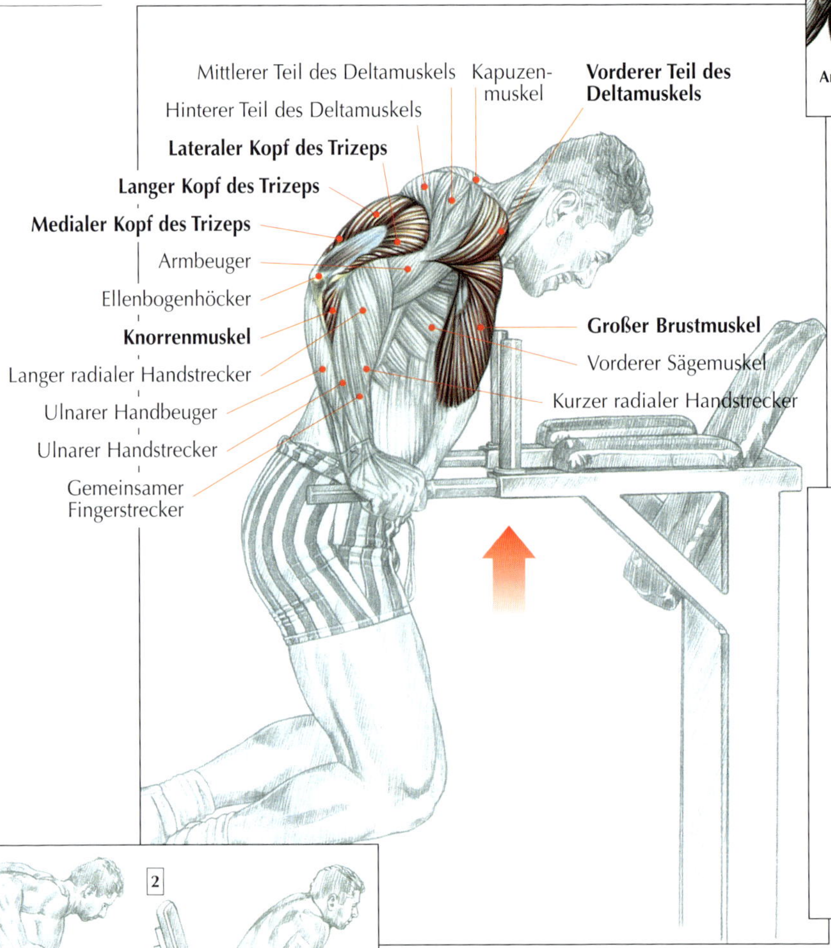

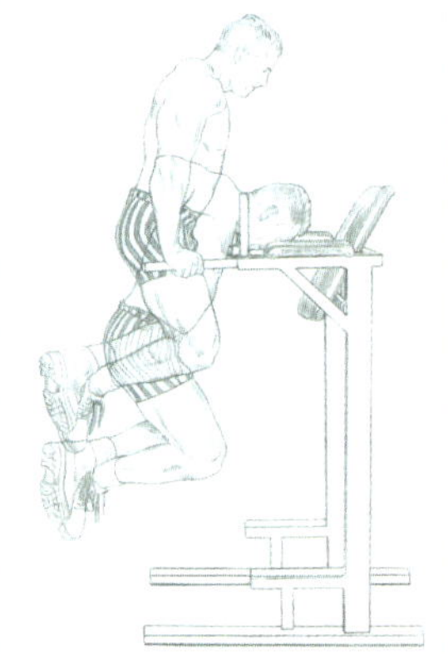

AUSFÜHREN DER ÜBUNG

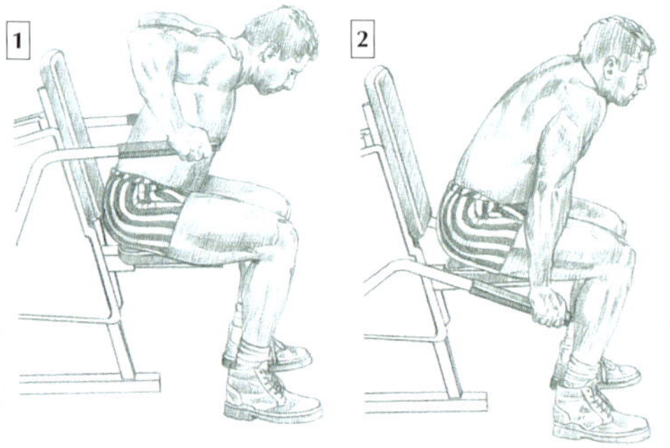

AUSFÜHREN DER DIPS AM GERÄT:
1. Beginn der Bewegung; 2. Ende der Bewegung

Sie stützen sich auf den Barren, die Arme gestreckt, die Beine in der Luft:
– beim Einatmen, die Arme beugend, den Körper sinken lassen, bis sich die Brust auf Höhe der Stangen befindet;
– die Arme streckend, den Körper wieder nach oben stemmen; am Ende der Anstrengung ausatmen.

Je mehr man bei der Ausführung dieser Übung den Oberkörper nach vorn neigt, desto mehr wird der untere Teil des Brustmuskels beansprucht. Umgekehrt, je aufrechter man den Oberkörper hält, desto mehr wird der Trizeps trainiert.

Diese Übung eignet sich hervorragend zum Dehnen des großen Brustmuskels und für die Geschmeidigkeit des Schultergürtels, sie ist aber nicht für Anfänger zu empfehlen, weil man zuerst ein gewisses Maß an Kraft für diese Übung aufbauen muss. Deshalb sollte man sich mit Dips zunächst auf dem dafür entwickelten Gerät vertraut machen.

Serien von zehn bis 20 Wiederholungen zeitigen das beste Ergebnis.

Um mehr Kraft, aber auch mehr Volumen zu erlangen, hängen sich die Könner ein Gewicht an den Bauchgurt oder zwischen die Beine.

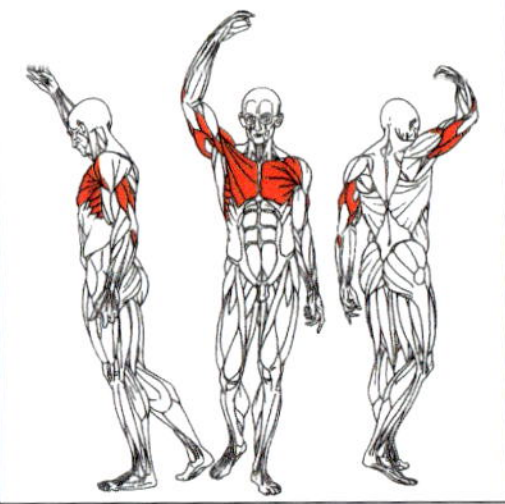

Anmerkung: In allen Fällen müssen Sie Dips behutsam ausführen, um das Schultergelenk zu schonen.

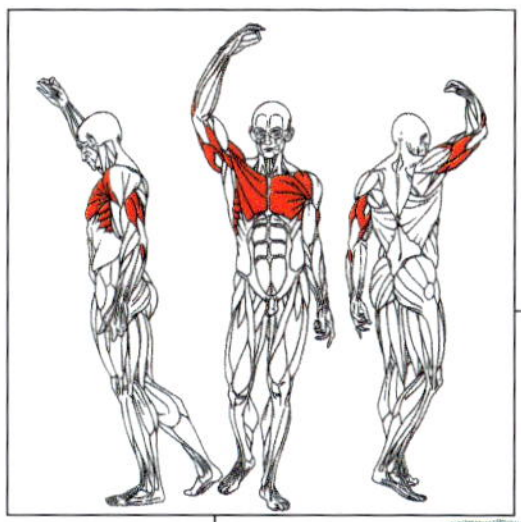

BANKDRÜCKEN MIT KURZHANTELN 7

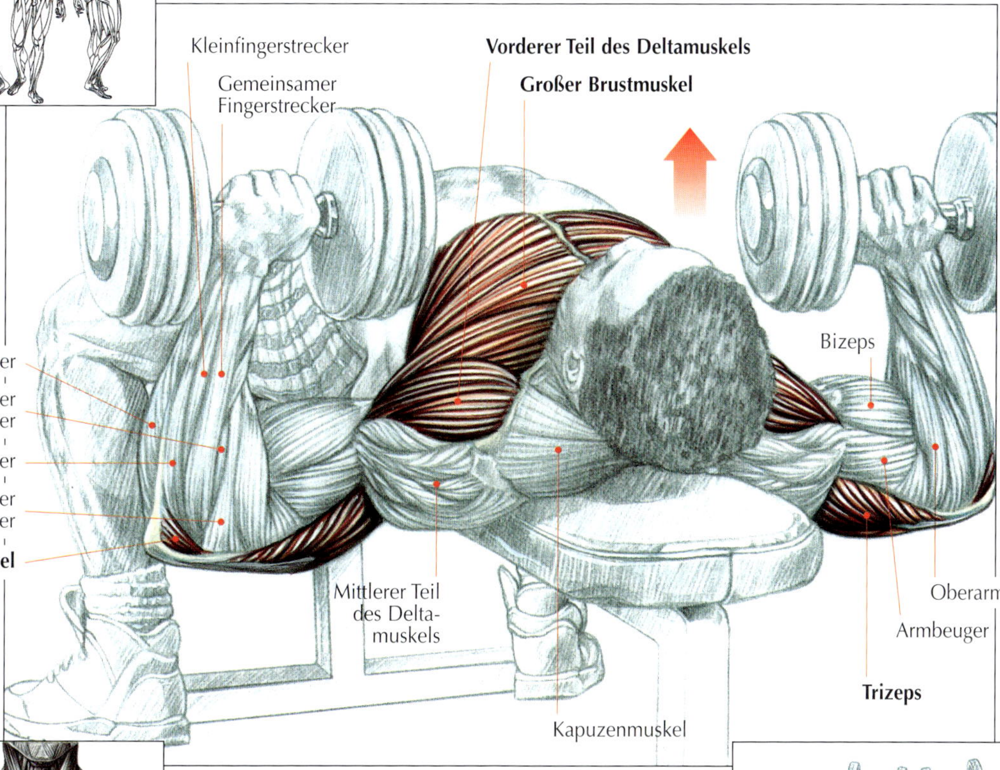

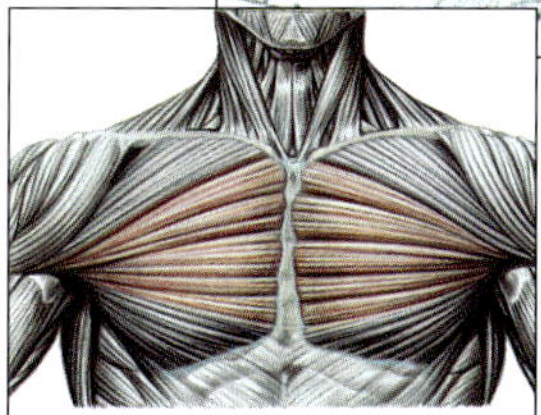

Am meisten beanspruchte Fasern der Brustmuskeln

Sie liegen auf einer Bank, die Füße zur Stabilisierung auf dem Boden, die Arme senkrecht nach oben gestreckt, die Hände mit je einer Hantel mit den Handflächen einander zugewandt in Halbpronationsstellung:

– beim Einatmen die Hanteln langsam, die Arme beugend, nach unten bis auf Brusthöhe sinken lassen. Beim Beugen der Arme drehen Sie die Unterarme so, dass sie vollständig proniert werden;

– drücken Sie nun die Hanteln wieder nach oben und drehen dabei die Unterarme in ihre Ausgangsposition zurück; wenn die Handflächen wieder einander zugewandt sind, spannen Sie den großen Brustmuskel isometrisch an, um den vom Brustbein ausgehenden Teil dieses Muskels noch zusätzlich zu tonisieren. Am Ende der Bewegung ausatmen.

Diese Übung ähnelt dem Bankdrücken mit der Langhantel, fördert aber durch ihren weiten Bewegungsbogen die Dehnung des großen Brustmuskels. Auch den Trizeps und den Deltamuskel trainiert man mit ihr, aber weniger intensiv.

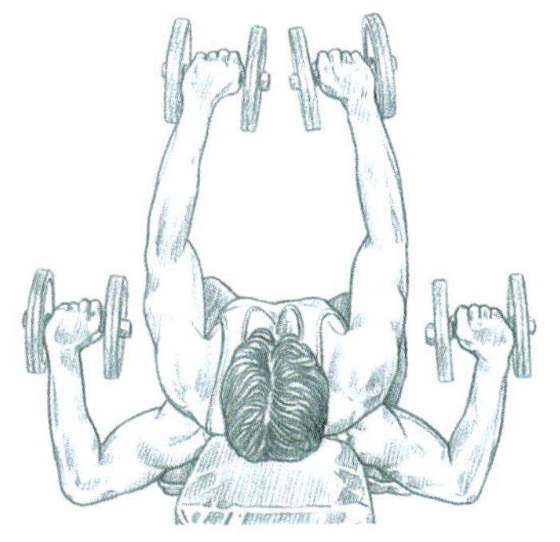

AUSFÜHREN DER ÜBUNG

8 BANKDRÜCKEN MIT KURZHANTELN MIT WEIT OFFENEN ARMEN

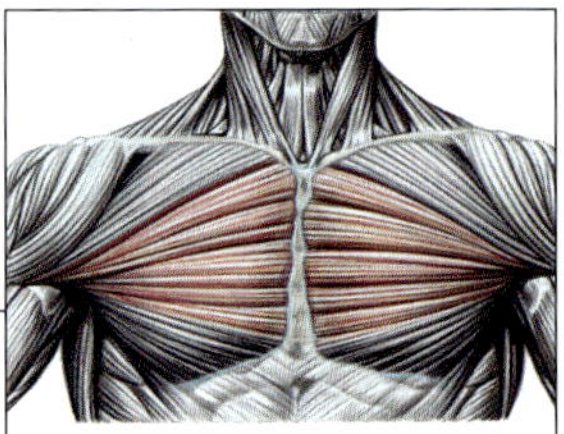

Am meisten beanspruchte Fasern der Brustmuskeln

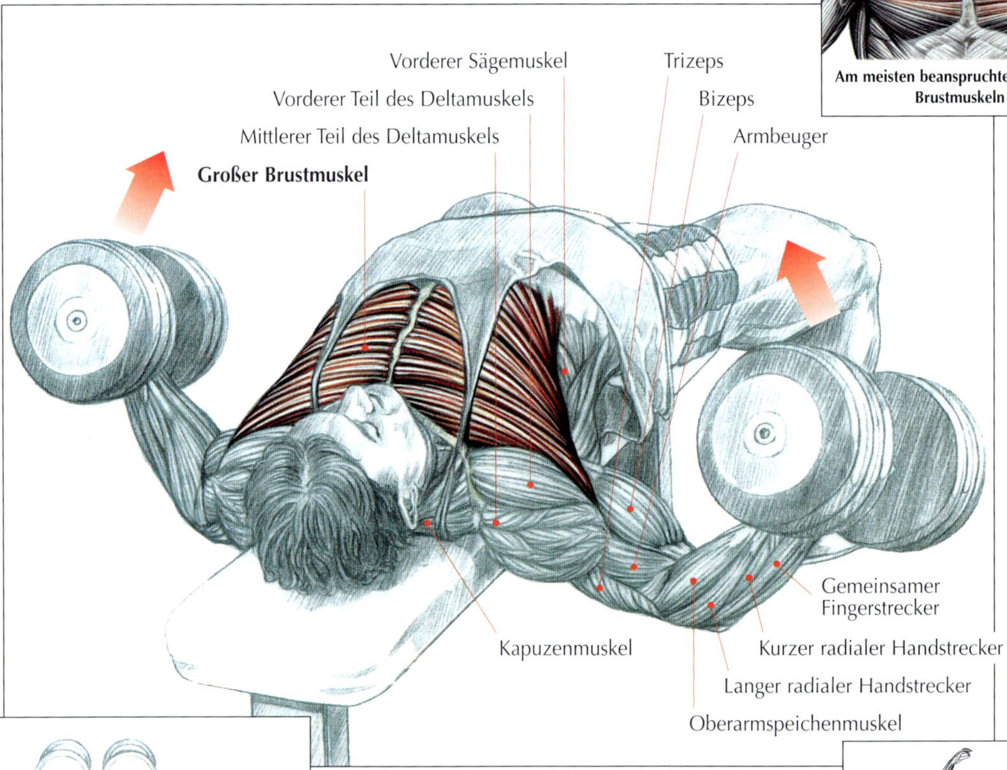

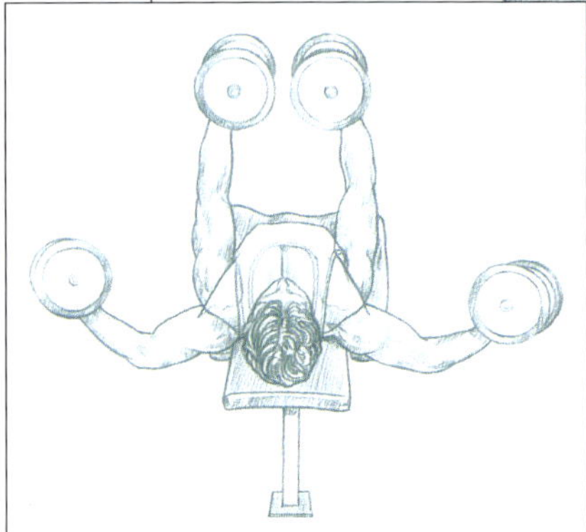

AUSFÜHREN DER ÜBUNG

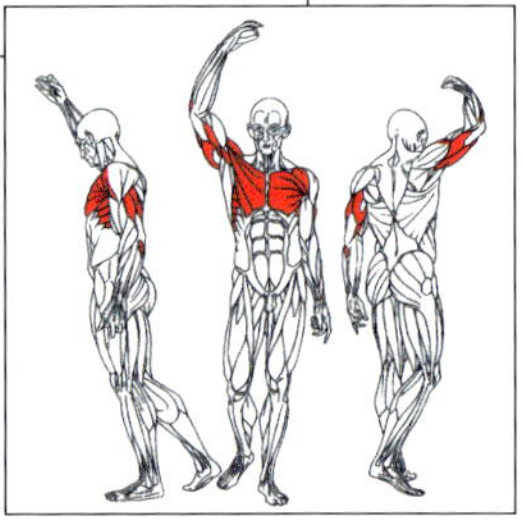

Sie liegen auf einer schmalen Bank, um die Schultern in ihrer Bewegung nicht zu behindern. Halten Sie die Kurzhanteln mit gestreckten oder leicht gebeugten Armen in den Händen, um die Ellbogengelenke zu schonen:

- beim Einatmen die Arme zur Seite bis zur Horizontalen sinken lassen;
- die Arme beim Ausatmen wieder zur Senkrechten heben;
- am Ende der Bewegung die Brustmuskeln isometrisch anspannen, um den vom Brustbein ausgehenden Teil dieses Muskels noch zusätzlich zu tonisieren.

Diese Übung darf niemals mit viel Gewicht ausgeführt werden. Die Hauptarbeit leistet der große Brustmuskel. Sie stellt eine Grundübung für die Weitung des Brustkorbs dar, die dazu beiträgt, die Lungenfunktion zu verbessern und das Luftvolumen der Lunge zu steigern. Außerdem macht sie die Muskeln geschmeidig.

BANKDRÜCKEN MIT KURZHANTELN AUF DER SCHRÄGBANK 9

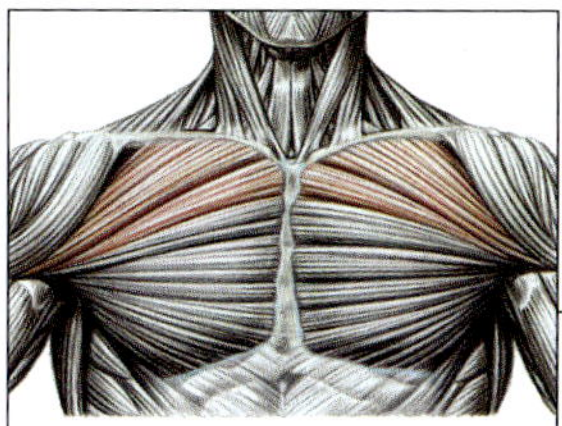

Am meisten beanspruchte Fasern der Brustmuskeln

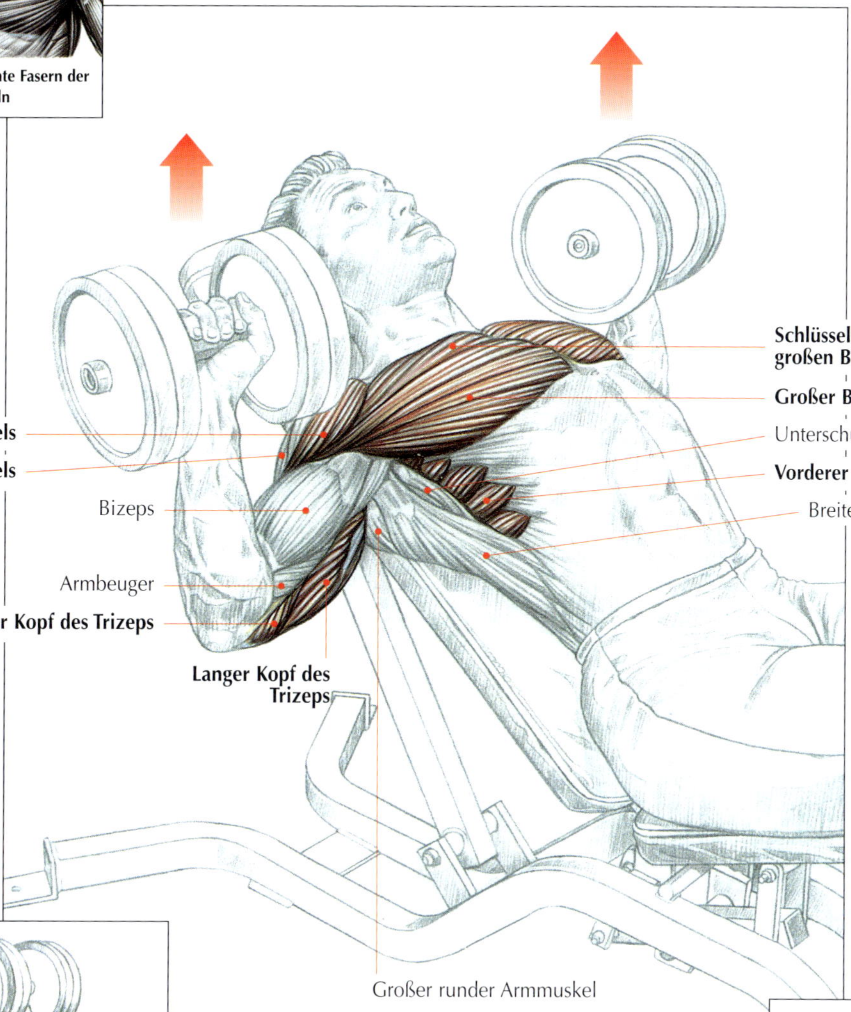

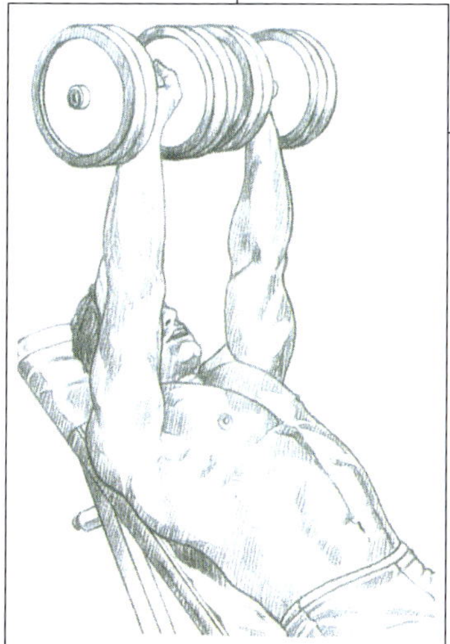

ENDE DER BEWEGUNG

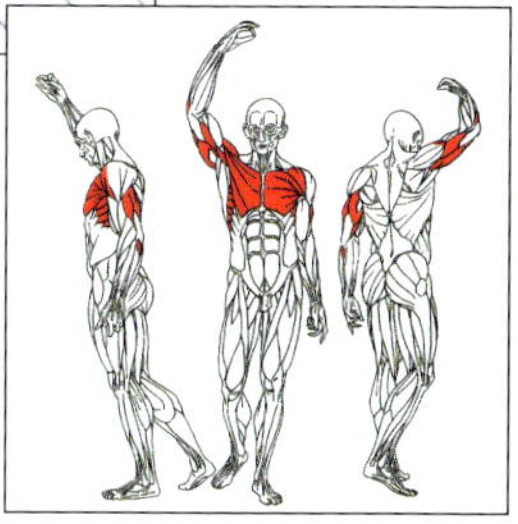

Sie sitzen auf einer mehr oder weniger schräg gestellten Bank (nicht mehr als 60°, um die Trainingsleistung nicht zu sehr auf den Deltamuskel zu übertragen), die Arme sind gebeugt, die pronierten Hände halten die Hanteln:
– beim Einatmen die Arme langsam nach oben drücken, sodass die Kurzhanteln einander angenähert werden. Die Unterarme bleiben in Pronation. Am Ende der Bewegung ausatmen. Diese Übung trainiert den großen Brustmuskel (vor allem seine Schlüsselbeinfasern), den vorderen Teil des Deltamuskels, den vorderen Sägemuskel und den kleinen Brustmuskel.

Variation: Man beginnt die Übung mit den Unterarmen in Pronation, rotiert aber beim Hochdrücken die Unterarme in Halbpronation, sodass die Handflächen am Endpunkt der Bewegung einander zugewandt sind; dadurch kann man die Wirkung auf den vom Brustbein ausgehenden Teil des großen Brustmuskels konzentrieren.

10 BANKDRÜCKEN MIT KURZHANTELN MIT WEIT OFFENEN ARMEN

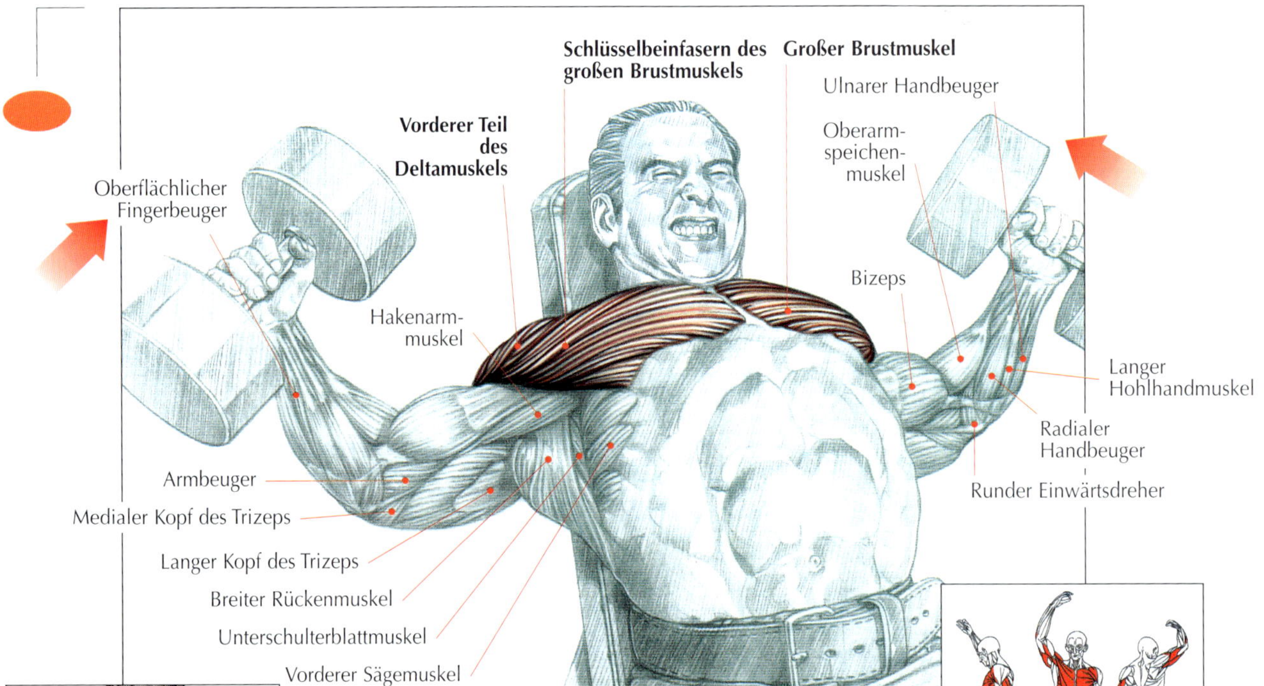

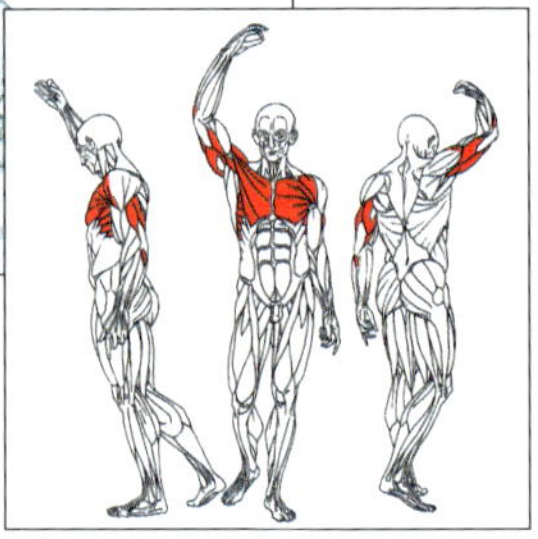

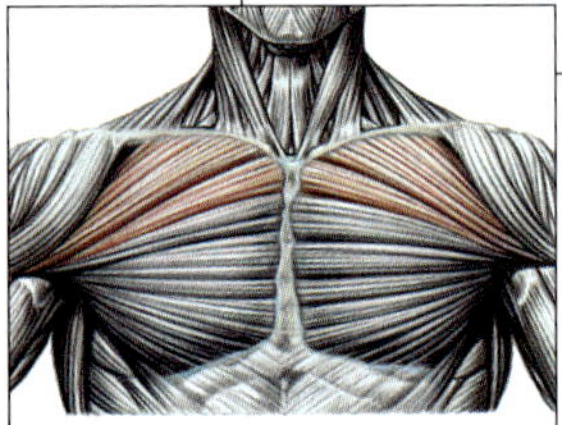

Am meisten beanspruchte Fasern der Brustmuskeln

Sie sitzen auf einer mit 45° bis 60° schräg gestellten Bank, in jeder Hand eine Hantel, die Arme sind nach oben gestreckt oder ganz leicht gebeugt, um die Ellbogengelenke zu schonen:

- beim Einatmen die Hanteln seitlich nach unten bis zur Horizontalen sinken lassen;
- die Hanteln dann wieder nach oben in die Ausgangsposition stemmen und ausatmen.

Diese Übung dürfen Sie nicht mit hohem Gewicht durchführen. Sie kräftigt die Brustmuskeln, hauptsächlich deren Schlüsselbeinfasern. Sie gehört, zusammen mit dem »Pull-over«, zu den Grundübungen zur Erlangung eines großen Brustumfangs.

»BUTTERFLY« 11

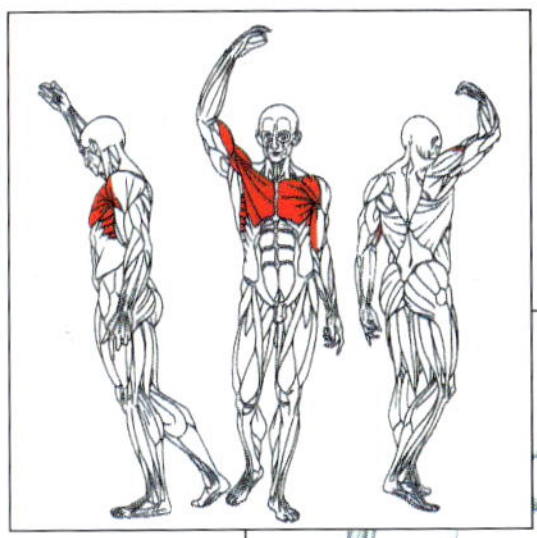

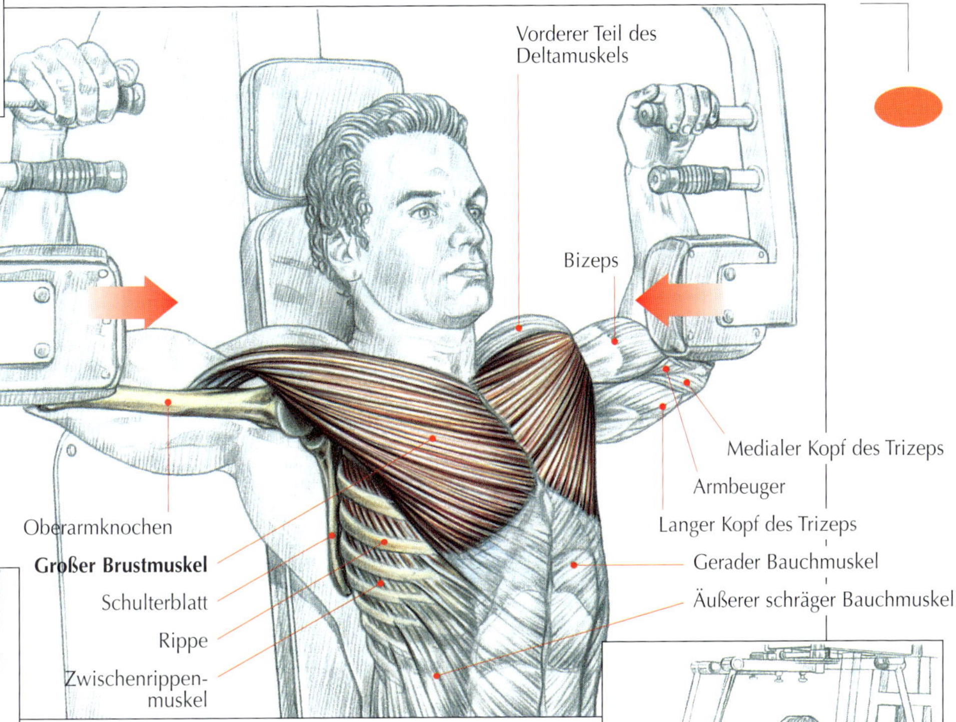

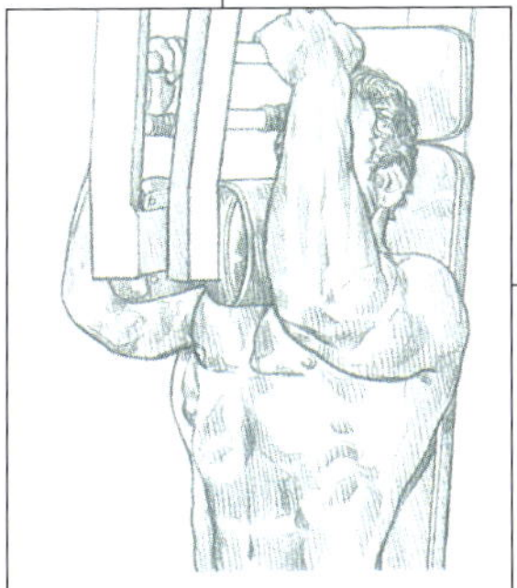

ENDE DER BEWEGUNG

Sie sitzen auf dem Gerät, mit weit zur Seite geöffneten Armen, die Oberarme in waagrechter Position, die Ellbogen auf der gepolsterten Fläche, von der aus die Kraftübertragung stattfindet; die Unterarme und Handgelenke sind entspannt:

– beim Einatmen die Oberarme so weit wie möglich zusammendrücken, am Ende der Bewegung ausatmen.

Diese Übung trainiert den großen Brustmuskel, indem sie ihn gleichzeitig dehnt. Dadurch, dass man die Ellbogen ganz zusammenführt, konzentriert man den Trainingseffekt auf die vom Brustbein ausgehenden Fasern des Muskels. Außerdem stärkt die Übung den Hakenarmmuskel und den kurzen Kopf des Bizeps.

Bei vielen Wiederholungen erreicht man eine intensive Durchblutung der beanspruchten Muskulatur. Diese Übung ist Anfängern sehr zu empfehlen, da sie es ermöglicht, genug Kraft aufzubauen, um später komplexere Bewegungen ausführen zu können.

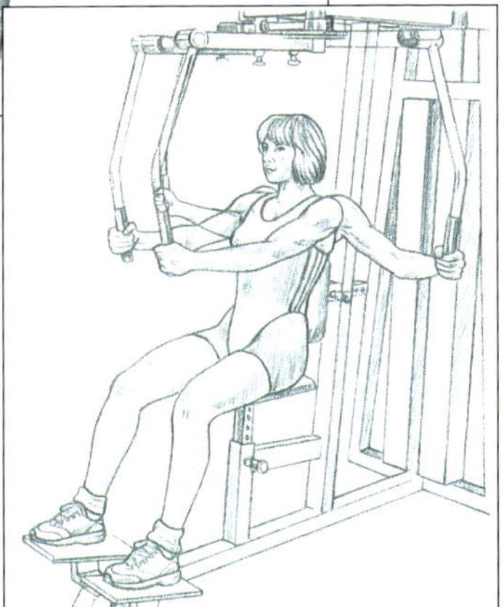

VARIANTE:
an einem Gerät, an dem man die Übung mit gestreckten Armen ausführt.

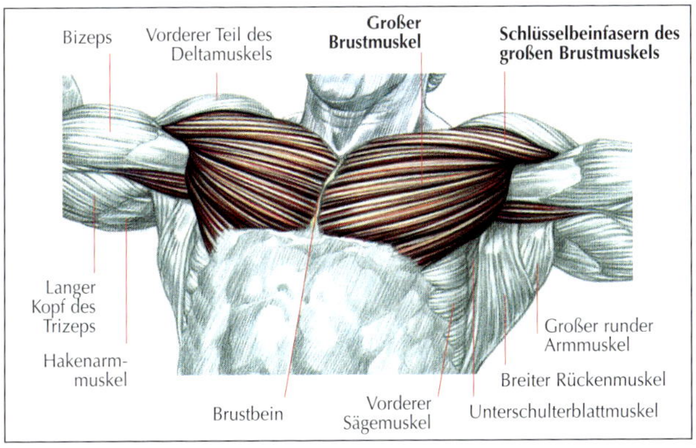

12 »BUTTERFLY« STEHEND ZWISCHEN GEGENÜBERLIEGENDEN BLÖCKEN

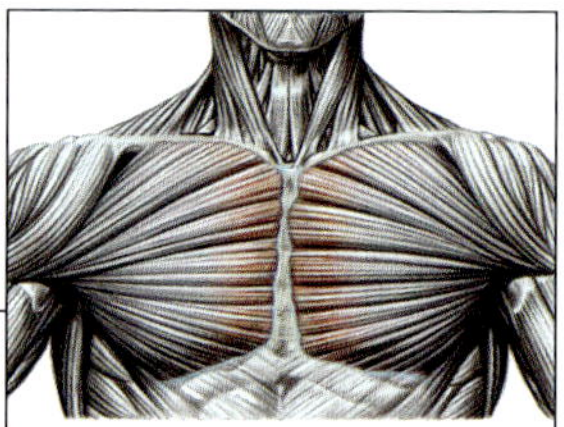

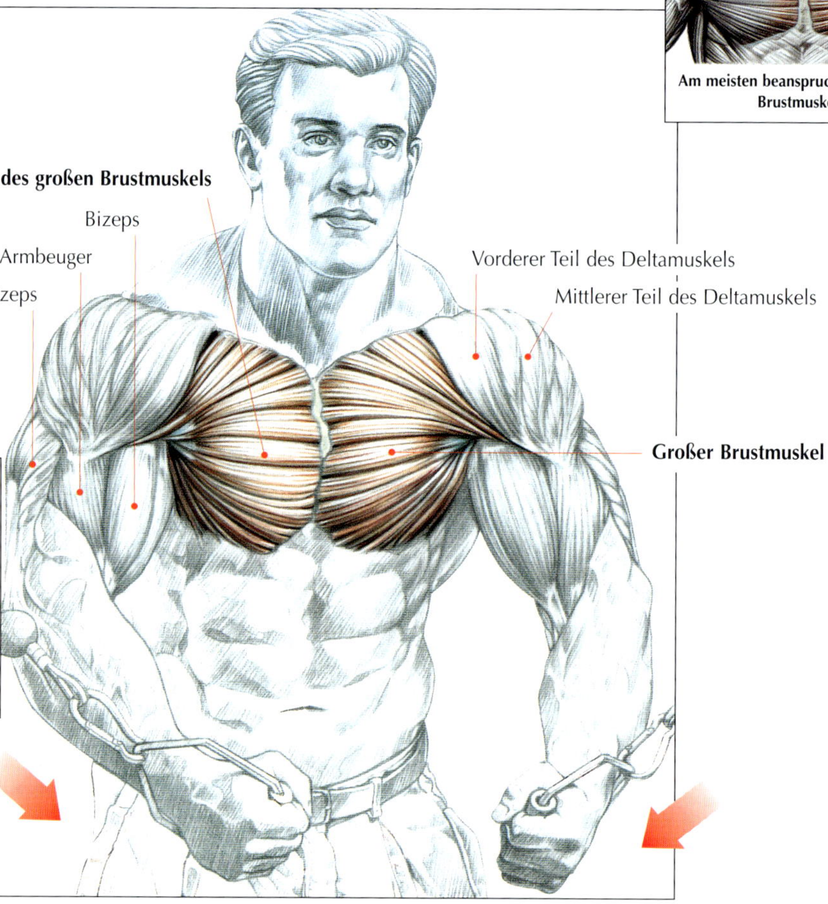

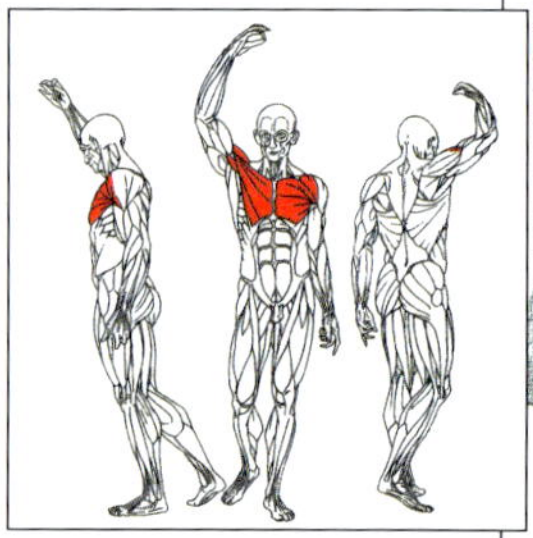

Sie stehen mit leicht gegrätschten Beinen, den Oberkörper ein wenig nach vorn geneigt, die Arme leicht abgewinkelt, in jeder Hand einen Haltegriff und die Arme zur Seite gestreckt:

– beim Einatmen die Arme vor dem Körper zusammenführen, sodass sich die Griffe beinahe berühren. Am Ende der Kontraktion ausatmen.

Dies ist eine hervorragende Übung für die Brustmuskeln. Wenn man Sätze mit vielen Wiederholungen macht, ermöglicht sie eine gute Muskeldurchblutung.

Variiert man die Neigung des Oberkörpers und den Winkel der Arme, lassen sich alle Fasern des großen Brustmuskels kräftigen.

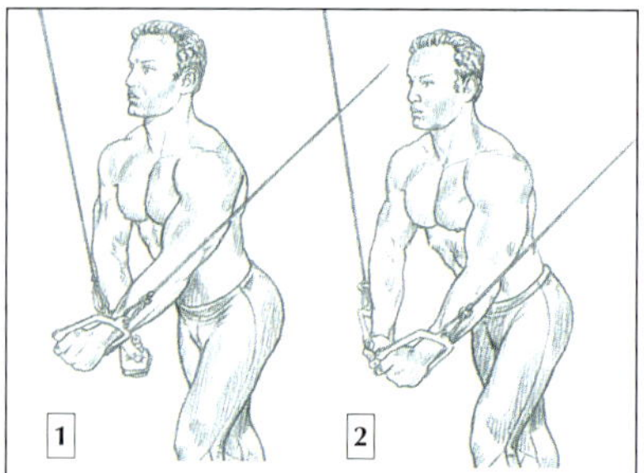

VARIATIONEN AM ENDE DER BEWEGUNG:
1. mit gekreuzten Armen: Dadurch wird der Brustbeinteil des großen Brustmuskels vermehrt gekräftigt;
2. klassische Ausführung wie oben beschrieben.

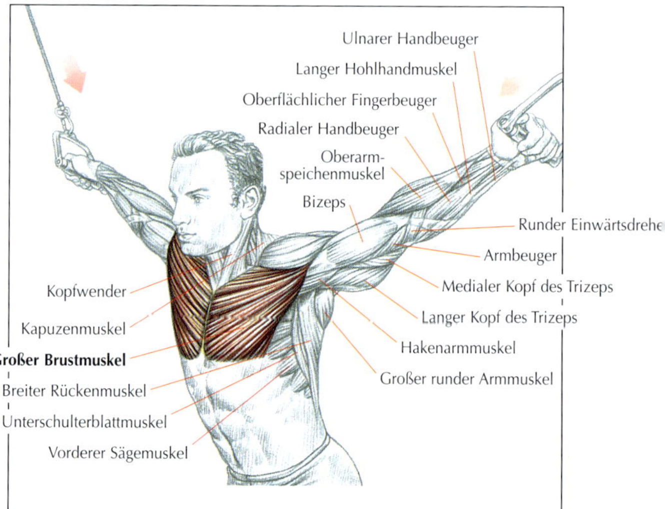

BEGINN DER BEWEGUNG

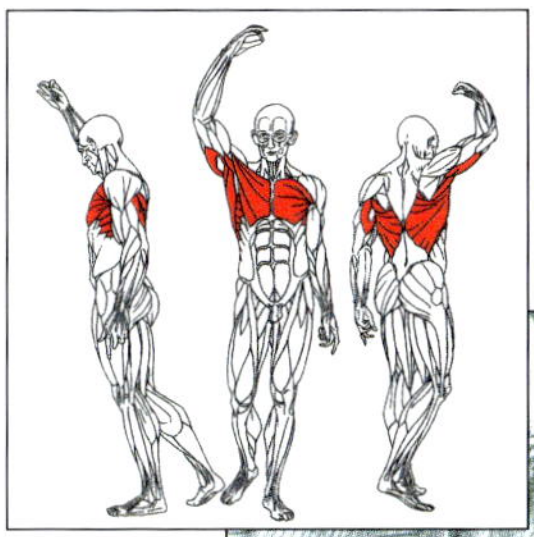

»PULL-OVER« MIT DER KURZHANTEL 13

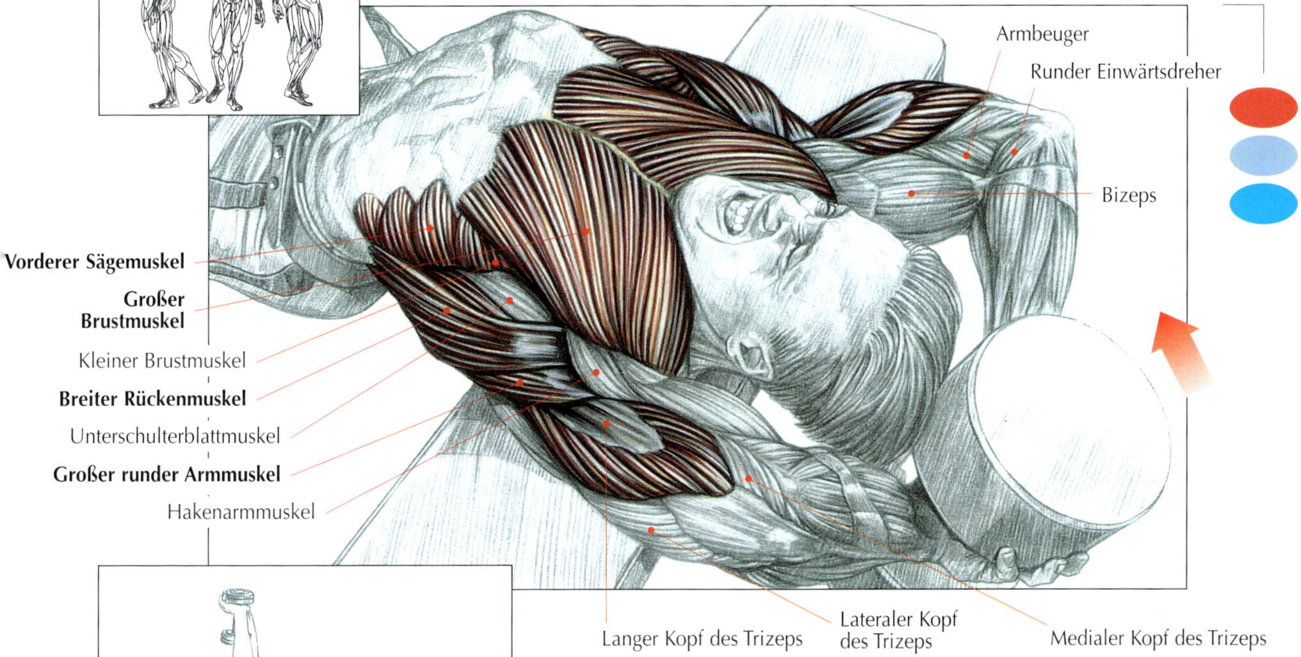

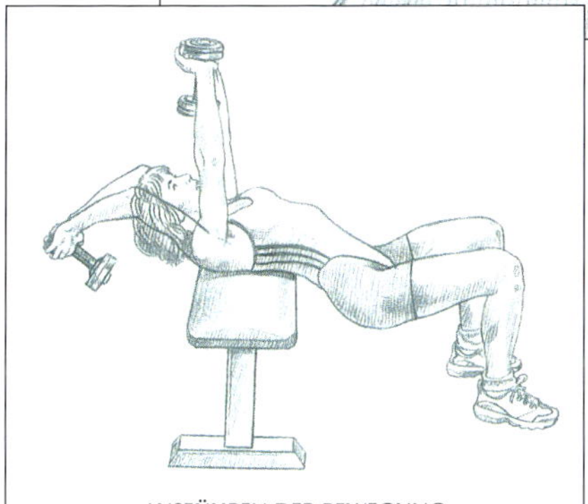

AUSFÜHREN DER BEWEGUNG

Sie liegen auf einer Bank, die Füße stehen am Boden, die Arme sind nach oben gestreckt. Mit beiden Händen halten Sie eine Kurzhantel so, dass die Scheibe auf den Handflächen liegt und Daumen und Zeigefinger den Griff der Hantel umschließen:

– beim Einatmen die Hantel hinter den Kopf sinken lassen und dabei leicht die Ellbogen beugen;
– beim Zurückkehren in die Ausgangsposition ausatmen.

Diese Übung kräftigt den großen Brustmuskel in der Tiefe, den langen Kopf des Trizeps, den großen runden Armmuskel, den breiten Rückenmuskel sowie den vorderen Sägemuskel, die Rautenmuskeln und den kleinen Brustmuskel; die drei letztgenannten Muskeln fixieren das Schulterblatt und schaffen damit eine feste Basis für die Bewegungen des Armes.

Diese Übung kann auch nur zu dem Zweck durchgeführt werden, den Brustkorb zu weiten. In diesem Fall wird man mit leichten Gewichten arbeiten und genau darauf achten, dass die Ellbogen nicht zu sehr gebeugt werden. Nach Möglichkeit verwendet man eine leicht nach oben gewölbte Bank oder legt sich quer auf eine Flachbank, das Becken tiefer lagernd als den Schultergürtel. Es ist dabei wichtig, am Beginn der Bewegung so viel wie möglich einzuatmen und erst am Ende der Bewegung wieder auszuatmen.

DAS SCHULTERBLATT FIXIERENDE MUSKELN

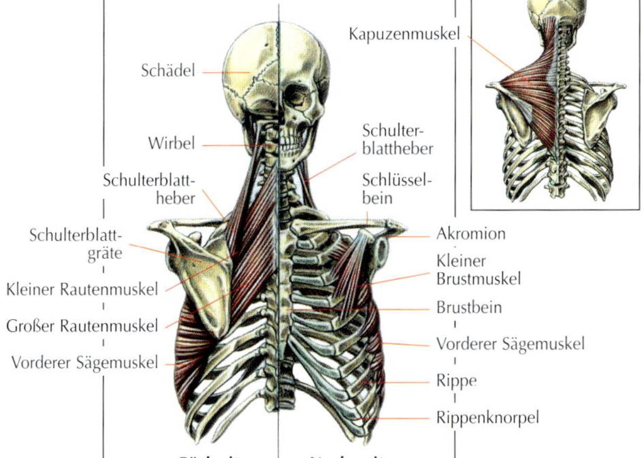

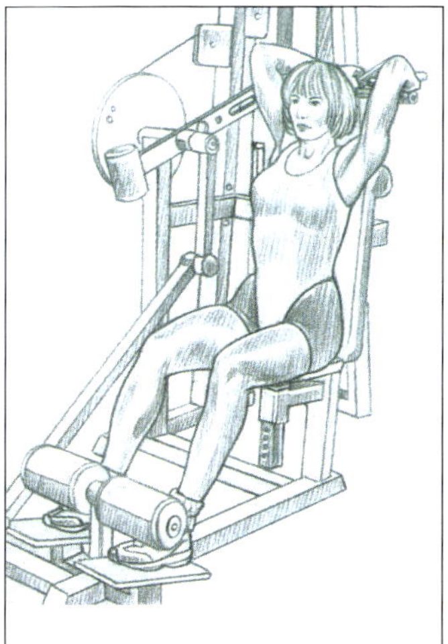

AUSFÜHREN DER ÜBUNG AM GERÄT

14 »PULL-OVER« MIT DER LANGHANTEL IM LIEGEN

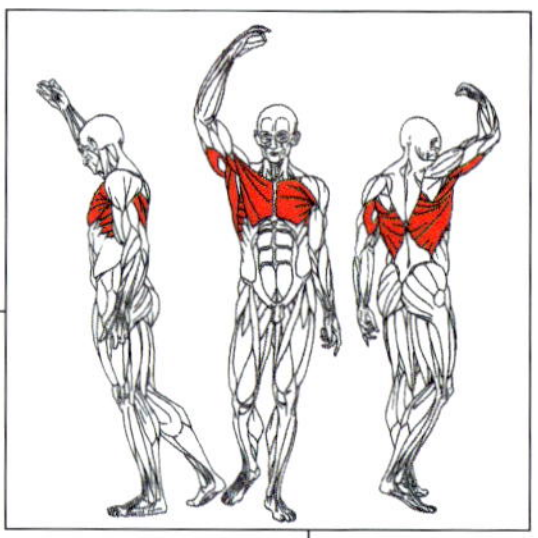

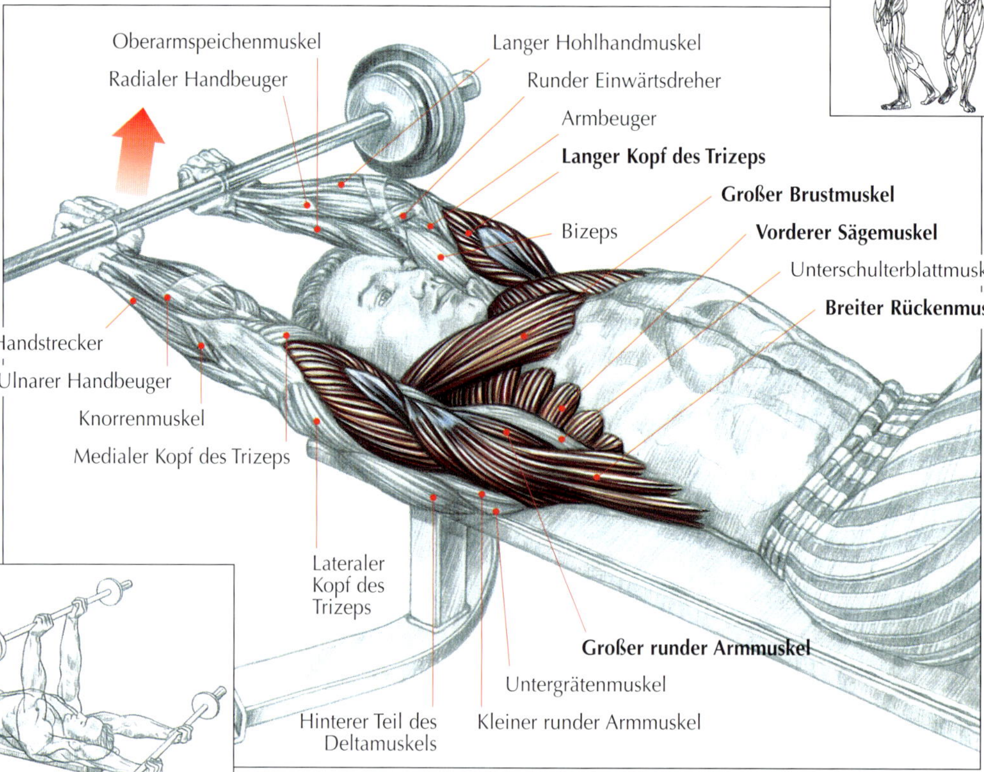

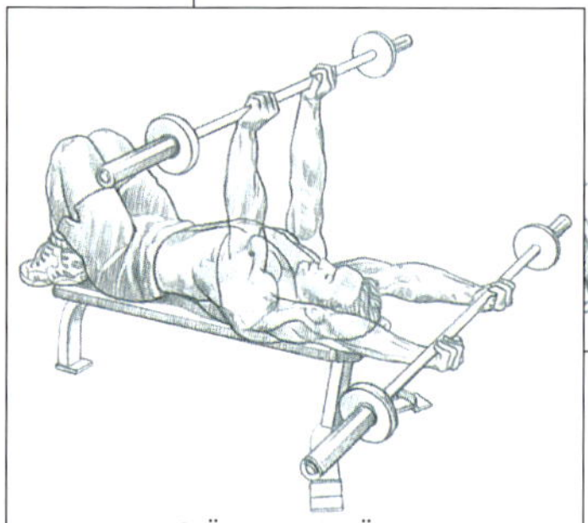

AUSFÜHREN DER ÜBUNG

Mit nach oben gestreckten Armen und pronierten Unterarmen umfassen Sie die Langhantel mit den Händen etwa in Schulterbreite:

– beim Einatmen den Brustkorb so stark wie möglich aufblasen und die Hantel hinter dem Kopf nach unten sinken lassen, wobei die Ellbogen leicht gebeugt werden. Beim Zurückkehren in die Ausgangsposition ausatmen.

Diese Übung formt den großen Brustmuskel, den langen Kopf des Trizeps, den großen runden Armmuskel, den breiten Rückenmuskel sowie den vorderen Sägemuskel, die Rautenmuskeln und den kleinen Brustmuskel.

Sie eignet sich hervorragend, um den Brustkorb weit und flexibel zu machen. Man führt die Übung mit wenig Gewicht aus, um gut auf Haltung und Atmung achten zu können.

VORDERER SÄGEMUSKEL

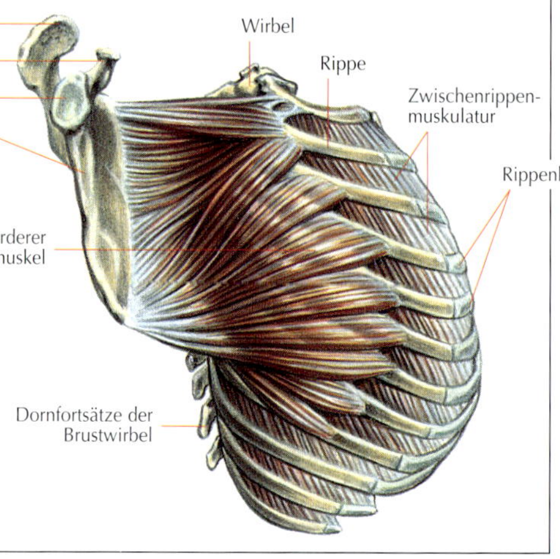

URSPRÜNGE UND ANSÄTZE DES VORDEREN SÄGEMUSKELS

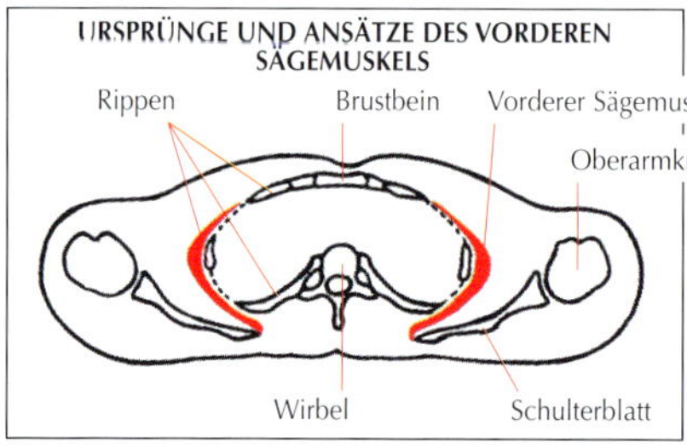

4 DER RÜCKEN

1. Klimmzüge
2. Klimmzüge mit supinierten Unterarmen
3. Lat-Ziehen
4. Lat-Ziehen hinter den Nacken
5. Brustziehen am Lat-Gerät
6. Lat-Ziehen mit gestreckten Armen am hohen Block
7. Lat-Ziehen am tiefen Block mit engem Haltegriff
8. Lat-Ziehen in horizontaler Stellung mit einer Kurzhantel
9. Lat-Ziehen in horizontaler Stellung mit der Stange
10. Lat-Ziehen mit der T-Stange
11. Gewichtheben
12. Gewichtheben mit gestreckten Beinen
13. Oberkörperheben auf dem Gerät
14. Hochziehen der Langhantel mit enger Griffhaltung
15. Schulterheben mit der Langhantel
16. Heben und Innenrotation der Schultern mit Kurzhanteln
17. Schulterheben am Gerät

1 KLIMMZÜGE

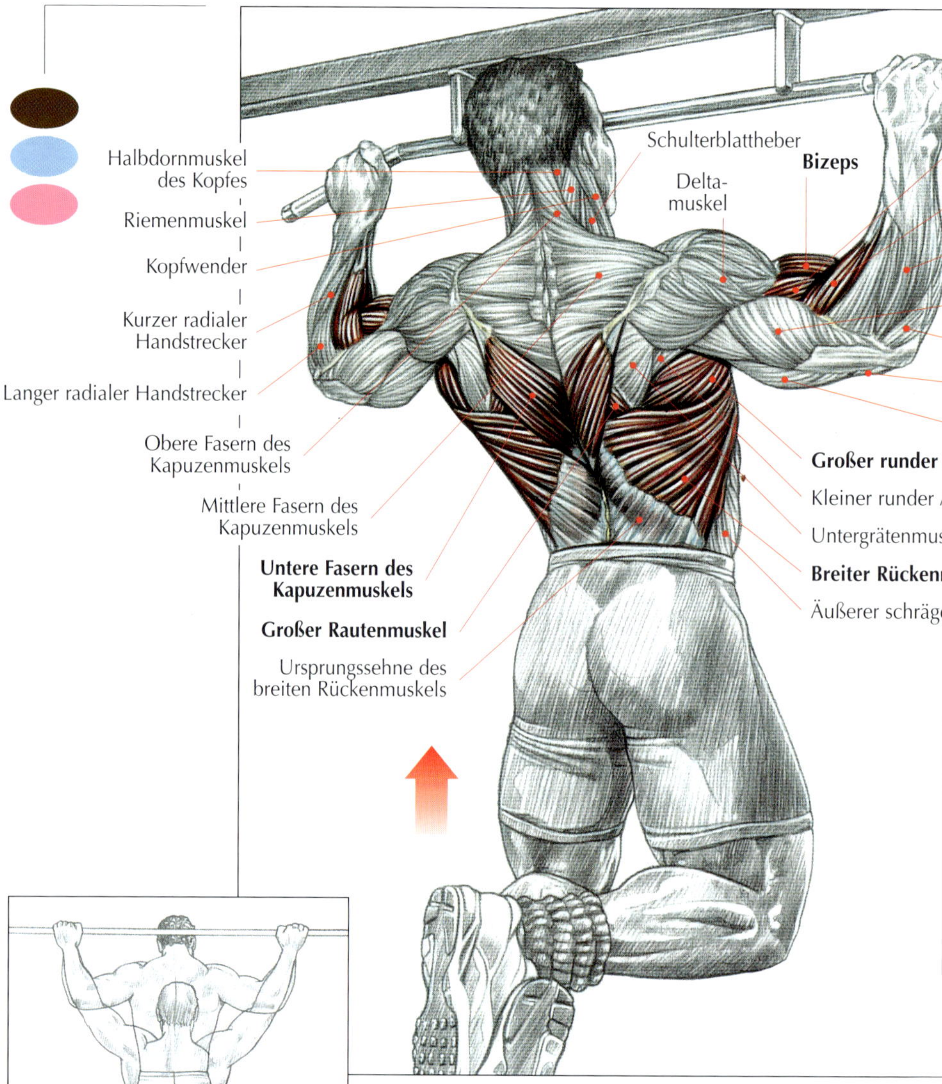

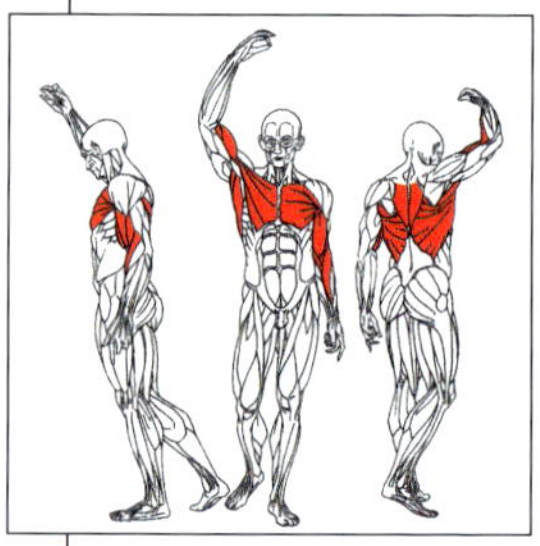

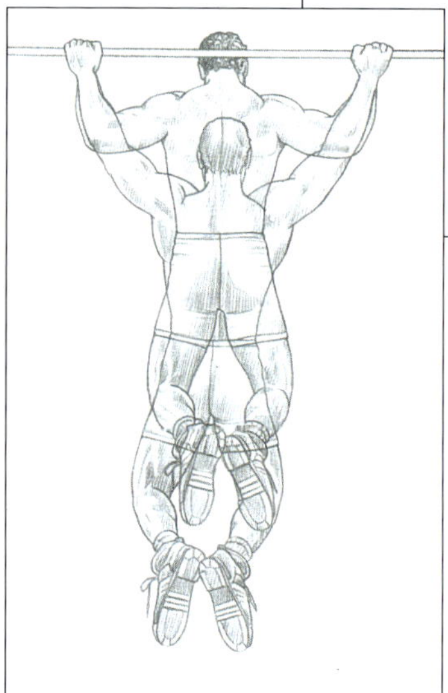

DEN NACKEN VOR DIE STANGE HEBEN

Sie umfassen die Stange von vorn und hängen sich mit weit voneinander entfernten Händen daran:

– Beim Einatmen ziehen Sie sich nach oben, entweder mit der Brust zur Stange bis in Schlüsselbeinhöhe oder mit dem Nacken zur Stange. Atmen Sie am Ende der Bewegung aus.

Diese Übung verlangt zwar ein gewisses Maß an Kraft, ist jedoch zum Training des gesamten Rückens geeignet. Sie beansprucht in gleicher Weise den Bizeps, den Armbeuger, den Oberarmspeichenmuskel und den großen Brustmuskel.

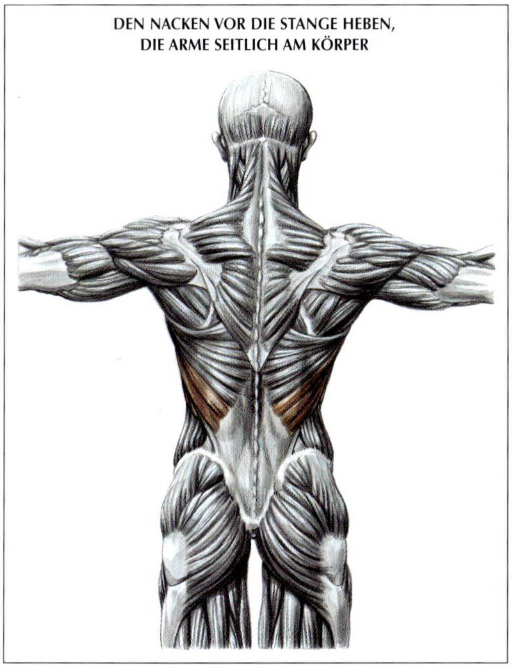

Trainingseffekt vor allem auf dem äußeren und unteren Teil des großen Rückenmuskels

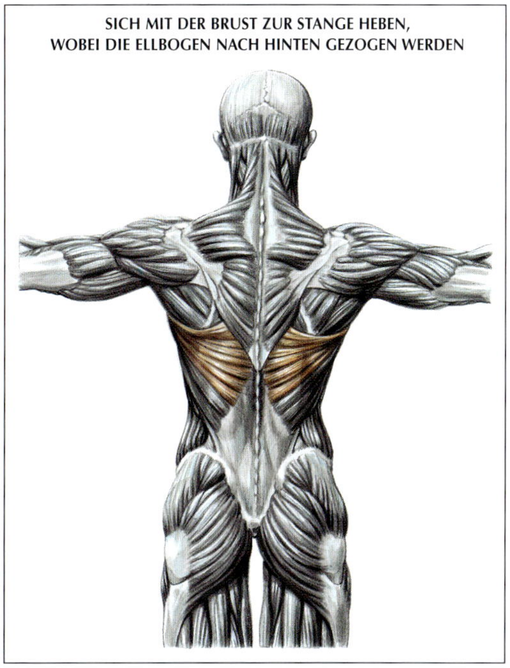

Trainingseffekt vor allem auf dem inneren und oberen Teil des großen Rückenmuskels

Variationen:
Man kann sich unter Herausdrücken der Brust bis zum Kinn hochziehen. Die Übungsintensität lässt sich durch Befestigung eines Gewichts am Bauchgurt verstärken.

Es ist zu beachten, dass man, wenn die Ellbogen beim Klimmzug am Körper bleiben, vor allem die äußeren Fasern des breiten Rückenmuskels trainiert und dadurch die Breite des Rückens entwickelt.

Wenn man die Ellbogen nach hinten bringt, die Brust herausdrückt und sich bis zum Kinn hochzieht, trainiert man vor allem die oberen und inneren (medialen) Fasern des breiten Rückenmuskels sowie den großen runden Armmuskel.

Diese Übung kräftigt den Rücken in der Tiefe. Da die Schulterblätter sich dabei einander nähern, werden die Rautenmuskeln und die unteren Fasern des Kapuzenmuskels ebenfalls gestärkt.

2 KLIMMZÜGE MIT SUPINIERTEN UNTERARMEN

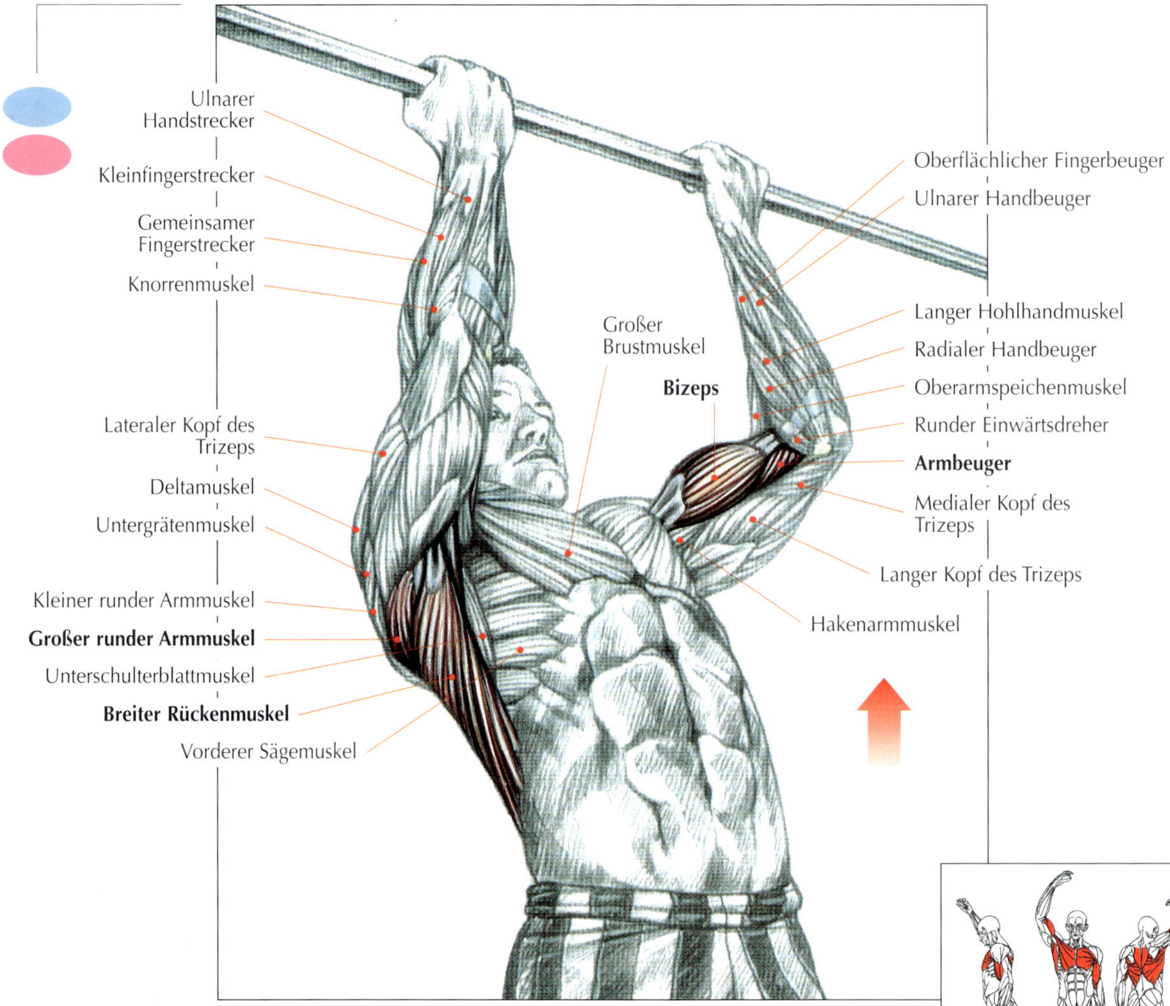

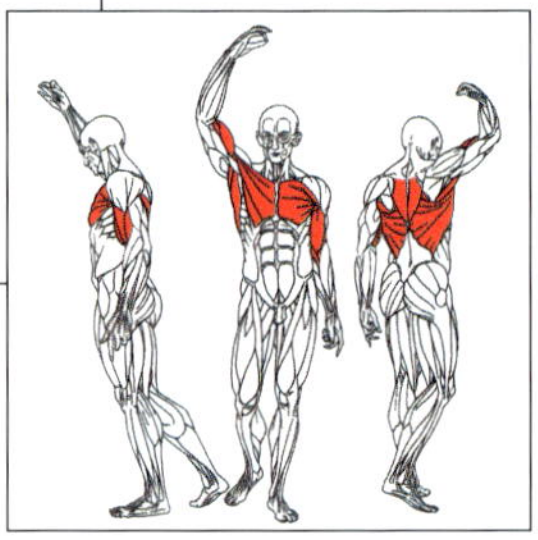

Sie hängen mit supinierten schulterbreiten Armen an der fixierten Stange:

– Beim Einatmen heben Sie die Brust und ziehen sich bis zum Kinn auf Stangenhöhe. Atmen Sie am Ende der Bewegung aus.

Diese Übung stärkt den breiten Rückenmuskel und den großen runden Armmuskel, und auch der Bizeps und der Armbeuger leisten intensive Arbeit. Daher kann man diese Übung auch in das Armtrainingsprogramm aufnehmen.

Ebenso werden der Kapuzenmuskel (seine mittleren und unteren Fasern), der Rautenmuskel und die Brustmuskeln beansprucht.

Ein Klimmzug erfordert ein gewisses Maß an Kraft. Um die Übung zu erleichtern, macht man sie am hohen Block.

LAT-ZIEHEN* 3

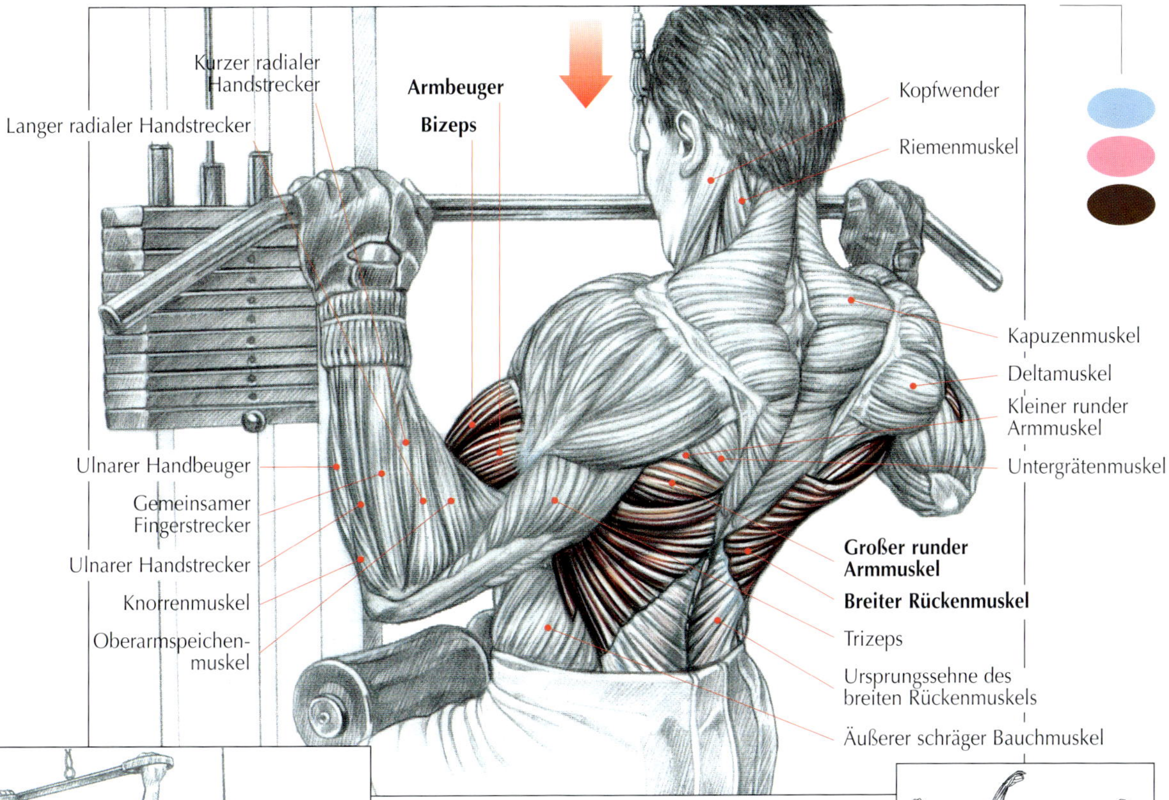

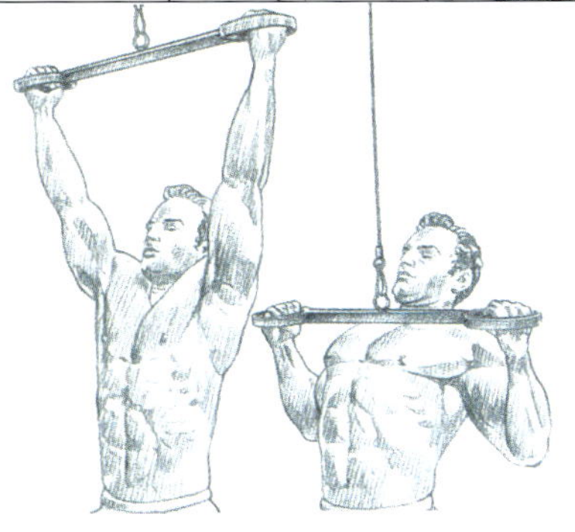

VARIATION AN DER STANGE MIT HALTEGRIFFEN, DIE UNTERARME IN HALBPRONATION

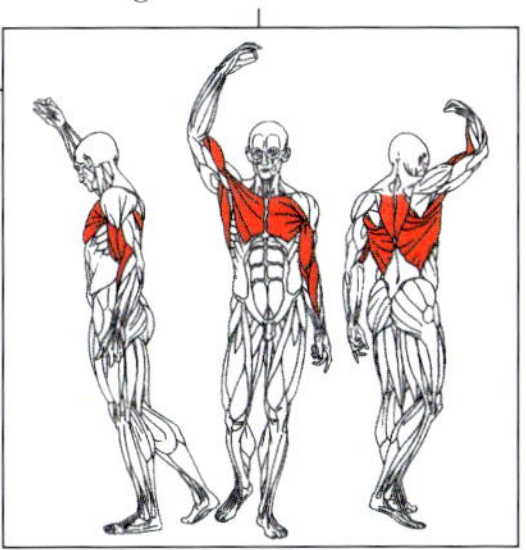

Sie sitzen mit dem Gesicht zum Gerät, die Beine positionieren Sie unter den Stützrollen, die Stange umgreifen Sie von vorn, wobei die Hände weit voneinander entfernt liegen:

– Beim Einatmen ziehen Sie die Stange zum Brustbein, lassen dabei die Brust anschwellen und ziehen die Ellbogen nach hinten. Atmen Sie am Ende der Bewegung aus.

Diese Übung eignet sich hervorragend zum Training der tiefen Schichten des Rückens; besonders die unteren und zentralen Fasern des breiten Rückenmuskels werden dabei gefordert. Ebenfalls trainiert werden der Kapuzenmuskel (seine mittleren und unteren Fasern), der Rautenmuskel, der Bizeps, der Armbeuger und in geringerem Ausmaß der große Brustmuskel.

* Der Begriff »Lat« ist eine Abkürzung für Musculus latissimus dorsi, den lateinischen Namen des breiten Rückenmuskels.

4 LAT-ZIEHEN HINTER DEN NACKEN

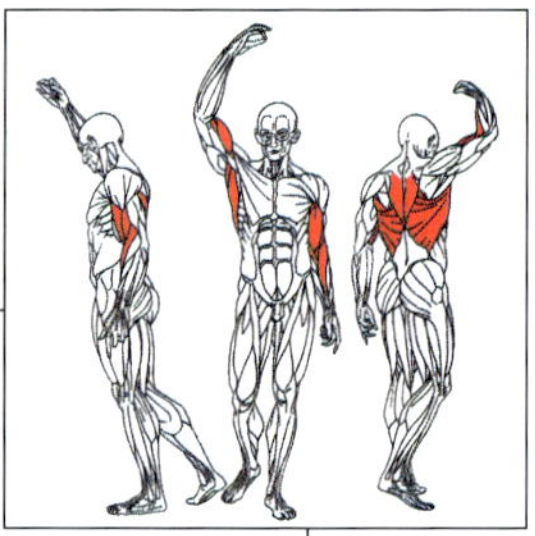

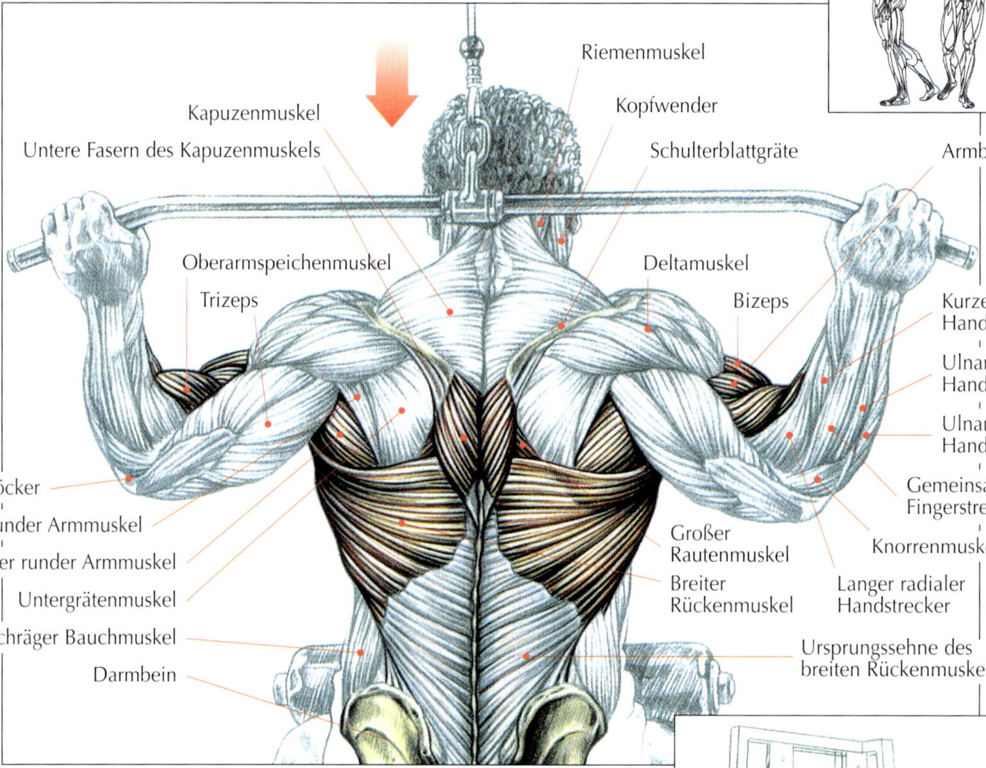

Sie sitzen vor dem Gerät, stützen Ihre Beine unter den Rollen ab und halten mit weit voneinander entfernten, pronierten Händen die Stange am schräg nach unten gerichteten Teil:

– Beim Einatmen ziehen Sie die Stange bis zum Nacken und führen die Ellbogen dabei an die Seite des Körpers;

– am Ende der Bewegung ausatmen.

Diese Übung verbreitert den Rücken; mit ihr trainiert man den breiten Rückenmuskel (vor allem seine äußeren und unteren Fasern) sowie den großen runden Armmuskel. Ebenso werden die Beuger des Armes (Bizeps, Armbeuger und Oberarmspeichenmuskel), der Rautenmuskel und die unteren Fasern des Kapuzenmuskel aufgebaut. Die beiden letztgenannten Muskeln bewirken das Zusammenziehen der Schulterblätter während der Übung.

Für Anfänger ist das Lat-Ziehen hinter den Nacken von großem Nutzen, weil sie dadurch genug Kraft entwickeln können, um später Klimmzüge zu machen.

FUNKTION DES GROSSEN RUNDEN MUSKELS UND DES BREITEN RÜCKENMUSKELS

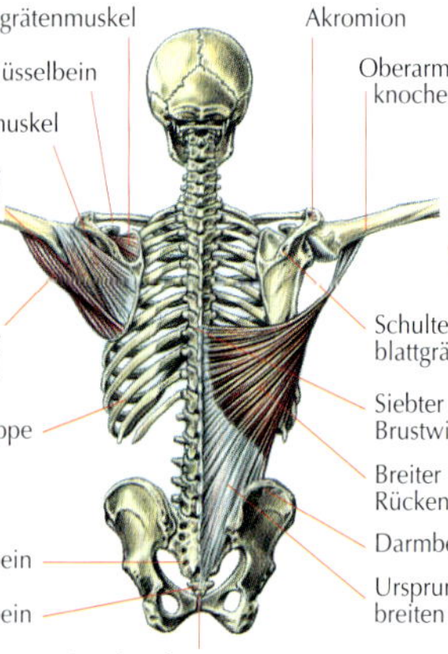

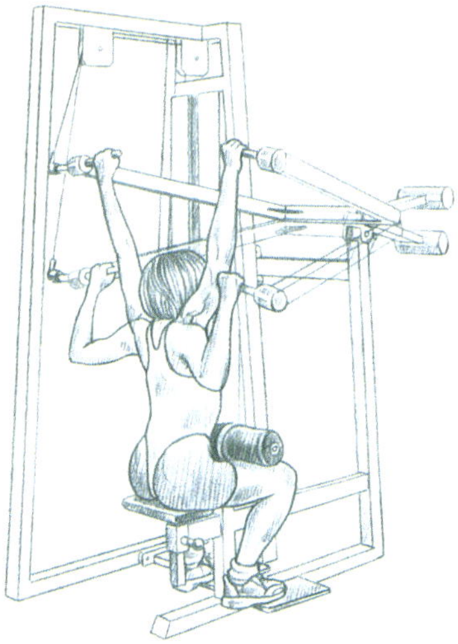

VARIATION AM RÜCKENMUSKELGERÄT MIT FESTSTEHENDER ACHSE

BRUSTZIEHEN AM LAT-GERÄT 5

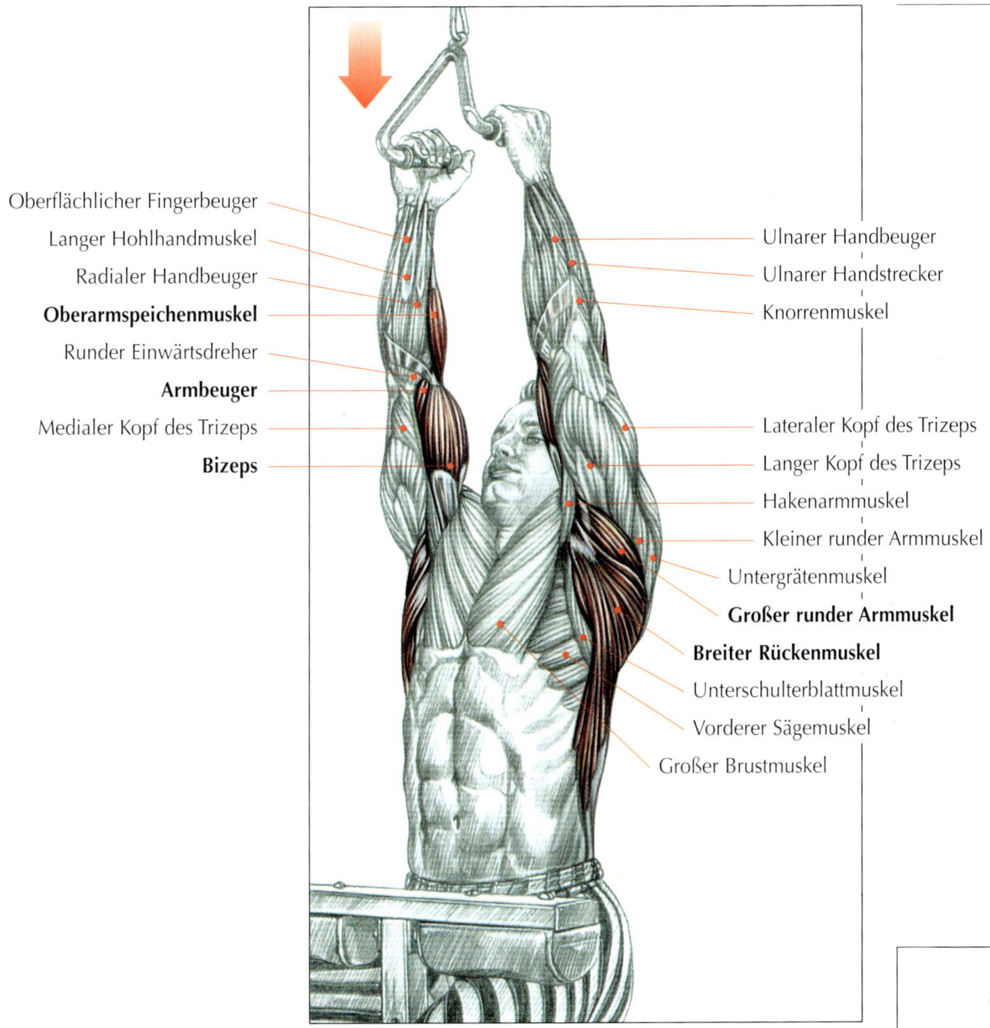

Sie sitzen vor dem Gerät und stützen die Beine unter der Polsterung ab:

– Beim Einatmen ziehen Sie den Dreiecksgriff bis zum Brustbein, blähen dabei die Brust auf und lehnen den Oberkörper etwas nach hinten. Am Ende der Bewegung ausatmen.

Mit dieser Übung kann man den breiten Rückenmuskel in seinem ganzen Umfang und den großen runden Armmuskel entwickeln.

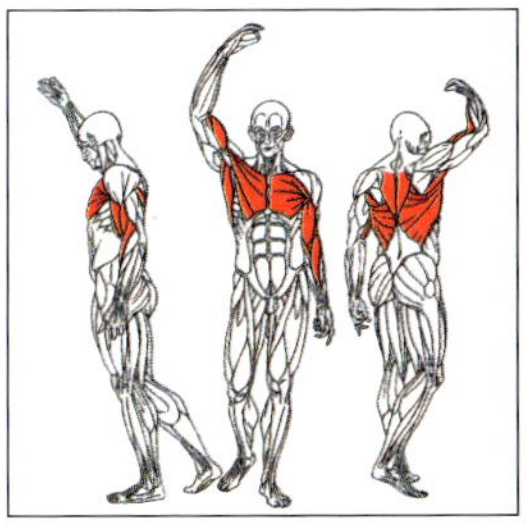

Beim Zusammenziehen der Schulterblätter werden dann der Rautenmuskel, der Kapuzenmuskel und die hinteren Fasern des Deltamuskels gekräftigt.

Wie bei allen Zugübungen leisten der Bizeps und der Armbeuger ebenso ihren Beitrag, und bei halbpronierten Armen wird der Oberarmspeichenmuskel mittrainiert.

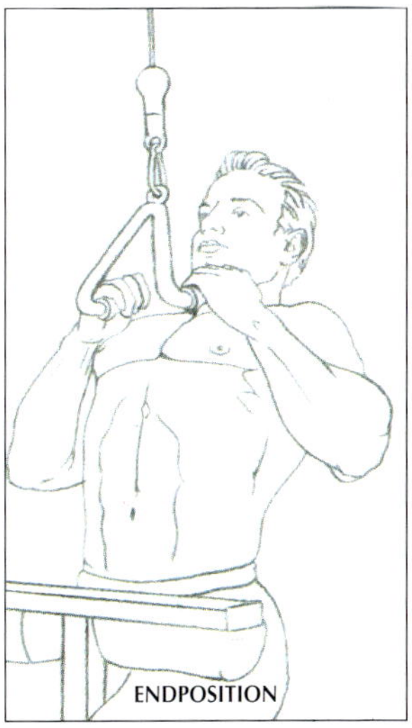

6 LAT-ZIEHEN MIT GESTRECKTEN ARMEN AM HOHEN BLOCK

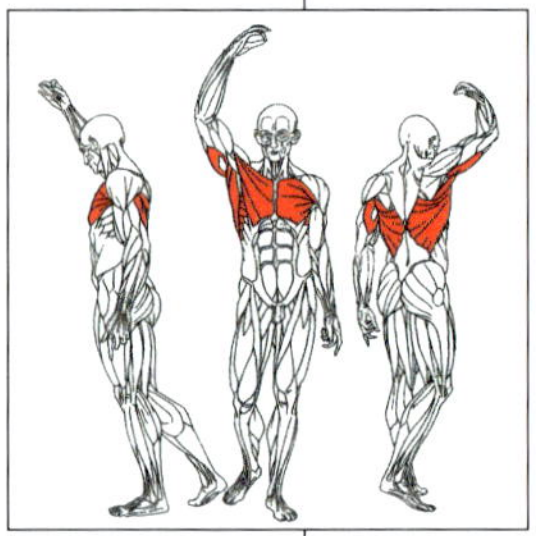

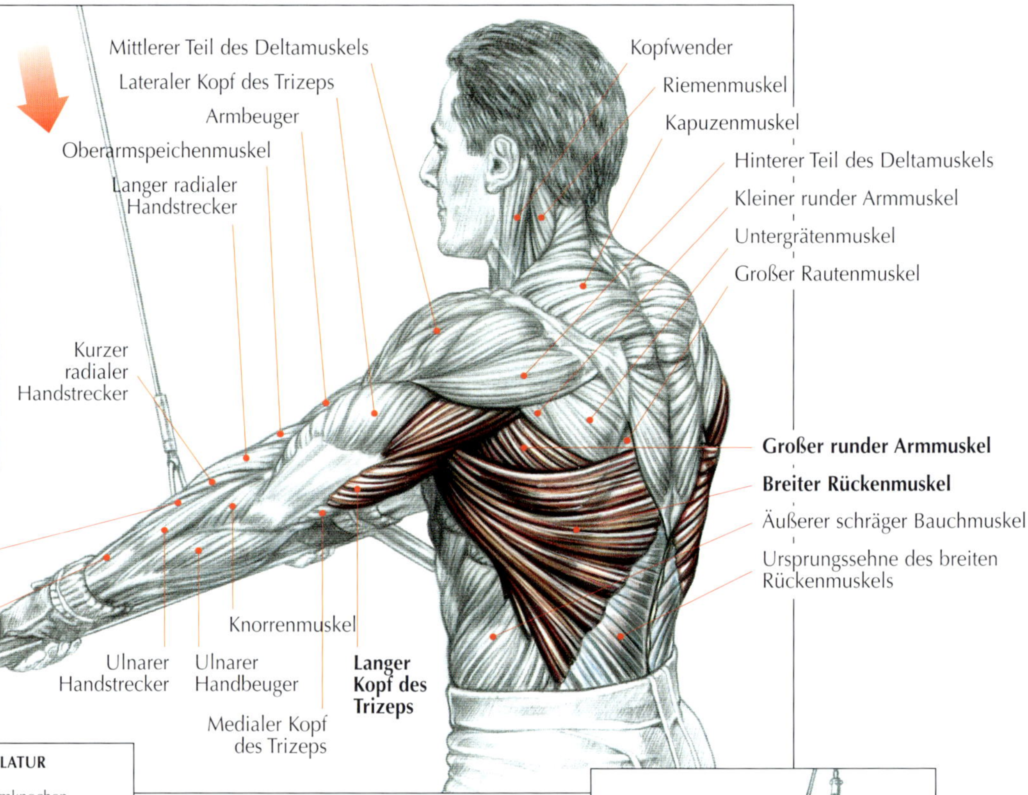

BEANSPRUCHTE MUSKULATUR

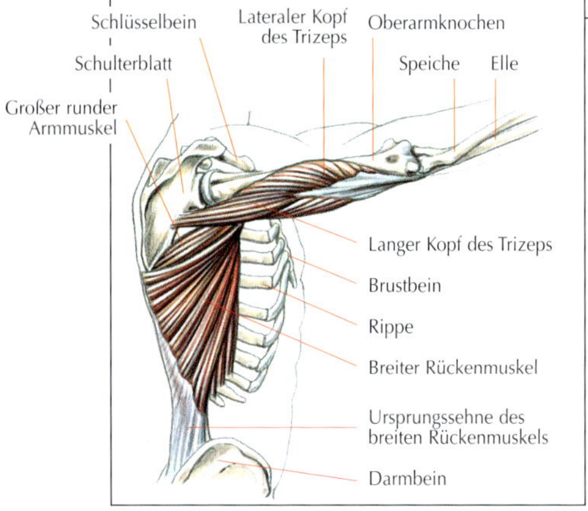

Sie stehen mit leicht gegrätschten Beinen vor dem Gerät und umfassen die Stange in Schulterbreite von oben, die Arme sind gestreckt:

– beim Einatmen die Stange bis zu den Oberschenkeln führen, wobei die Arme gestreckt bleiben (die Ellbogen können ganz leicht gebeugt sein). Dabei halten Sie den Rücken gerade und spannen die Bauchmuskeln an. Am Ende der Bewegung ausatmen.

Diese Übung baut den breiten Rückenmuskel auf und trainiert auch den großen runden Armmuskel sowie den langen Kopf des Trizeps; die beiden Letzteren sind zum Teil für die gute Fixierung des Arms am Rumpf verantwortlich.

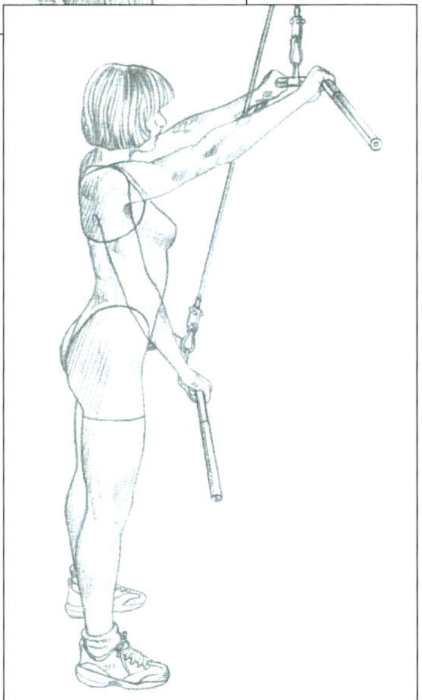

AUSFÜHREN DER BEWEGUNG

LAT-ZIEHEN AM TIEFEN BLOCK MIT ENGEM HALTEGRIFF 7

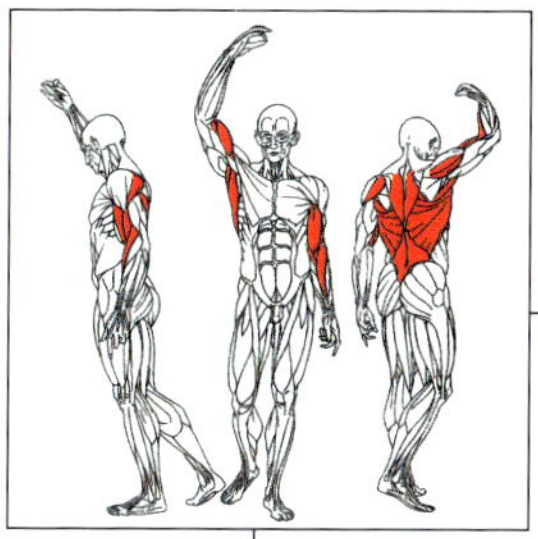

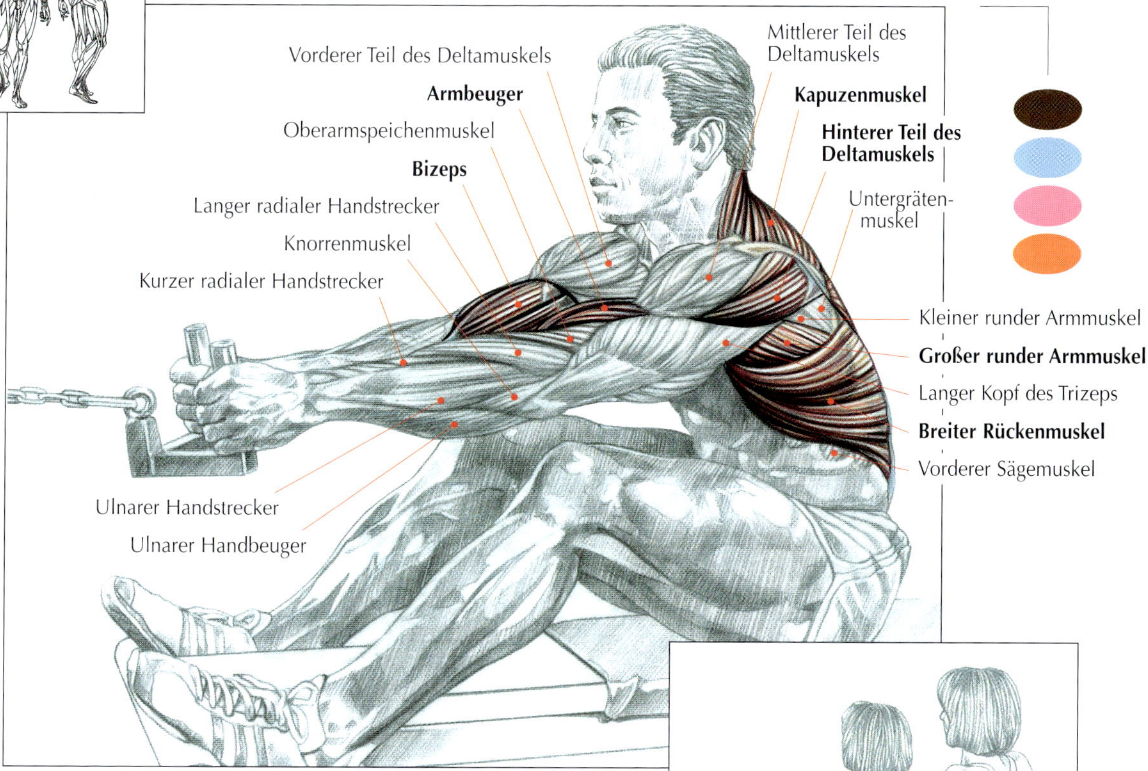

Sie sitzen vor dem Gerät, die Füße stützen Sie auf den dafür vorgesehenen Flächen ab, den Oberkörper beugen Sie leicht nach vorn:
– beim Einatmen den Haltegriff zum Schwertfortsatz des Brustbeins führen, während Sie den Rücken wieder aufrichten und die Ellbogen so weit wie möglich nach hinten ziehen. Am Ende der Bewegung ausatmen.
Diese Übung eignet sich hervorragend, um dem Rücken Tiefe zu geben. Die Aufbauarbeit konzentriert sich auf den breiten Rückenmuskel, den großen runden Armmuskel, den hinteren Teil des Deltamuskels, den Bizeps, den Armbeuger, den Oberarmspeichenmuskel und, am Ende der Bewegung bei Annäherung der Schulterblätter, auch den Kapuzenmuskel und den Rautenmuskel.

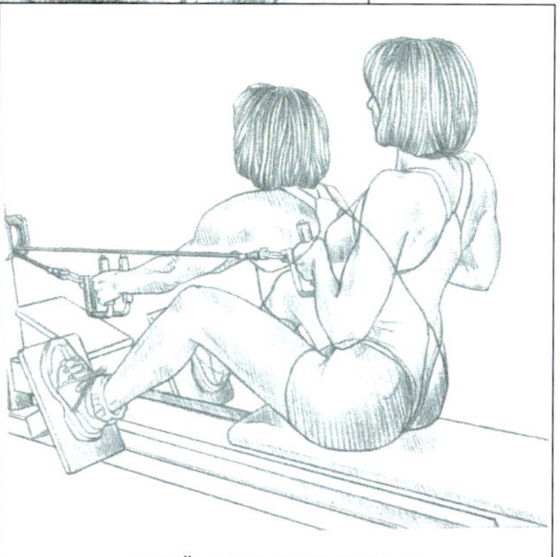

AUSFÜHREN DER BEWEGUNG

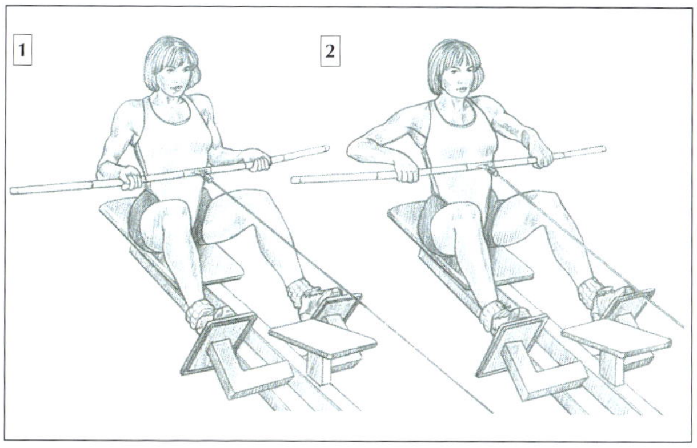

Beim Aufrichten des Oberkörpers sind die Rückenstrecker ebenfalls gefordert.
Diese Bewegung ermöglicht es auch, in der passiven Phase, wenn man sich vom Gewicht nach vorn ziehen lässt, gedehnt zu werden und einen geschmeidigen Rücken zu bekommen.

VARIATIONEN MIT DER STANGE:

1. Wenn man die Stange mit Armen in Supinationsstellung – von unten – umfasst, werden der untere Teil des Kapuzenmuskels, die Rautenmuskeln und ebenso der Bizeps gekräftigt.

2. Wenn man die Stange mit Armen in Pronationsstellung – von oben – umfasst, werden der hintere Teil des Deltamuskels und der mittlere Teil des Kapuzenmuskels intensiv trainiert.

8 LAT-ZIEHEN IN HORIZONTALER STELLUNG MIT EINER KURZHANTEL

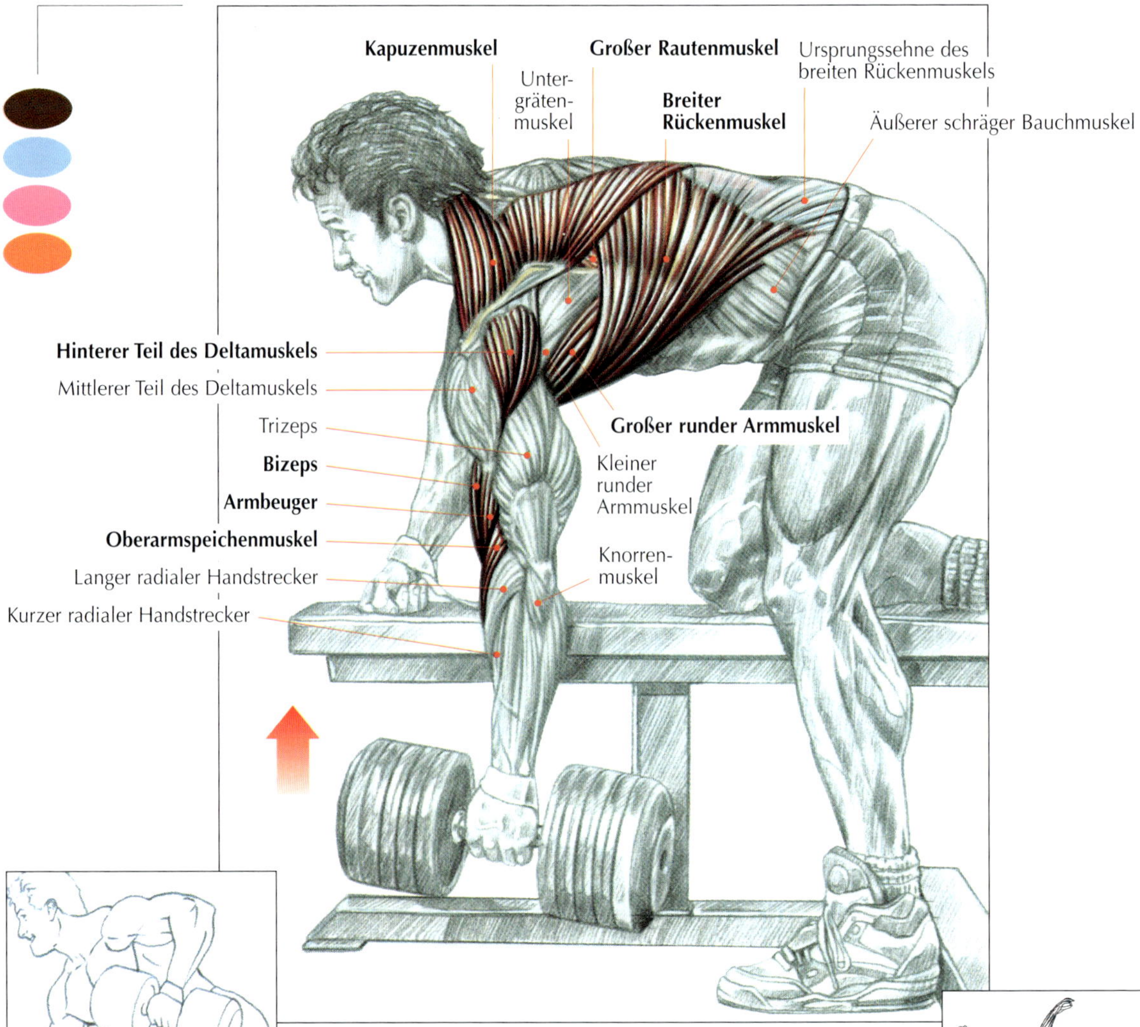

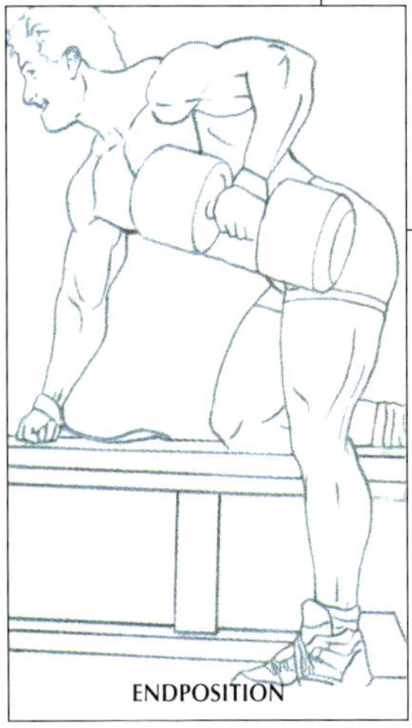

Sie halten eine Kurzhantel in halbpronierter Hand und stützen sich mit der anderen Hand und dem Bein dieser Körperseite auf einer Bank ab:
– beim Einatmen die Hantel so weit wie möglich am Körper entlang nach oben ziehen. Der Ellbogen führt die Bewegung nach oben an. Halten Sie dabei den Rücken ruhig. Am Ende der Bewegung ausatmen. Für eine maximale Kontraktion können Sie den Oberkörper am Ende der Bewegung leicht nach oben drehen.
Diese Übung trainiert vor allem den breiten Rückenmuskel, den großen runden Armmuskel, den hinteren Teil des Deltamuskels und am Ende der Kontraktion den Kapuzenmuskel und die Rautenmuskeln. Die Beuger des Armes (Bizeps, Armbeuger und Oberarmspeichenmuskel) werden ebenfalls gekräftigt.

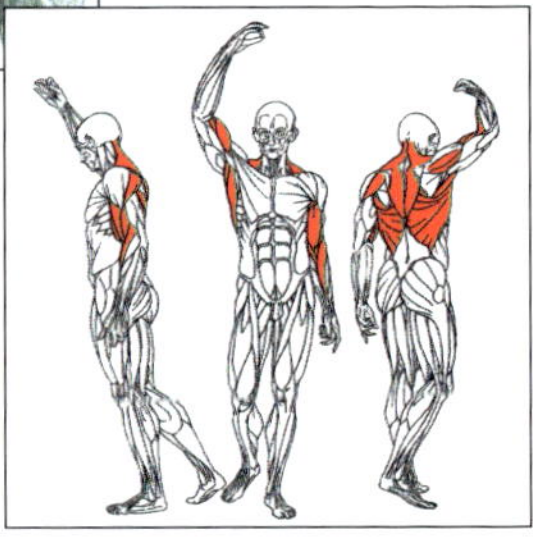

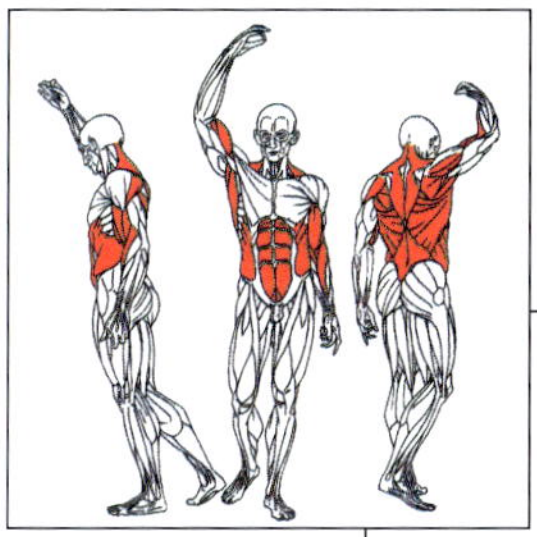

LAT-ZIEHEN IN HORIZONTALER STELLUNG MIT DER STANGE 9

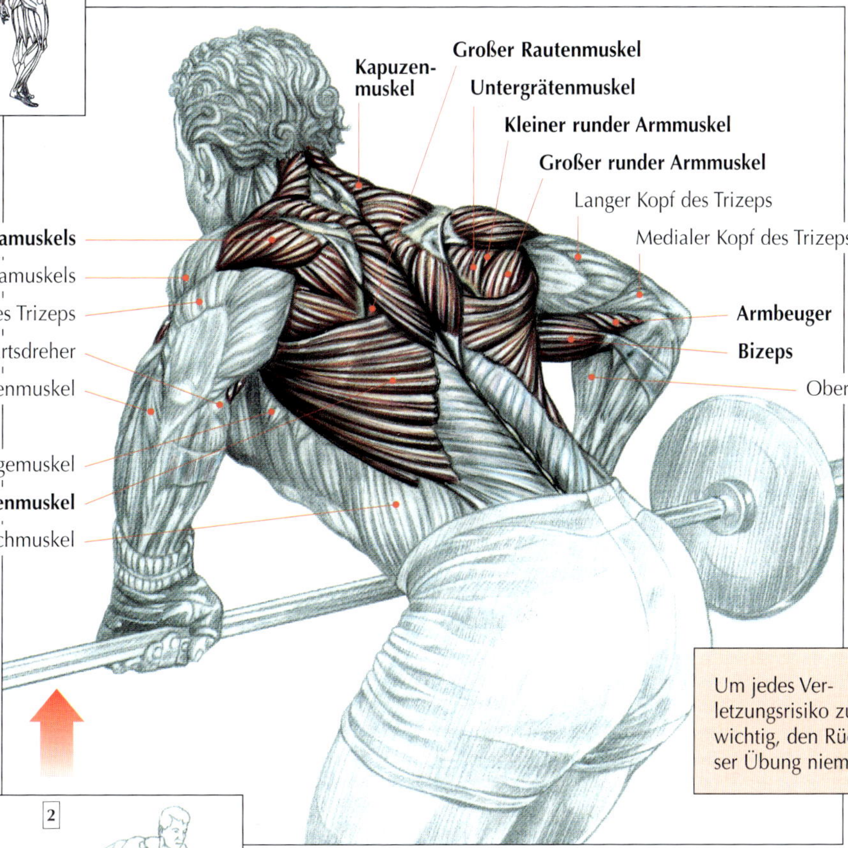

Um jedes Verletzungsrisiko zu vermeiden, ist es wichtig, den Rücken während dieser Übung niemals zu beugen.

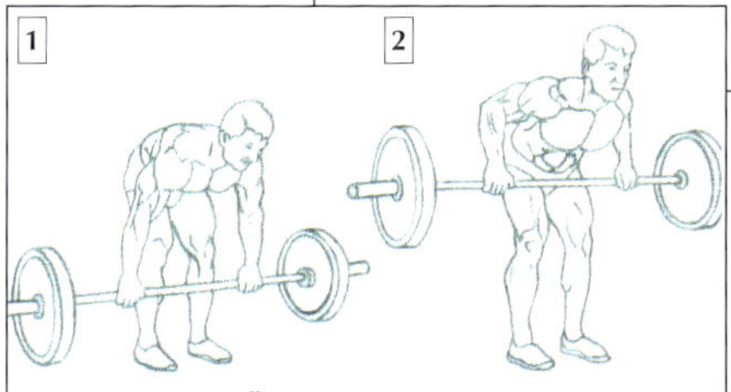

AUSFÜHREN DER BEWEGUNG

Sie stehen mit leicht gebeugten Beinen und bringen Ihren Oberkörper in einem Winkel von 45° nach vorn, der Rücken bleibt dabei gerade. Mit pronierten Händen umfassen Sie die Stange in größerem Abstand als Schulterbreite. Die Arme mit der Stange hängen anfangs nach unten:

– Sie atmen ein, halten dann den Atem an, kontrahieren isometrisch die Bauchmuskeln und ziehen die Langhantel bis zur Brust;
– danach kehren Sie zur Ausgangsposition zurück und atmen dabei aus.

Diese Übung trainiert den breiten Rückenmuskel, den großen runden Armmuskel, den hinteren Teil des Deltamuskels, die Beuger des Armes (Bizeps, Armbeuger und Oberarmspeichenmuskel) und bei der gegenseitigen Annäherung der Schulterblätter die Rautenmuskeln und den Kapuzenmuskel.

Die Neigung des Oberkörpers lässt die Rückenstrecker isometrisch arbeiten.

Es ist zu beachten, dass die verschiedenen Positionen der Hände – weiter oder enger Griff, Pronation oder Supination – sowie der Neigungswinkel des Oberkörpers es ermöglichen, den Rücken sehr differenziert zu trainieren.

MUSKELURSPRÜNGE UND -ANSÄTZE AM SCHULTERBLATT

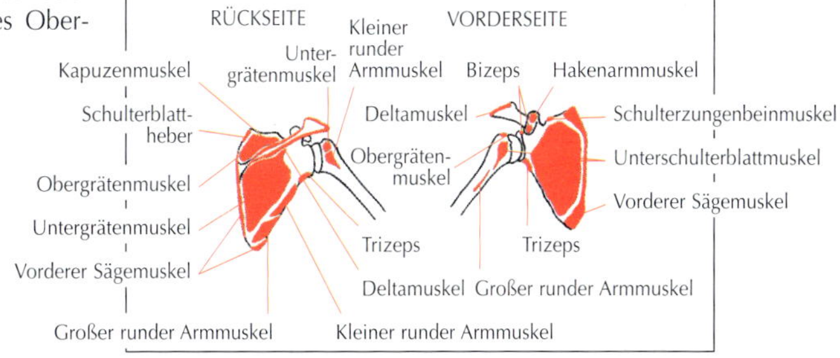

10 LAT-ZIEHEN MIT DER T-STANGE

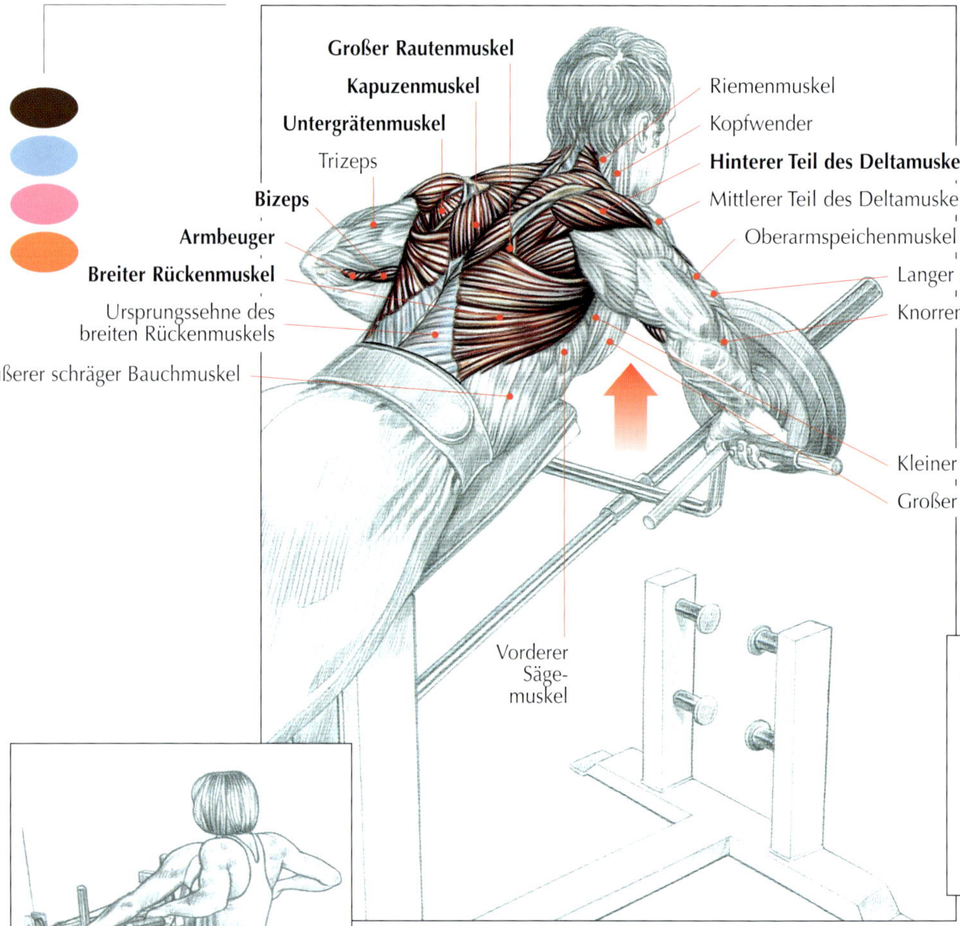

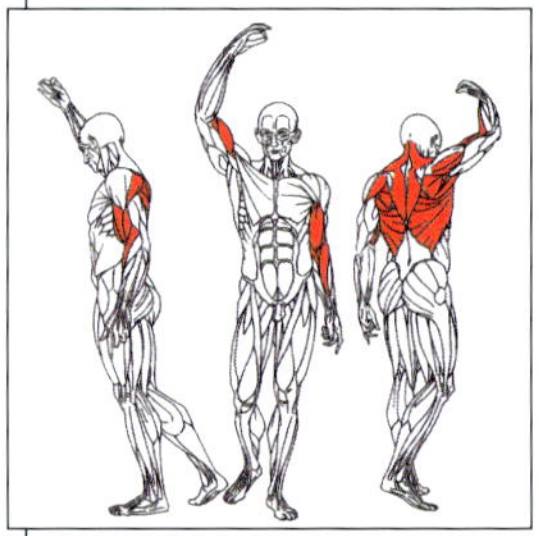

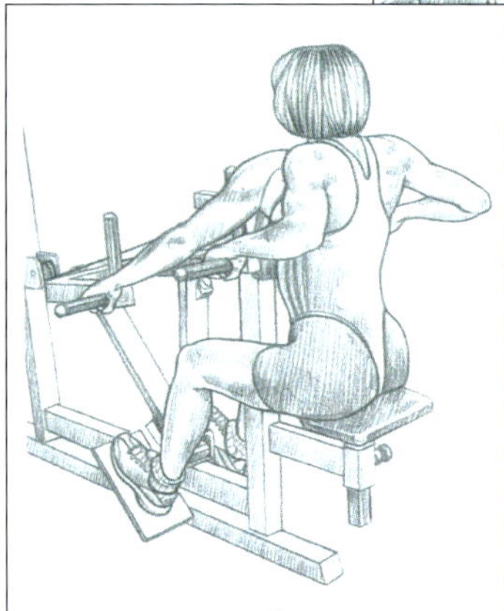

VARIATION AM GERÄT MIT GLEICHER WIRKUNG WIE BEIM ARBEITEN MIT DER T-STANGE

Sie stehen entweder mit leicht gebeugten Beinen, geradem Rücken und den Oberkörper in einem Winkel von 45° nach vorn gebeugt und lassen die Stange zwischen den Beinen durchlaufen oder liegen bäuchlings auf der Schrägbank, wenn vorhanden:

– beim Einatmen die Stange mit pronierter Handstellung bis zur Brust ziehen. Am Ende der Bewegung ausatmen.

Diese Übung ähnelt der vorhergegangenen, ermöglicht jedoch eine bessere Konzentration auf die Arbeit am Rücken, da man weniger Anstrengung leisten muss, um den Körper in der richtigen Position zu halten.

Sie trainiert hauptsächlich den breiten Rückenmuskel, den großen runden Armmuskel, den hinteren Teil des Deltamuskels und die Armbeuger, aber auch den Kapuzenmuskel und die Rautenmuskeln.

Anmerkung: Durch Änderung der Handhaltung, das heißt in den Supinationsgriff, werden der Bizeps und die oberen Fasern des Kapuzenmuskels am Ende der Bewegung verstärkt beansprucht.

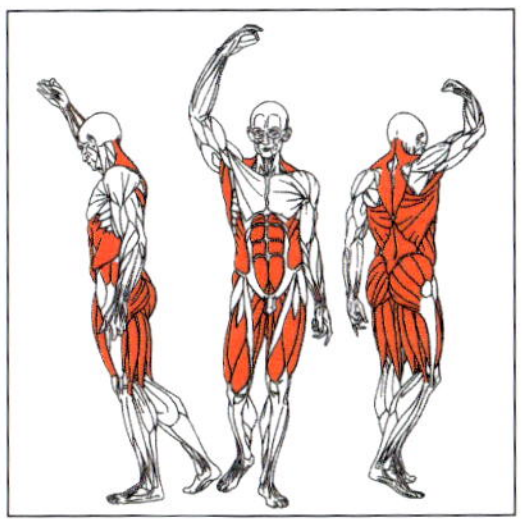

GEWICHTHEBEN 11

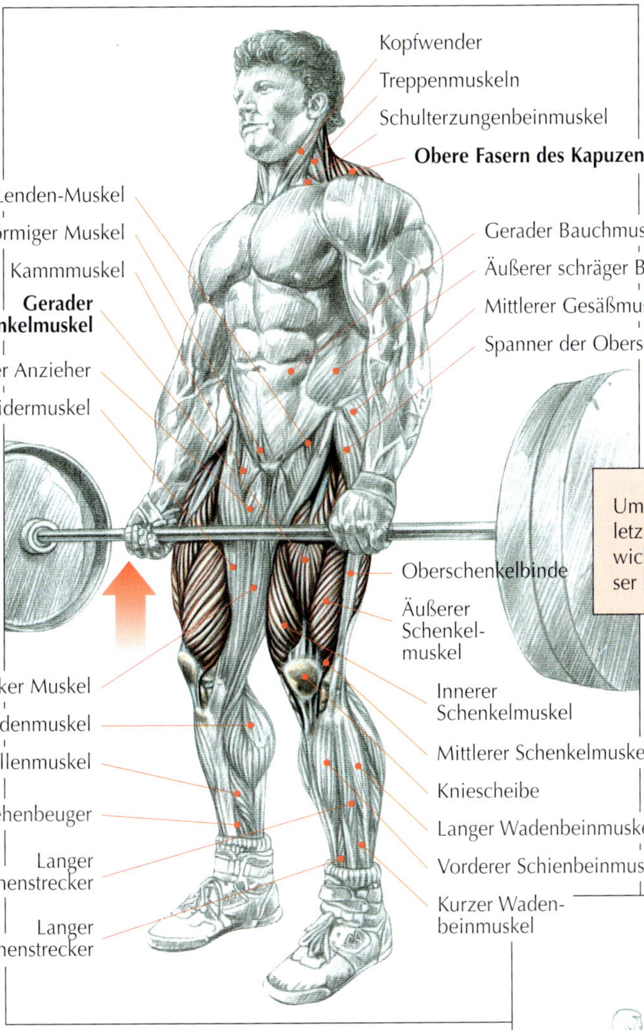

Um jedes Verletzungsrisiko zu vermeiden, ist es wichtig, den Rücken während dieser Übung niemals zu beugen.

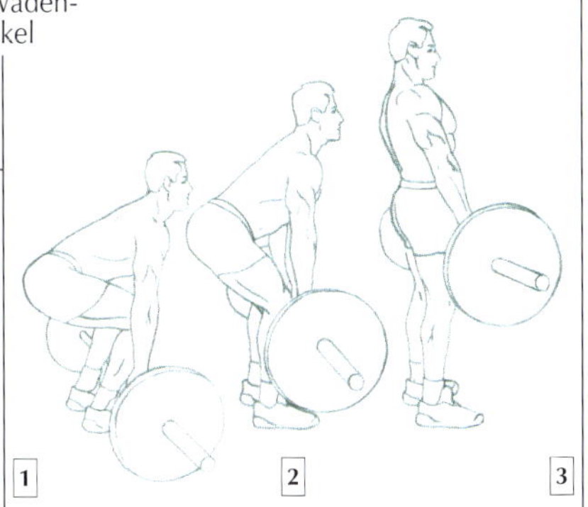

AUSFÜHREN DER BEWEGUNG

Sie stehen mit leicht gegrätschten Beinen, beugen den Rücken ganz wenig, halten ihn aber während der Übung unbeweglich:
– die Beine beugen, bis die Oberschenkel in etwa waagrecht sind; diese Position ist variabel, je nach Biegsamkeit der Knöchel und den individuellen anatomischen Proportionen (Beispiel: bei kurzen Oberschenkelknochen und kurzen Armen werden die Oberschenkel in der Waagrechten sein; bei langen Oberschenkelknochen und langen Armen werden die Oberschenkel die horizontale Position nicht erreichen);
– nehmen Sie die Langhantel mit gestreckten Armen, die Hände in Pronationsstellung und in einem mehr als schulterbreiten Abstand (wenn man eine Hand proniert und die andere supiniert hält, kann man das Wegrollen der Stange verhindern, was die Verwendung von hohen Gewichten erlaubt);
– die Stange mit gestreckten Armen hochheben (die Bauchmuskeln sind dabei angespannt, der Rücken gerade) und unter gleichzeitiger Beinstreckung vor den Schienbeinen nach oben ziehen;

DER BANDSCHEIBENVORFALL

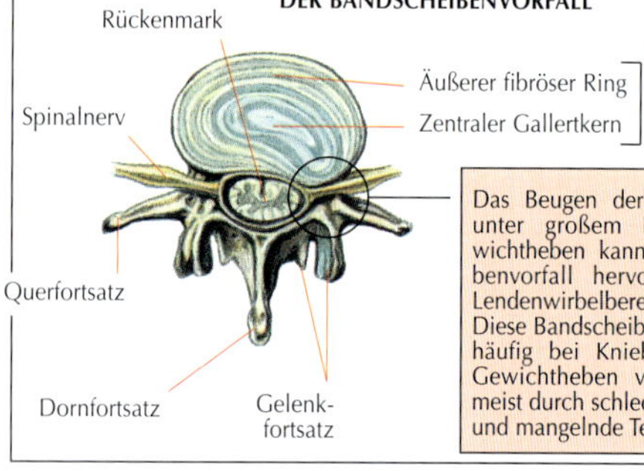

Das Beugen der einzelnen Wirbel unter großem Druck beim Gewichtheben kann einen Bandscheibenvorfall hervorrufen, meist im Lendenwirbelbereich.
Diese Bandscheibenvorfälle kommen häufig bei Kniebeugen und beim Gewichtheben vor und entstehen meist durch schlechte Rückenhaltung und mangelnde Technik.

BEIM GEWICHTHEBEN BESONDERS BEANSPRUCHTE TIEFE MUSKELN

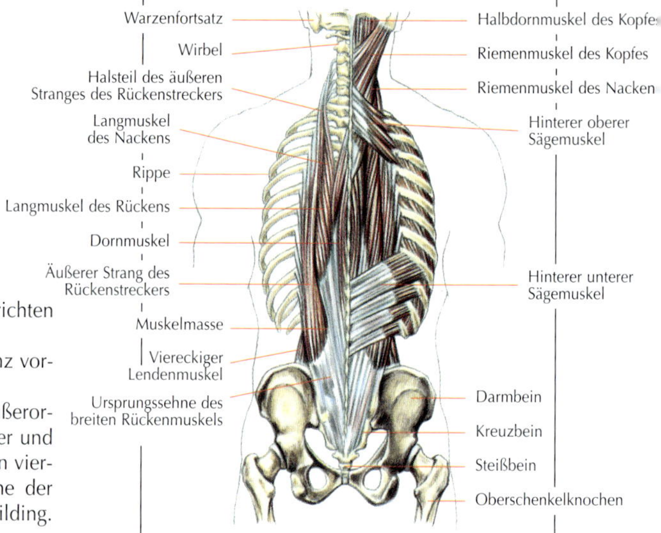

– wenn die Langhantel auf Kniehöhe ist, den Oberkörper vollständig aufrichten und die Beine ganz durchstrecken;
– den Körper zwei Sekunden lang aufrecht halten, dann die Langhantel ganz vorsichtig wieder auf den Boden setzen, ohne dabei den Rücken zu beugen.
Diese Übung kräftigt die gesamte Körpermuskulatur und erweist sich als außerordentlich wirkungsvoll für den Aufbau der unteren Partien der Rückenstrecker und des Kapuzenmuskels; vor allem trainiert sie auch die Gesäßmuskeln und den vierköpfigen Schenkelmuskel. Sie ist, mit Bankdrücken und Kniebeugen, eine der wesentlichen Disziplinen bei Wettbewerben im Gewichtheben und Bodybuilding.

Variation: Gewichtheben im Stil der Sumoringer

Sie stehen in weiter Grätsche, die Beine nach außen gedreht:
– die Beine beugen, bis sich die Oberschenkel in der Horizontalen befinden;
– die Langhantel mit gestreckten Armen ergreifen, die Hände sind in Pronationsstellung und in einem mehr als schulterbreiten Abstand (wenn man eine Hand proniert und die andere supiniert hält, kann man das Wegrollen der Stange verhindern, und dies erlaubt die Verwendung von hohen Gewichten);
– mit dem Einatmen den Rücken durchstrecken, die Bauchmuskeln anspannen, die Beine strecken und dabei den Oberkörper aufrichten, bis man wieder steht. Im Unterschied zum klassischen Gewichtheben trainiert man mit dieser Übung mehr den vierköpfigen Schenkelmuskel und

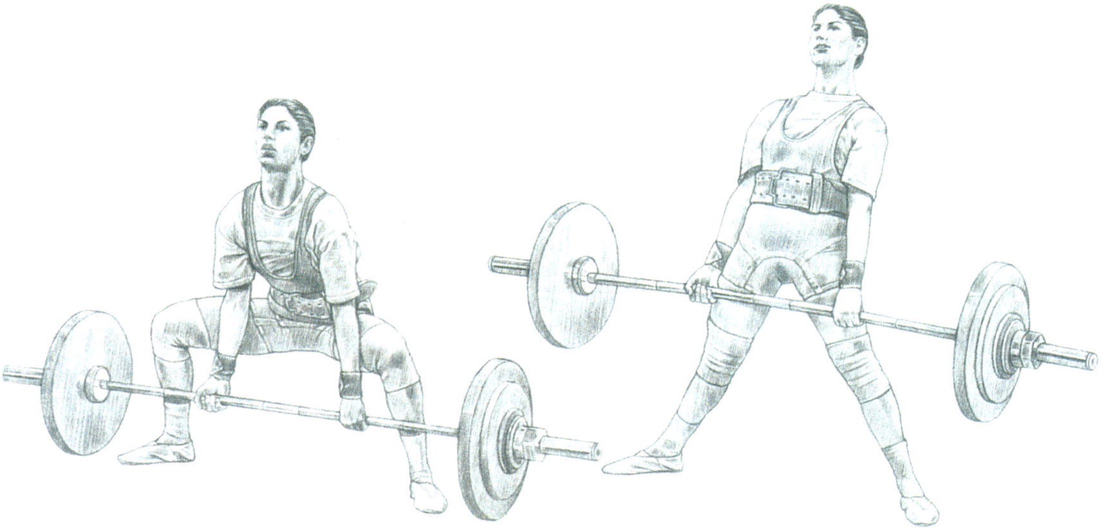

BEGINN DER BEWEGUNG — ENDE DER BEWEGUNG

die Adduktoren und weniger intensiv den Rücken, da dieser zu Beginn der Übung weniger nach vorn geneigt ist. Wenn man diese Übung in langen Serien mit maximal zehn Wiederholungen pro Satz und leichten Gewichten durchführt, eignet sie sich ausgezeichnet, um den unteren Rücken, die Gesäßmuskeln und den gesamten Oberschenkel zu kräftigen. Dennoch muss man diese Bewegung mit großer Vorsicht und unter genauer Einhaltung der Technik ausführen, wenn man mit schweren Gewichten arbeitet, um die Adduktoren, die Hüfte sowie das Lumbosakralgelenk (das Gelenk zwischen fünftem Lendenwirbel und Kreuzbein) nicht zu verletzen.
Das Gewichtheben im Stil der Sumoringer ist eine der drei klassischen Disziplinen im Wettkampf.

GEWICHTHEBEN MIT GESTRECKTEN BEINEN 12

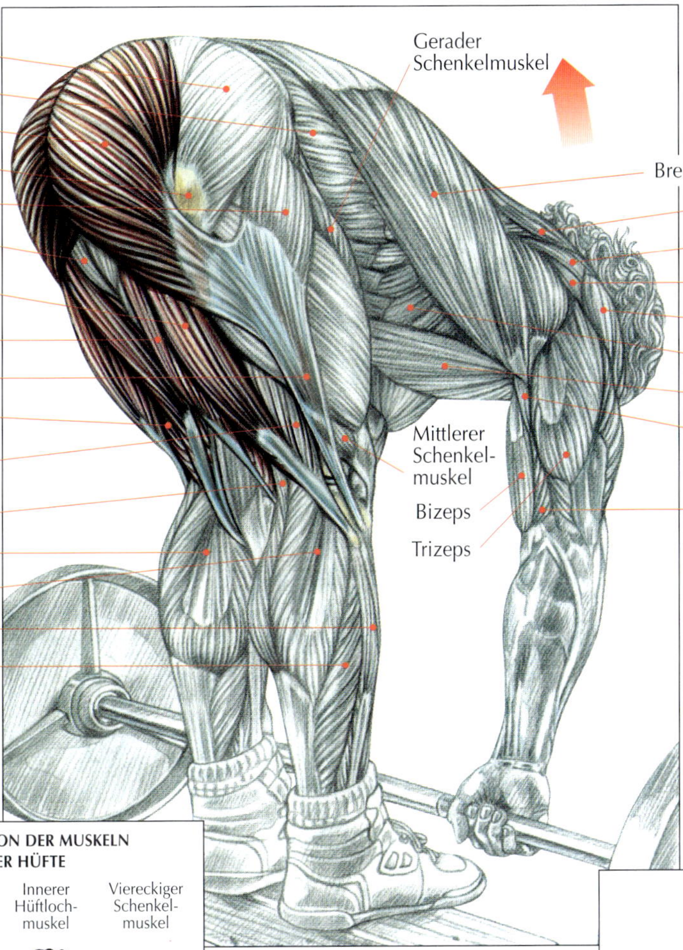

STABILISIERENDE FUNKTION DER MUSKELN BEIM BEUGEN DER HÜFTE

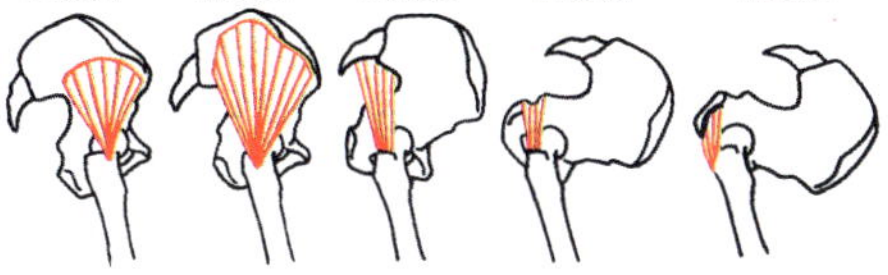

Sie stehen mit leicht gegrätschten Beinen, der Langhantel zugewandt:

– Beugen Sie den Oberkörper mit leicht gerundetem Rücken nach vorn und lassen Sie nach Möglichkeit die Beine gestreckt;

– umfassen Sie die Stange mit pronierten Händen und entspannten Armen. Beim Einatmen richten Sie den Oberkörper wieder in die Vertikale auf. Den Rücken halten Sie dabei gerade, die Kippbewegung wird von den Hüften ausgeführt. Atmen Sie am Ende der Bewegung aus und lassen Sie das Gewicht wieder zu Boden sinken, ohne dabei den Rücken zu beugen.

Diese Übung trainiert alle Rückenstrecker. Beim Aufrichten des Oberkörpers und des Beckens werden der große Gesäßmuskel und die Muskeln der Oberschenkelrückseite gekräftigt.

Das Gewichtheben mit gestreckten Beinen dehnt die Rückseite der Oberschenkel bei der Beugung nach vorn. Um das Dehnen noch wirksamer zu machen, stellt man die Füße auf eine Planke oder ein Podest.

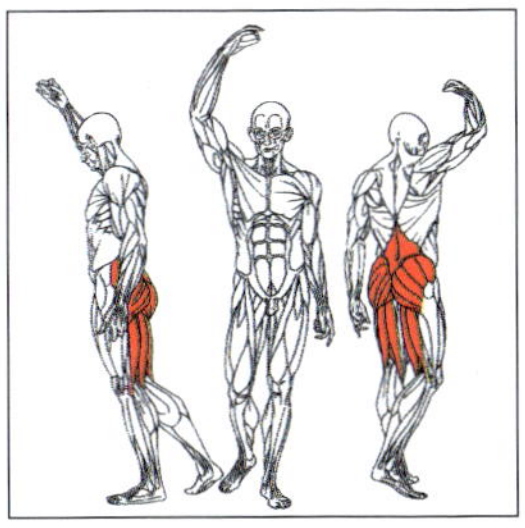

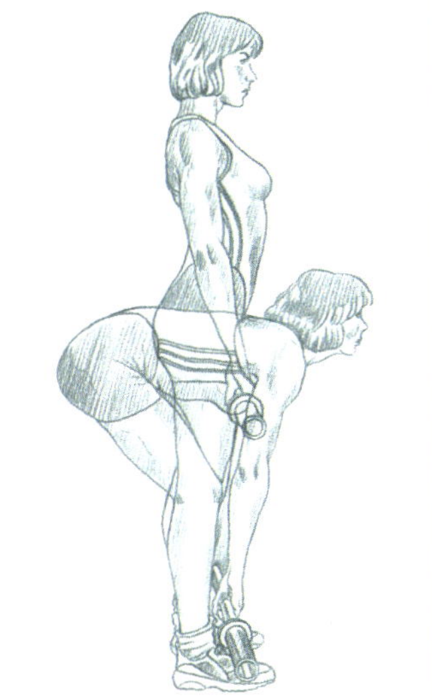

DIE STANGE MIT GESTRECKTEN BEINEN VOM BODEN HEBEN

13 OBERKÖRPERHEBEN AUF DEM GERÄT

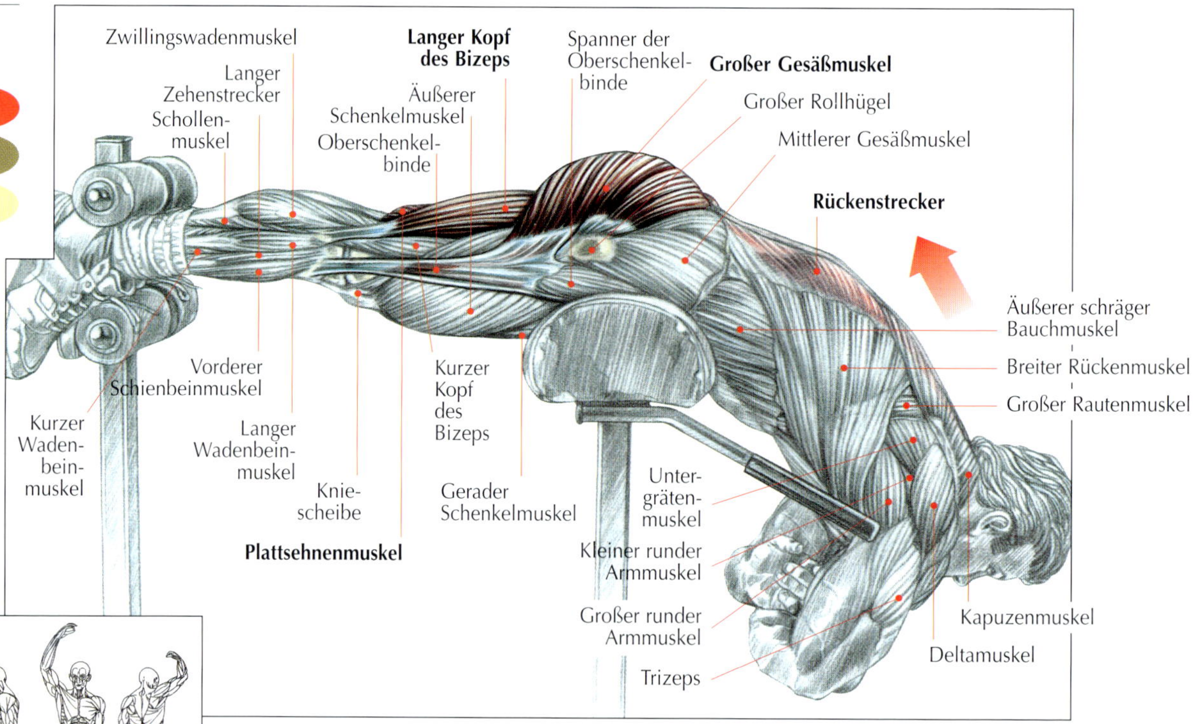

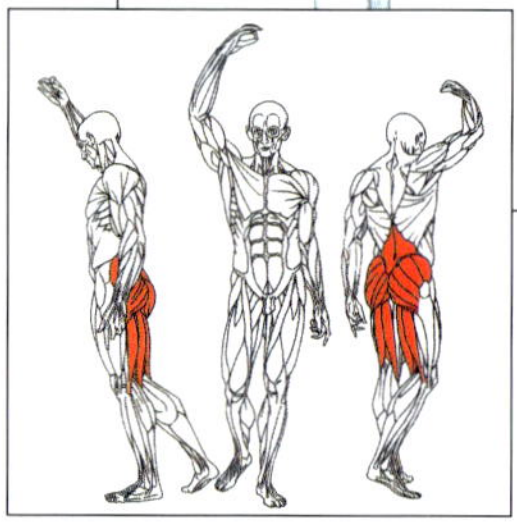

Sie liegen auf der Bank, sodass das Schambein die Liegefläche nicht berührt, die Knöchel sind fest in der dafür vorgesehenen Rolle eingehängt, und die Bewegungsachse verläuft durch das Hüftgelenk:

– Lassen Sie den Oberkörper zuerst nach unten sinken und heben ihn dann nach oben bis in die Waagrechte. Der Kopf wird ebenfalls gehoben. Danach strecken Sie den Rücken weiter nach oben, sodass die Kurve im Lendenbereich deutlich sichtbar ist. Diese Übung muss mit Bedacht ausgeführt werden, um den Rücken zu schonen.

Diese Übung trainiert vor allem die Gesamtheit der Rückenstrecker (die Langmuskeln des Rückens und des Nackens, den äußeren Strang des Rückenstreckers, den Dornmuskel, die Riemenmuskeln und den Halbdornmuskel des Kopfes), den viereckigen Lendenmuskel und in geringerem Ausmaß den großen Gesäßmuskel und die Muskeln der Oberschenkelrückseite, mit Ausnahme des kurzen Kopfes des Biceps femoris. Außerdem ist das Vornüberhängen des Oberkörpers hervorragend dazu geeignet, den unteren Rücken zu dehnen. Verschiebt man das Becken auf der Bank ein wenig nach hinten, macht man es unbeweglich und verlagert die Bewegungsachse im Körper nach oben, sodass sich die Anstrengung mehr auf die unteren Partien der Rückenstrecker konzentriert, aber auch vermindert, da die Reichweite der Bewegung eingeschränkt und das zu hebende Körpergewicht verringert sind.

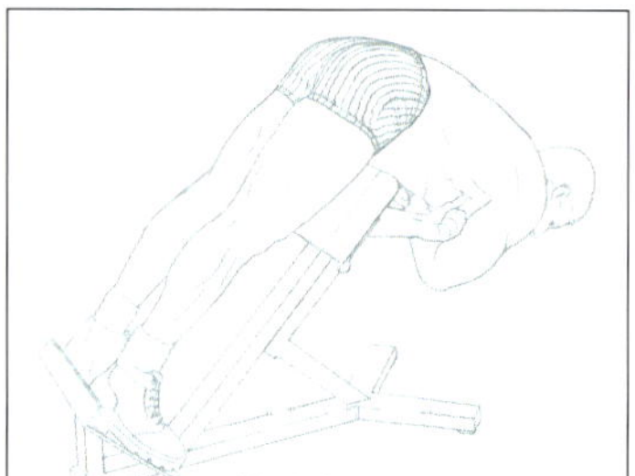

AUFRICHTEN DES OBERKÖRPERS AUF DER SCHRÄGBANK

Für eine intensivere Wirkung kann man am Ende der Bewegung den Oberkörper für einige Sekunden in der Waagrechten halten.
Anfängern wird eine Schrägbank empfohlen, die ein bequemeres Ausführen der Übung ermöglicht.

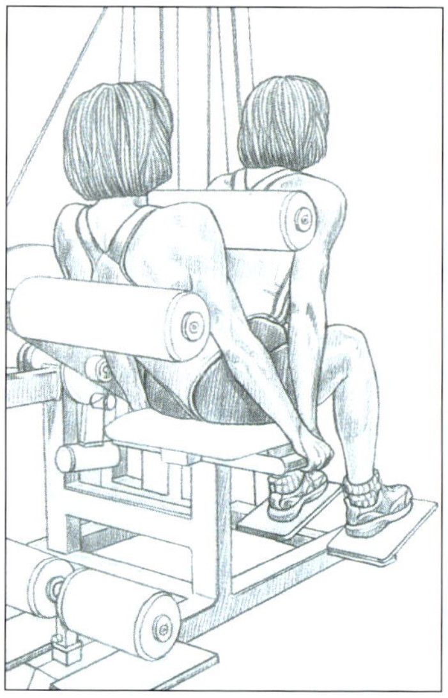

VARIATION: Das spezifische Gerät konzentriert den Muskelaufbau auf die unteren Partien der Rückenstrecker.

HOCHZIEHEN DER LANGHANTEL MIT ENGER GRIFFHALTUNG 14

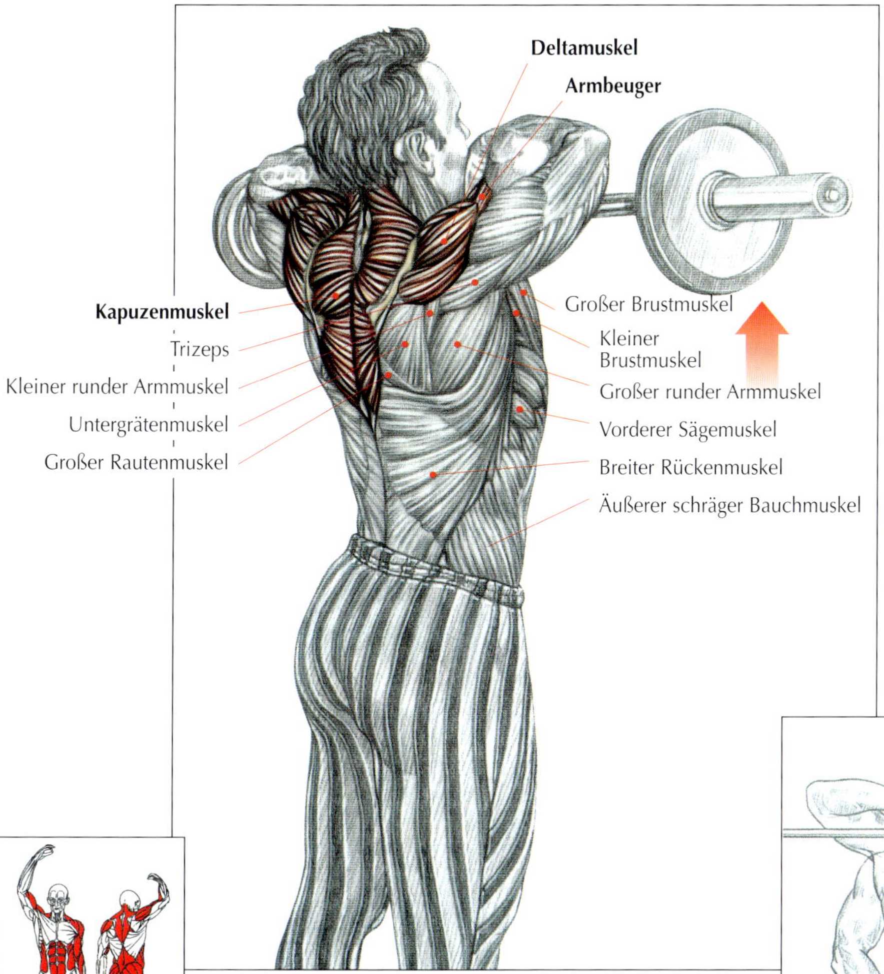

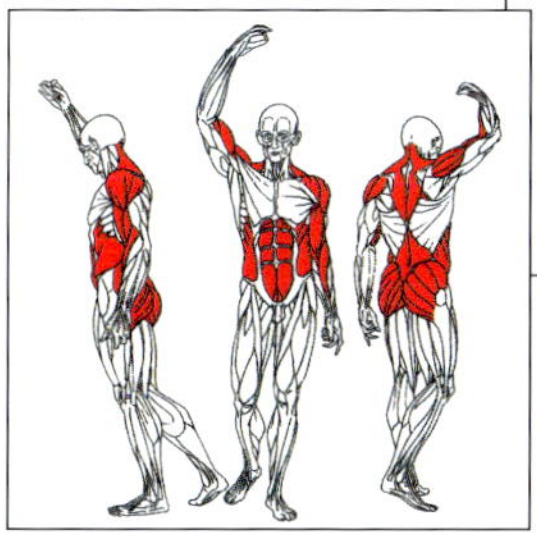

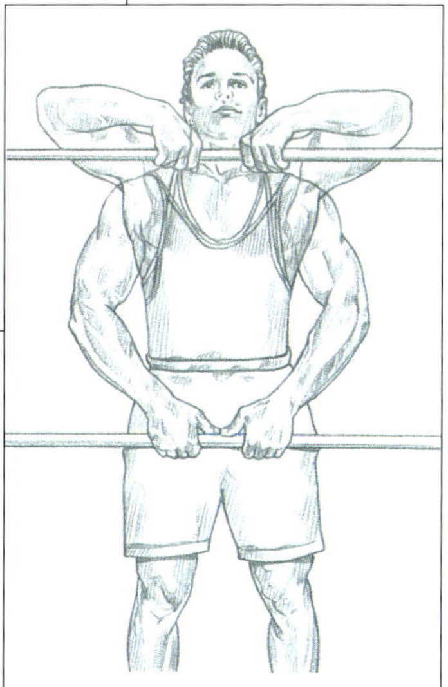

AUSFÜHREN DER BEWEGUNG

Sie stehen mit leicht gegrätschten Beinen und geradem Rücken und halten die Hantel mit pronierten, ungefähr einen Handteller breit voneinander entfernten Händen:

– beim Einatmen die Langhantel bis zum Kinn ziehen und dabei die Ellbogen so weit wie möglich nach oben heben;

– beim Ausatmen die Stange kontrolliert nach unten sinken lassen und dabei jedes Zittern vermeiden.

Diese Übung trainiert den Kapuzenmuskel, besonders seinen oberen Teil, ebenso den Deltamuskel, den Schulterblattheber, den Bizeps, die Muskeln des Unterarms, die Bauchmuskeln, die Gesäßmuskeln und die unteren Partien der Rückenstrecker.

Zur Beachtung: Je größer der Abstand zwischen den Händen, desto mehr wird der Deltamuskel trainiert und desto weniger der Kapuzenmuskel gekräftigt.

15 SCHULTERHEBEN MIT DER LANGHANTEL

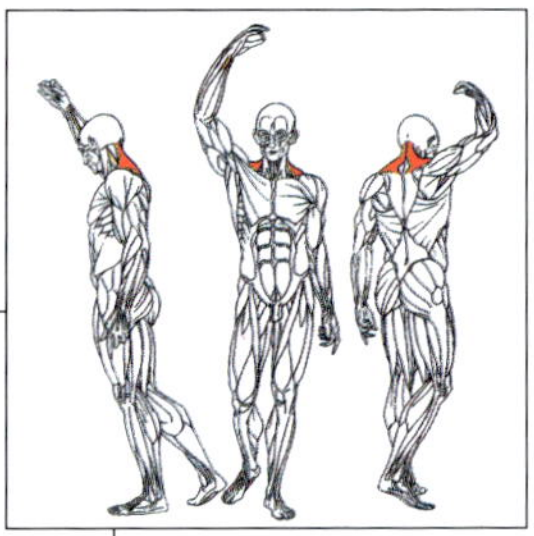

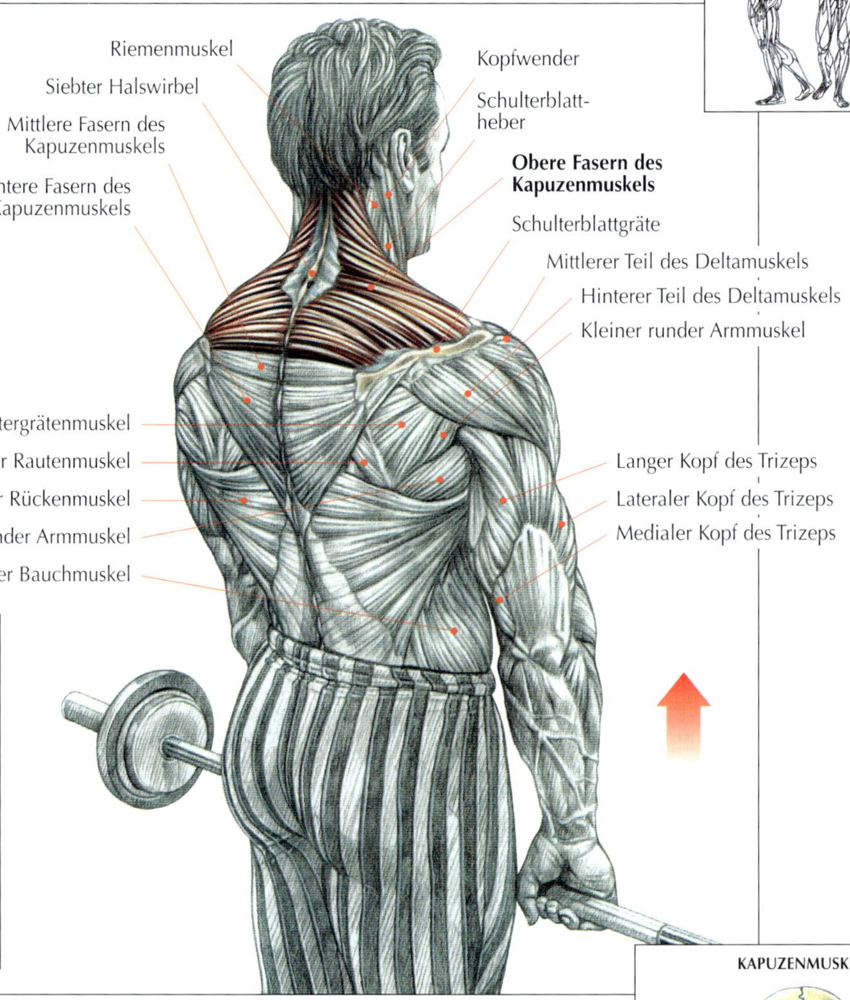

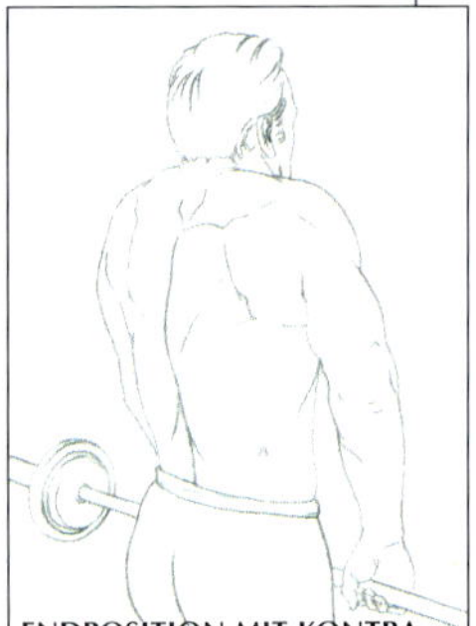

ENDPOSITION MIT KONTRA-HIERTEN KAPUZENMUSKELN

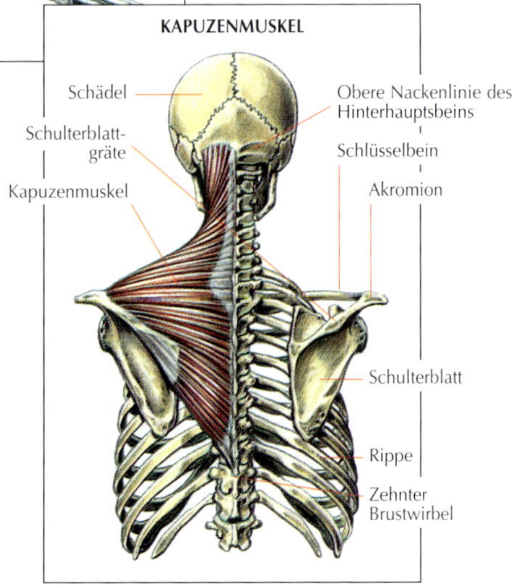

Sie stehen mit leicht gegrätschten Beinen vor der Langhantel, die am Boden oder auf einem Gestell liegt:
– die Hantel mit den Händen in Pronationsstellung und in einem mehr als schulterbreiten Abstand fassen (wenn man eine Hand proniert und die andere supiniert hält, kann man das Wegrollen der Stange verhindern, was die Verwendung von schweren Gewichten erlaubt);
– mit lockeren Armen, geradem Rücken und angespannten Bauchmuskeln die Schultern langsam heben und senken.
Diese Übung kräftigt den oberen Teil des Kapuzenmuskels und vor allem dessen vom Hinterhauptsbein zum Schlüsselbein verlaufende Fasern; außerdem wird der Schulterblattheber trainiert.

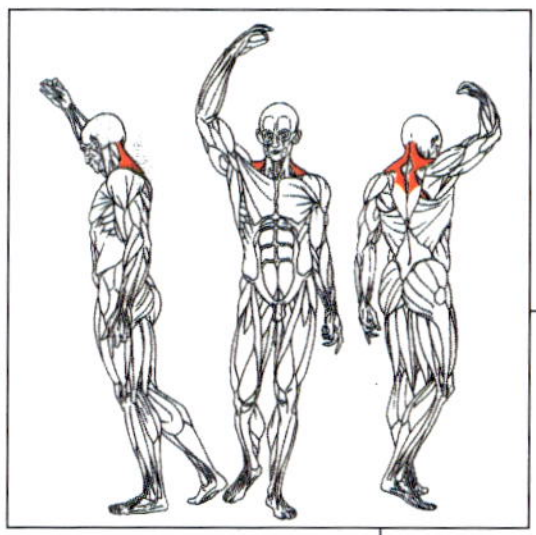

WHEBEN UND INNENROTATION DER SCHULTERN MIT KURZHANTELN 16

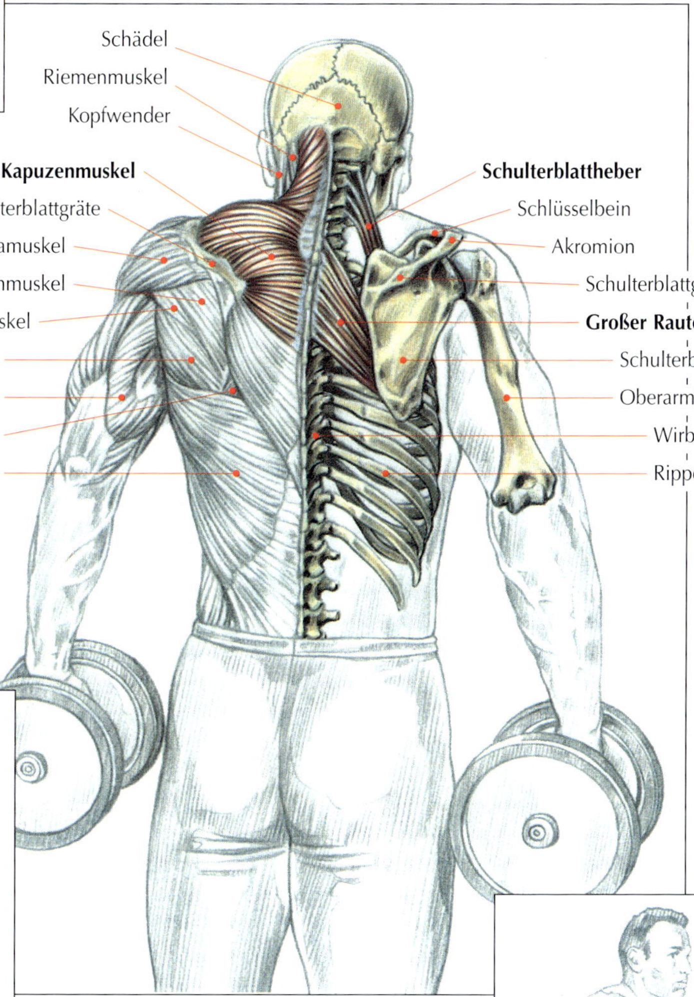

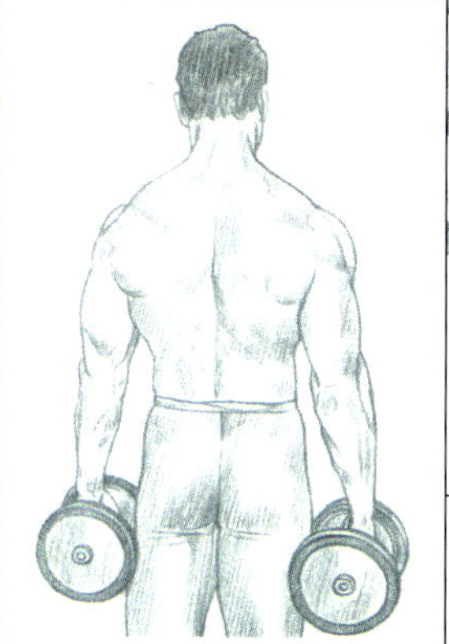

BEGINN DER BEWEGUNG

Sie stehen mit leicht gegrätschten Beinen und halten den Kopf gerade oder etwas nach vorn geneigt. Die Arme hängen entspannt an der Seite des Körpers, in jeder Hand eine Kurzhantel:

– die Schultern heben und dabei nach innen rotieren, dann zur Ausgangsposition zurückkehren.

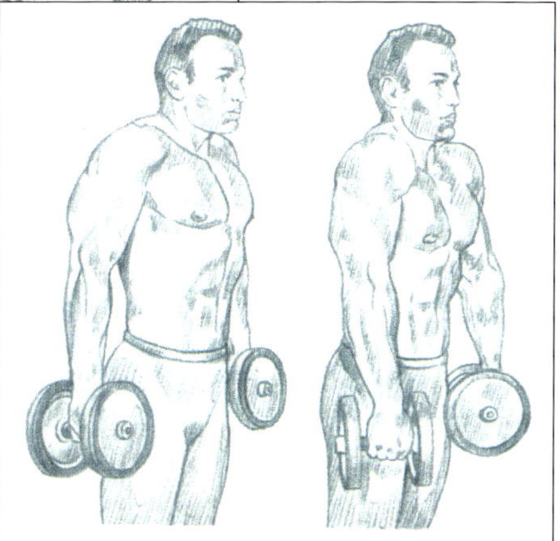

INNENROTATION AM ENDE DER BEWEGUNG

FUNKTION DES KAPUZENMUSKELS

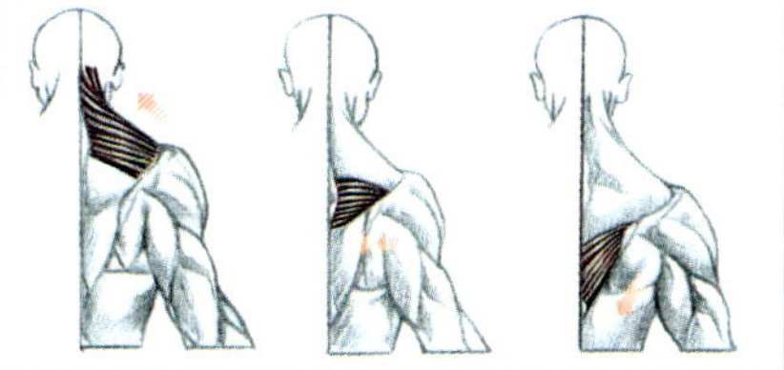

Diese Übung trainiert den oberen Teil (die Schlüsselbeinfasern) des Kapuzenmuskels und den Schulterblattheber. Am Ende der Bewegung, wenn man die Schultern wieder nach hinten bringt und die Schulterblätter sich einander nähern, werden auch die mittleren Fasern des Kapuzenmuskels und die Rautenmuskeln gekräftigt.

17 SCHULTERHEBEN AM GERÄT

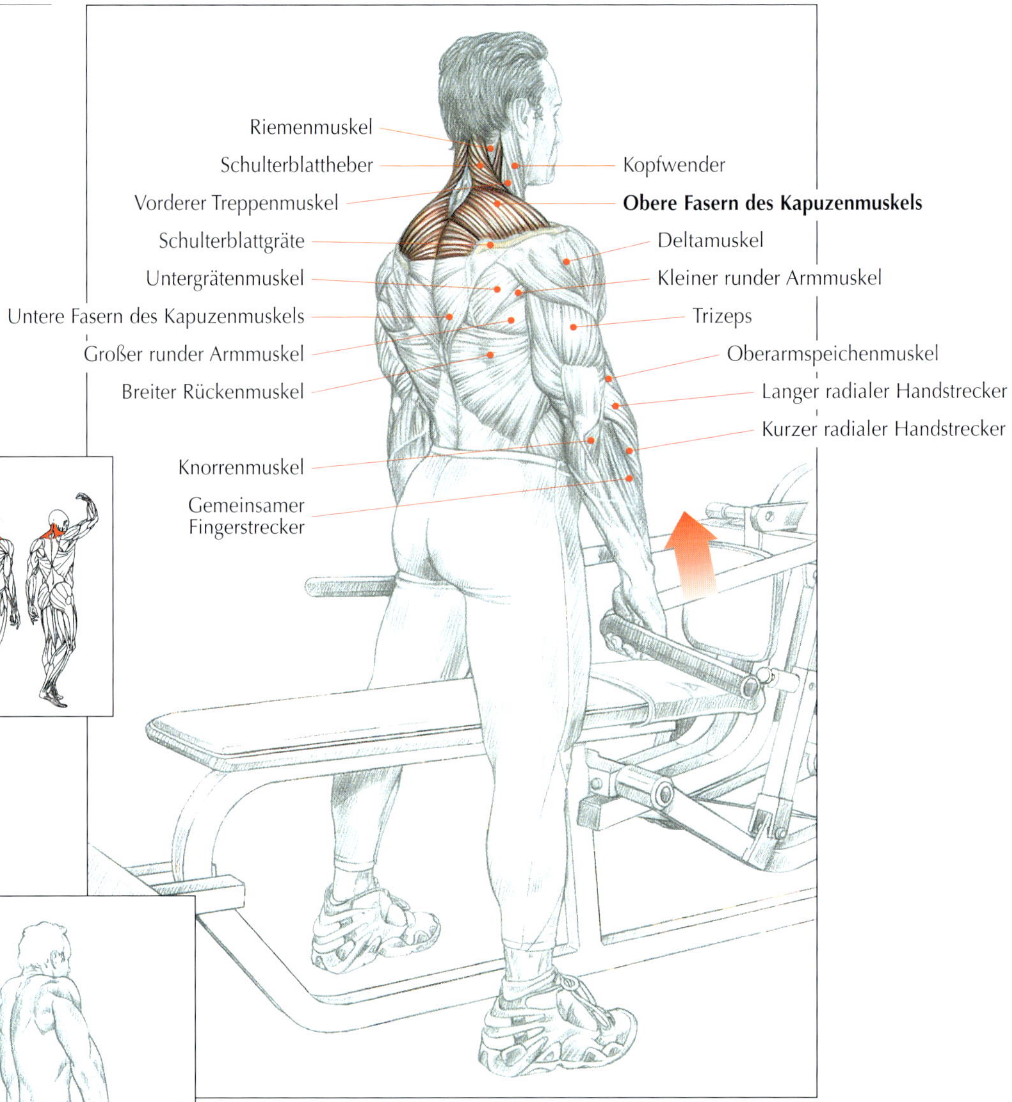

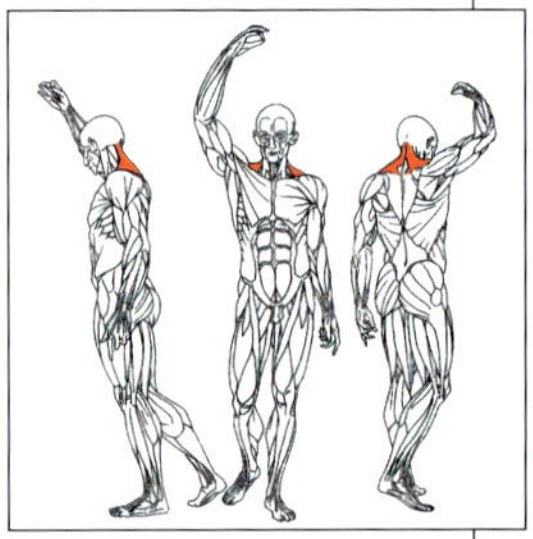

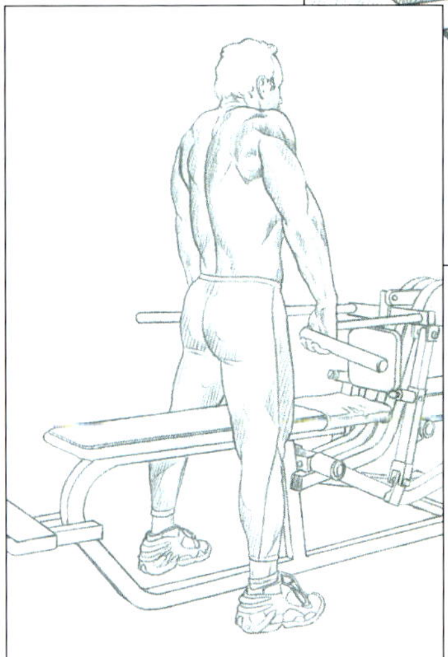

ENDPOSITION MIT KONTRAHIERTEN KAPUZENMUSKELN

Sie stehen vor dem Gerät und halten die Griffe mit den Händen in Pronationsstellung und mit mehr als schulterbreitem Abstand. Bei manchen Geräten kann man die Griffe auch in Halbpronation (die Handflächen einander zugewandt) halten:

– die Schultern langsam heben und senken, während man Kopf und Rücken gerade hält.

Von dieser Übung kann man viele Wiederholungen machen. Sie ist hervorragend dazu geeignet, den oberen Teil des Kapuzenmuskels und den Schulterblattheber zu trainieren.

5 DIE BEINE

1. Kniebeugen
2. Kniebeugen mit weit gegrätschen Beinen
3. Kniebeugen mit der Langhantel vorn
4. Beinbeugen mit Kurzhanteln
5. Beinpressen in Schräglage
6. Beinpressen im Stehen – »*Hack Squat*«
7. Kniestrecken am Gerät – »*Leg Extension*«
8. Kniebeugen in Bauchlage – »*Leg Curl*«
9. Abwechselndes Kniebeugen im Stehen am Gerät
10. Kniebeugen im Sitzen am Gerät
11. Beugen des Oberkörpers nach vorn – »*Good Morning*«
12. Adduktoren am tiefen Block
13. Adduktoren am Gerät
14. Fersenheben am Gerät – »*Calf Raise*«
15. Fersenheben am Gerät – »*Donkey Calf Raise*«
16. Fersenheben am Gerät – nur mit dem Schollenmuskel

1 KNIEBEUGEN

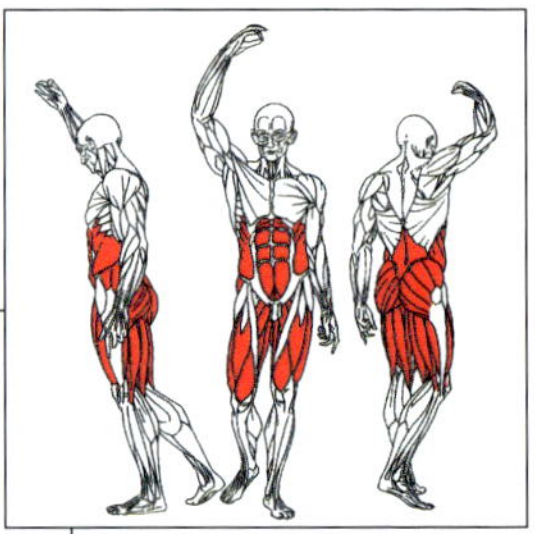

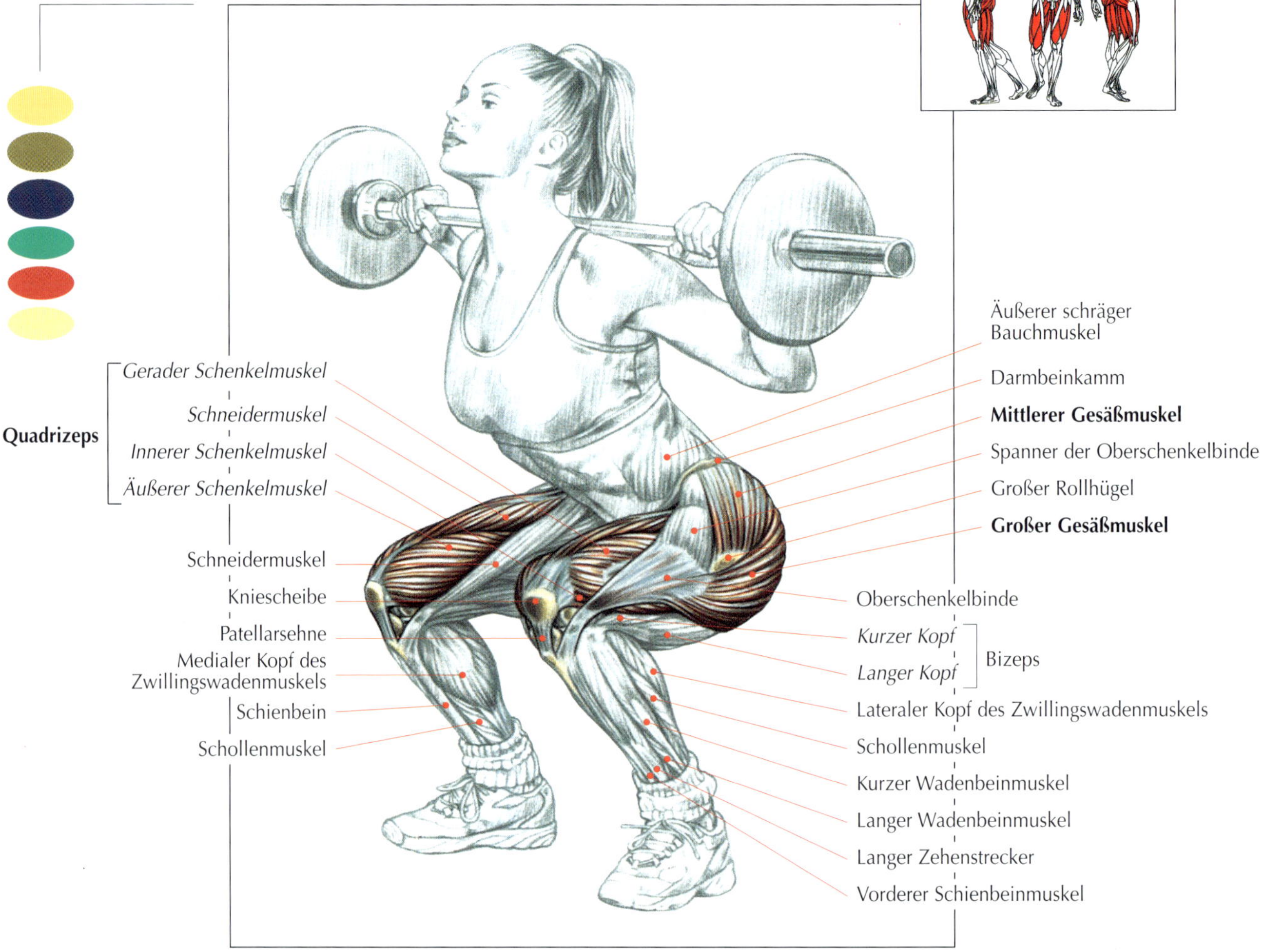

Die Kniebeuge ist die Nummer eins im Körpertraining, weil sie eine Vielzahl von Muskeln trainiert und sich auch hervorragend auf das Herz-Kreislauf-System auswirkt:

– Während die Langhantel auf einem Gestell liegt, gehen Sie darunter und legen die Stange auf den Kapuzenmuskel (ein bisschen über dem hinteren Teil des Deltamuskels); umfassen Sie die Stange – der Abstand zwischen den Händen ist je nach Körperbau variabel – und ziehen die Ellbogen nach hinten;

– tief einatmen, um einen intrathorakalen Druck aufrechtzuerhalten, der verhindert, dass man sich vom Gewicht zu sehr nach vorn drücken lässt; dann beugen Sie den Rücken ganz leicht und kippen das Becken nach vorn. Während Sie den Blick gerade nach vorn richten, lösen Sie nun die Stange vom Gestell. Gehen Sie ein oder zwei Schritte zurück und stellen die Füße par-

DIE ZWEI ARTEN, DIE STANGE ZU TRAGEN:

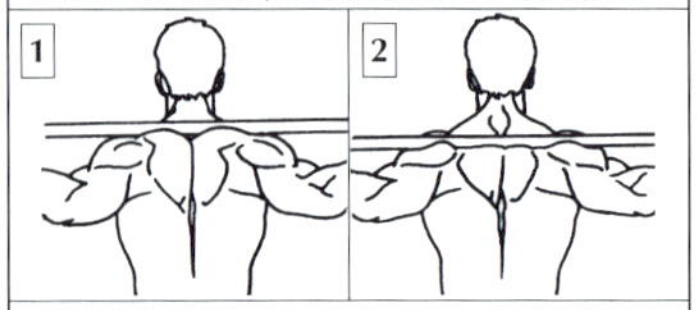

1. auf den Kapuzenmuskeln; **2.** auf den Delta- und Kapuzenmuskeln

DER BANDSCHEIBENVORFALL

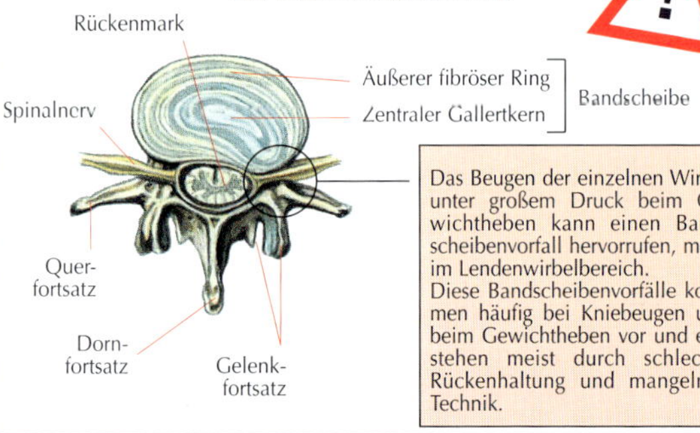

Das Beugen der einzelnen Wirbel unter großem Druck beim Gewichtheben kann einen Bandscheibenvorfall hervorrufen, meist im Lendenwirbelbereich.
Diese Bandscheibenvorfälle kommen häufig bei Kniebeugen und beim Gewichtheben vor und entstehen meist durch schlechte Rückenhaltung und mangelnde Technik.

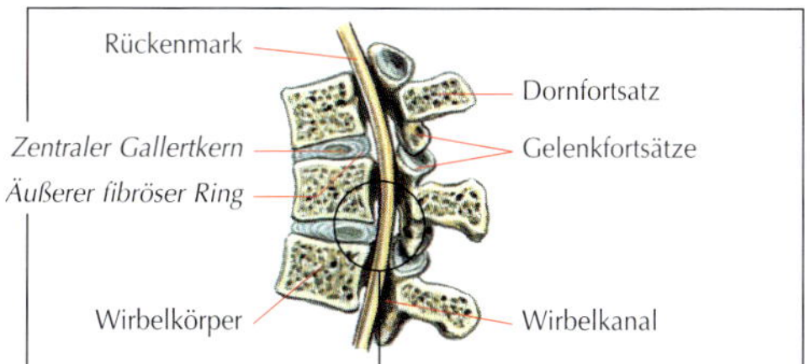

Bei der Beugung der Wirbelsäule wird die Bandscheibe vorn zusammengedrückt. Hinten entsteht ein Spalt zwischen Wirbelkörper und Bandscheibe. Der zentrale Gallertkern *(Nucleus pulposus)* wandert nach hinten und übt einen zunehmenden Druck auf dort befindliche Nerven aus. Hexenschuss und Ischias entstehen.

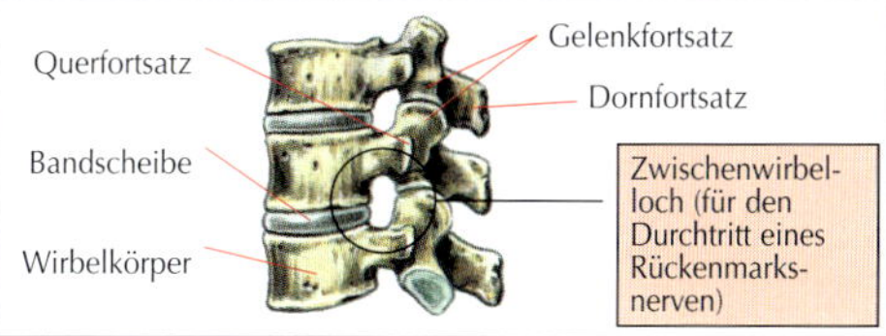

allel in Schulterbreite. Machen Sie die Kniebeuge, indem Sie den Oberkörper nach vorn neigen. Führen Sie die Abwärtsbewegung sehr kontrolliert aus, ohne die Wirbelsäule dabei zu beugen, um Verletzungen zu vermeiden;

– wenn sich die Oberschenkel in waagrechter Position befinden, strecken Sie die Beine und richten den Oberkörper langsam wieder auf, um in die Ausgangsstellung zurückzukehren. Am Ende der Bewegung ausatmen. Die Kniebeuge trainiert vor allem den vierköpfigen Schenkelmuskel, die Gesäßmuskeln, die Adduktoren, die Rückenstrecker, die Bauchmuskeln sowie die Muskeln der Oberschenkelrückseite.

Variationen:

1. Für Personen mit steifen Fußgelenken oder langen Oberschenkelknochen ist es ratsam, einen Keil unter die Fersen zu legen, um eine zu starke Neigung des Oberkörpers nach vorn zu verhindern. Diese Variante bedeutet mehr Muskelarbeit für den vierköpfigen Schenkelmuskel.

2. Wenn man die Position der Langhantel auf dem Rücken verändert, indem man sie nämlich auf den hinteren Teil des Deltamuskels platziert, verringert man den Druck der Stange auf den Nacken, wodurch die Hebewirkung des Rückens besser zum Tragen kommt und man mit schweren Gewichten arbeiten kann. Diese Technik wird häufig von den professionellen Gewichthebern angewandt.

3. Die Kniebeuge kann auch an einem Gerät mit einer Führungsschiene ausgeführt werden, bei dem der Oberkörper nicht nach vorn geneigt und die ganze Muskelarbeit auf den vierköpfigen Schenkelmuskel konzentriert wird.

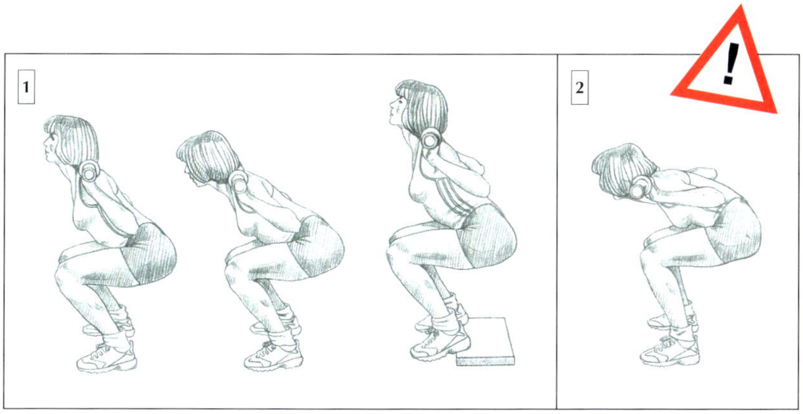

1. GUTE KÖRPERHALTUNGEN:
Während der Kniebeuge soll der Rücken ständig so gerade wie möglich gehalten werden.
Bei unterschiedlichen Körperproportionen (kürzere oder längere Beine, mehr oder weniger flexible Knöchel) und verschiedenen Ausführungstechniken (Abstand zwischen den Füßen, Verwendung von Fersenunterlagen, hohe oder niedrige Position der Langhantel) wird der Neigungswinkel des Oberkörpers größer oder kleiner sein, die Beugungsachse verläuft jedoch immer durch das Hüftgelenk.

2. SCHLECHTE KÖRPERHALTUNG:
Man darf während einer Kniebeuge niemals den Rücken krümmen. Dieser Fehler ist für die meisten Verletzungen im Lendenbereich verantwortlich, besonders für Bandscheibenvorfälle.

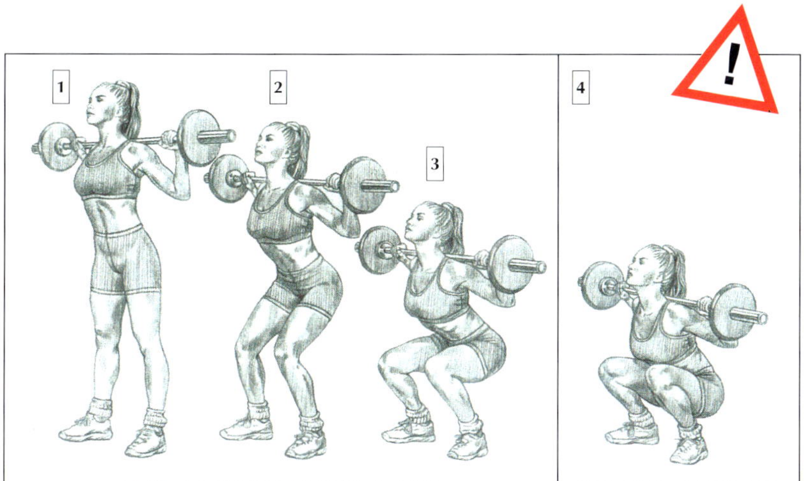

HERKÖMMLICHE WAAGRECHTE KNIEBEUGE

VOLLSTÄNDIGE KNIEBEUGE

Um die Arbeit der Gesäßmuskeln deutlich zu spüren, ist es wichtig, die Oberschenkel in waagrechte Position zu bringen.

1–2–3: negative Phase

4: Um die Arbeit der Gesäßmuskeln noch besser zu spüren, kann man die Oberschenkel über die Waagrechte hinaus in eine tiefere Position bringen. Allerdings sind nur Personen mit flexiblen Knöcheln und kurzen Oberschenkeln zur richtigen Umsetzung dieser Technik in der Lage. Außerdem muß die Kniebeuge vorsichtig ausgeführt werden, da sie zur Krümmung der unteren Rückenpartie verführt, was schwere Verletzungen verursachen kann.

2 KNIEBEUGEN MIT WEIT GEGRÄTSCHTEN BEINEN

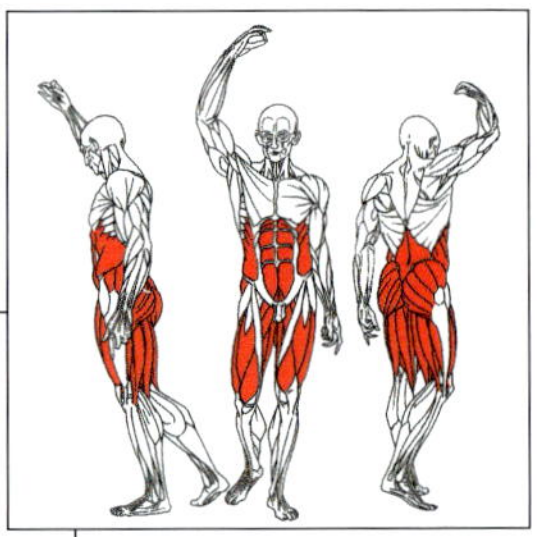

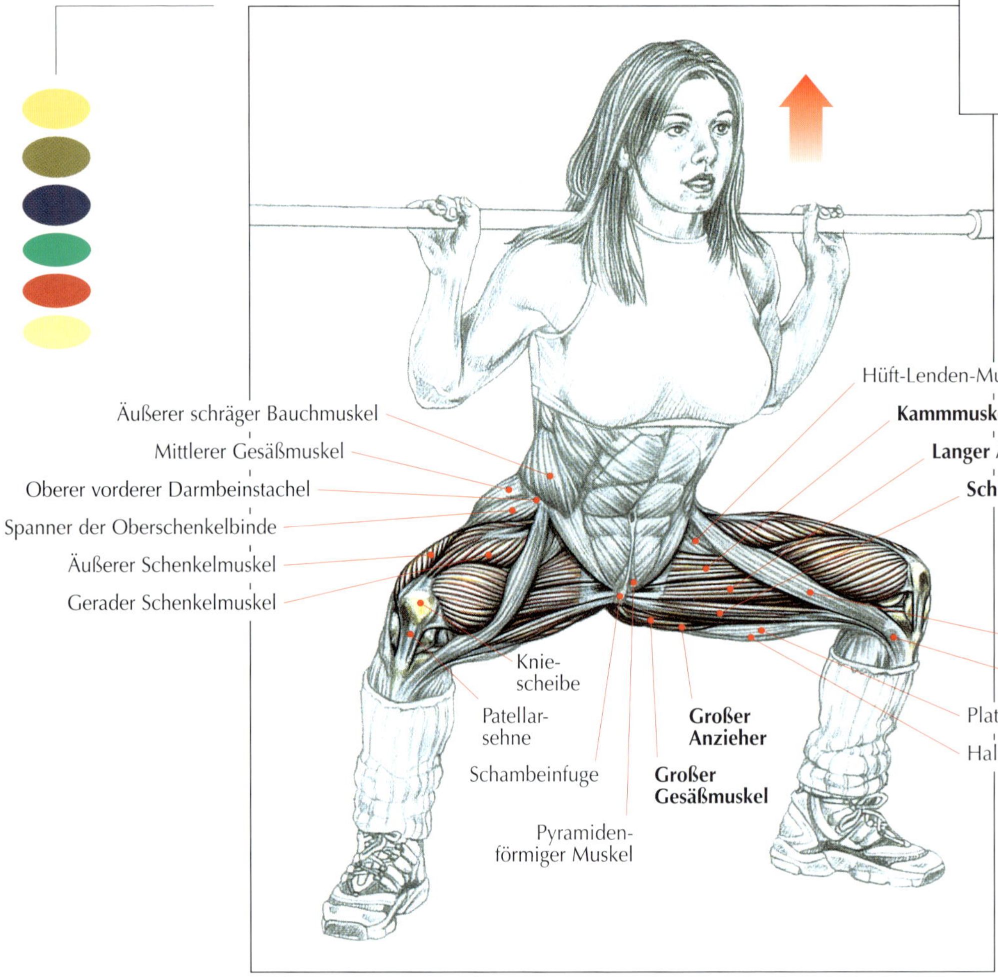

Diese Übung wird wie die klassische Kniebeuge ausgeführt, nur dass die Beine weit geöffnet sind und die Fußspitzen nach außen weisen, wodurch die Oberschenkelinnenseite intensiv gekräftigt wird.

Die trainierten Muskeln sind:

- der vierköpfige Schenkelmuskel,
- die Gesamtheit der Adduktoren (großer, langer und kurzer Anzieher, schlanker Muskel und Kammmuskel),
- die Gesäßmuskeln,
- die Kniebeuger,
- die Bauchmuskeln
- und die Rückenstrecker.

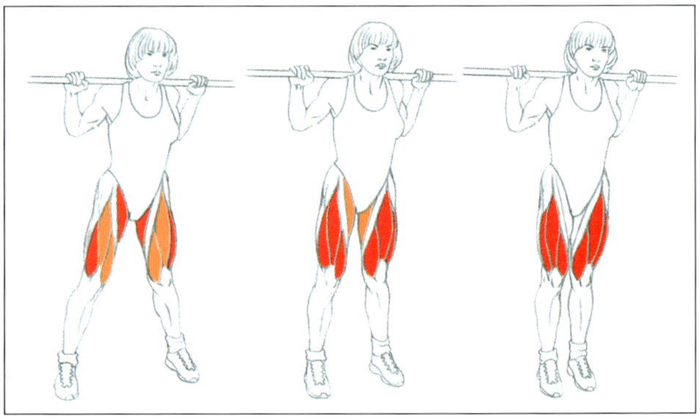

DIE DREI ARTEN DER FUSSSTELLUNG BEI DER KNIEBEUGE:

Stark beanspruchte Muskulatur

Weniger beanspruchte Muskulatur

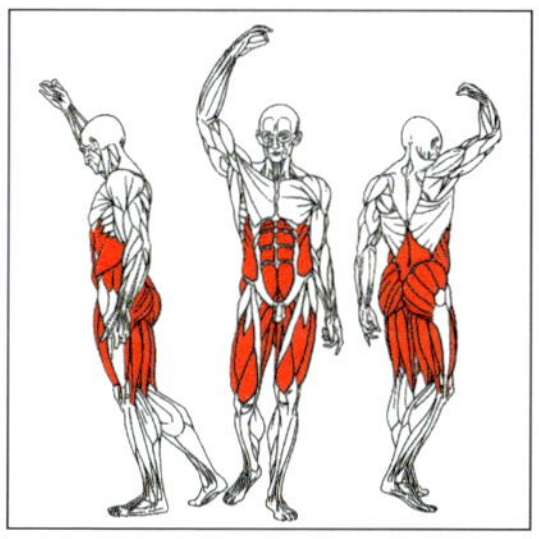

KNIEBEUGEN MIT DER LANGHANTEL VORN

3

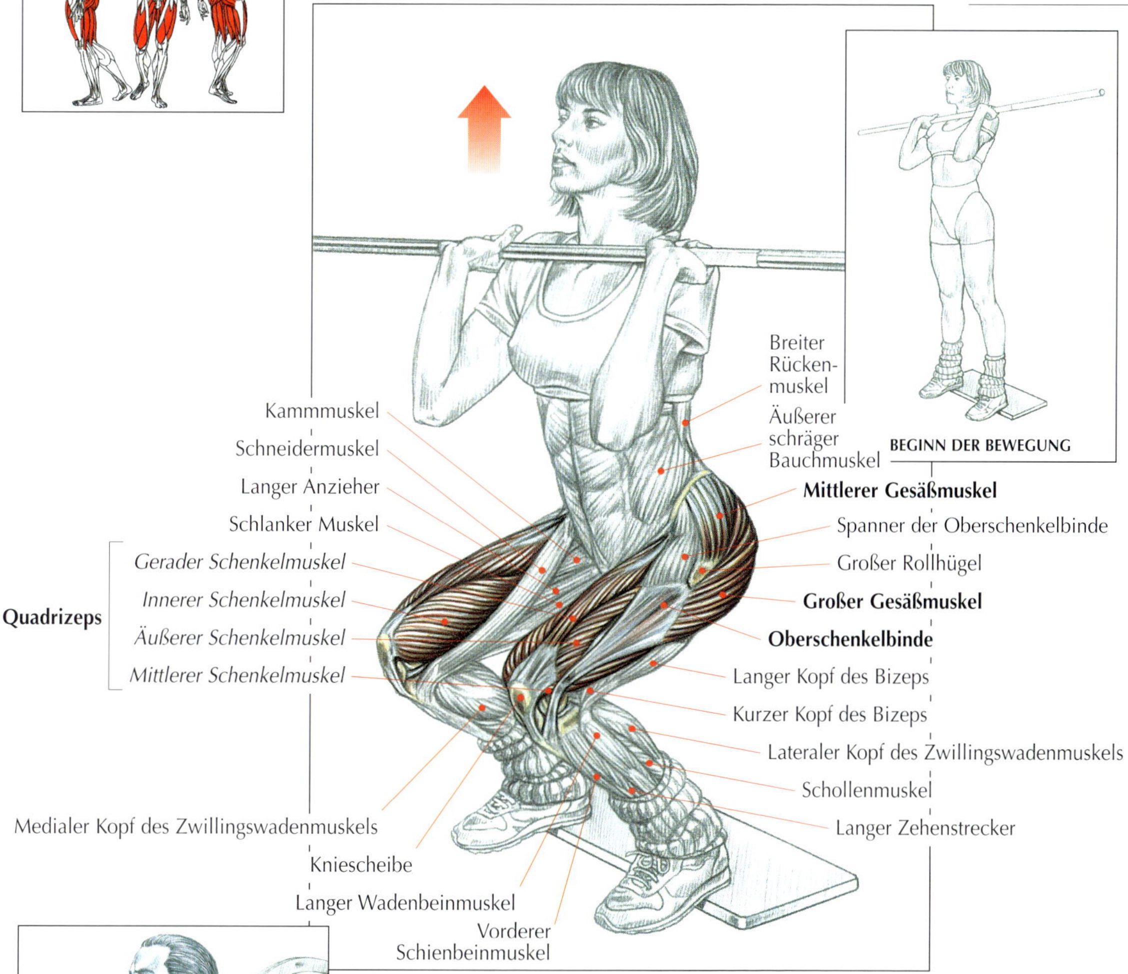

Die Langhantel auf den vorderen Teil des Deltamuskels gelegt, die Oberarme in horizontaler Position, die Ellbogengelenke gebeugt, richten Sie den Blick gerade nach vorn:

– beim Einatmen die Knie beugen, danach zur Ausgangsposition zurückkehren und am Ende der Bewegung ausatmen.

Durch die vor dem Körper befindliche Stange ist es nicht möglich, den Oberkörper nach vorn zu beugen, und deshalb bleibt der Rücken stets aufrecht. Um die Durchführung der Übung zu erleichtern, kann man einen Keil oder ein Brett unter die Fersen legen.

Diese Art der Kniebeuge konzentriert einen Großteil der Muskelarbeit auf den vierköpfigen Schenkelmuskel; allerdings kann man bei dieser Übung nicht so viel Gewicht verwenden wie bei der klassischen Kniebeuge.

Diese Übung kräftigt auch die Gesäßmuskeln, die Kniebeuger, die Bauchmuskeln und die unteren Teile der Rückenstrecker.

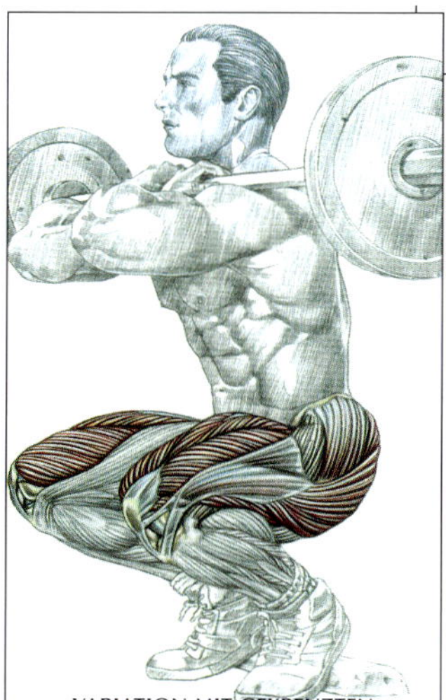

VARIATION MIT GEKREUZTEN UNTERARMEN

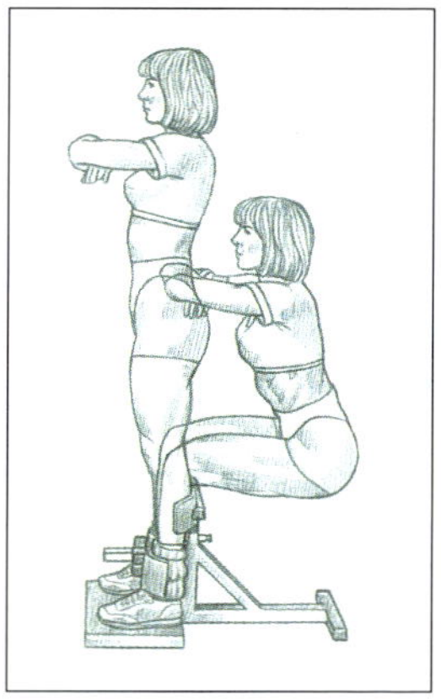

Der Kniebeuge mit der Langhantel entsprechend, gibt es ein Gerät, das die Unterschenkel beim Kniebeugen stützt und fixiert, wobei ein Großteil der Muskelarbeit auf den vierköpfigen Schenkelmuskel konzentriert wird.

4 BEINBEUGEN MIT KURZHANTELN

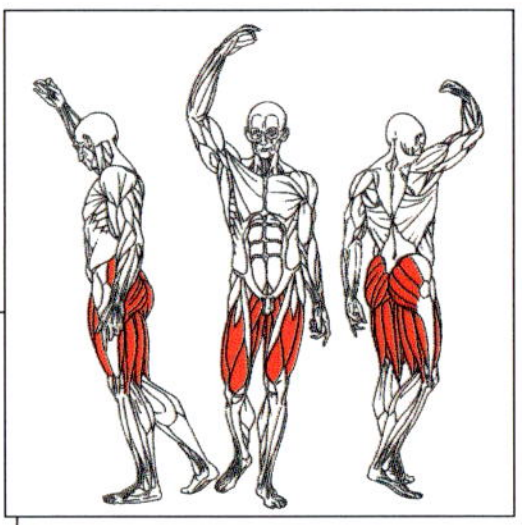

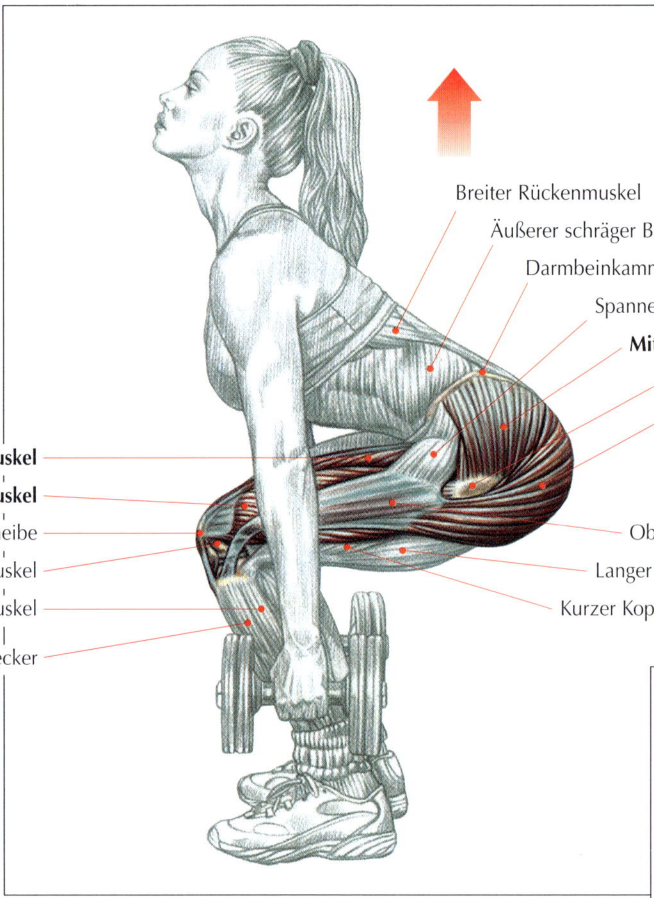

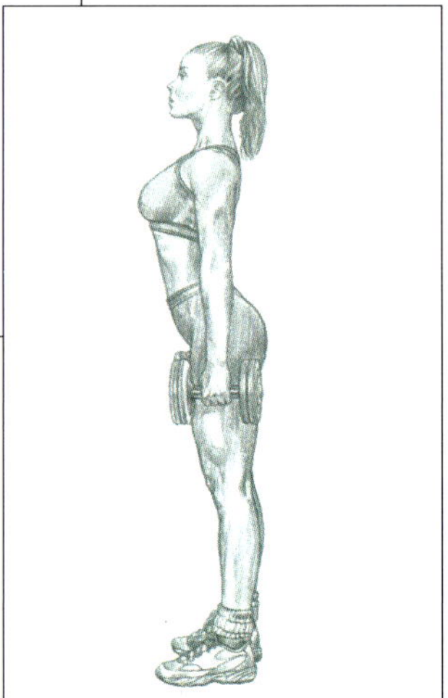
BEGINN DER BEWEGUNG

Sie stehen mit leicht gegrätschten Beinen und halten eine Hantel in jeder Hand, die Arme sind entspannt:
– Schauen Sie geradeaus, atmen Sie ein, runden Sie leicht den Rücken, und beugen Sie die Knie;
– wenn sich die Oberschenkel in waagrechter Position befinden, strecken Sie die Beine wieder, bis Sie stehen;
– am Ende der Bewegung ausatmen.
Diese Übung trainiert vor allem die Gesäßmuskeln und den vierköpfigen Schenkelmuskel.

Anmerkung:
Es ist nutzlos, diese Übung mit schweren Gewichten zu machen; wenn man sie mit leichten Hanteln in Sätzen von zehn bis 15 Wiederholungen durchführt, erzielt man das beste Ergebnis.

5 BEINPRESSEN IN SCHRÄGLAGE

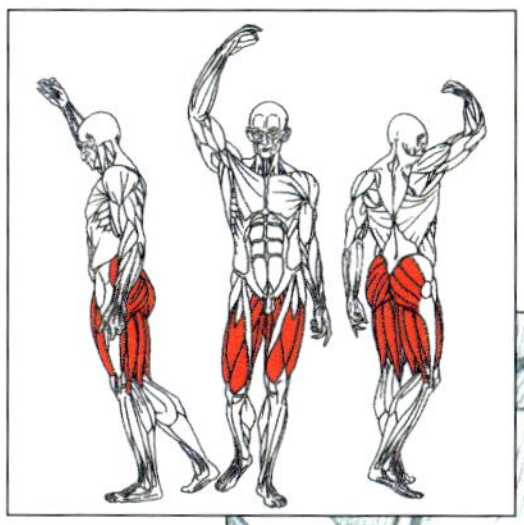

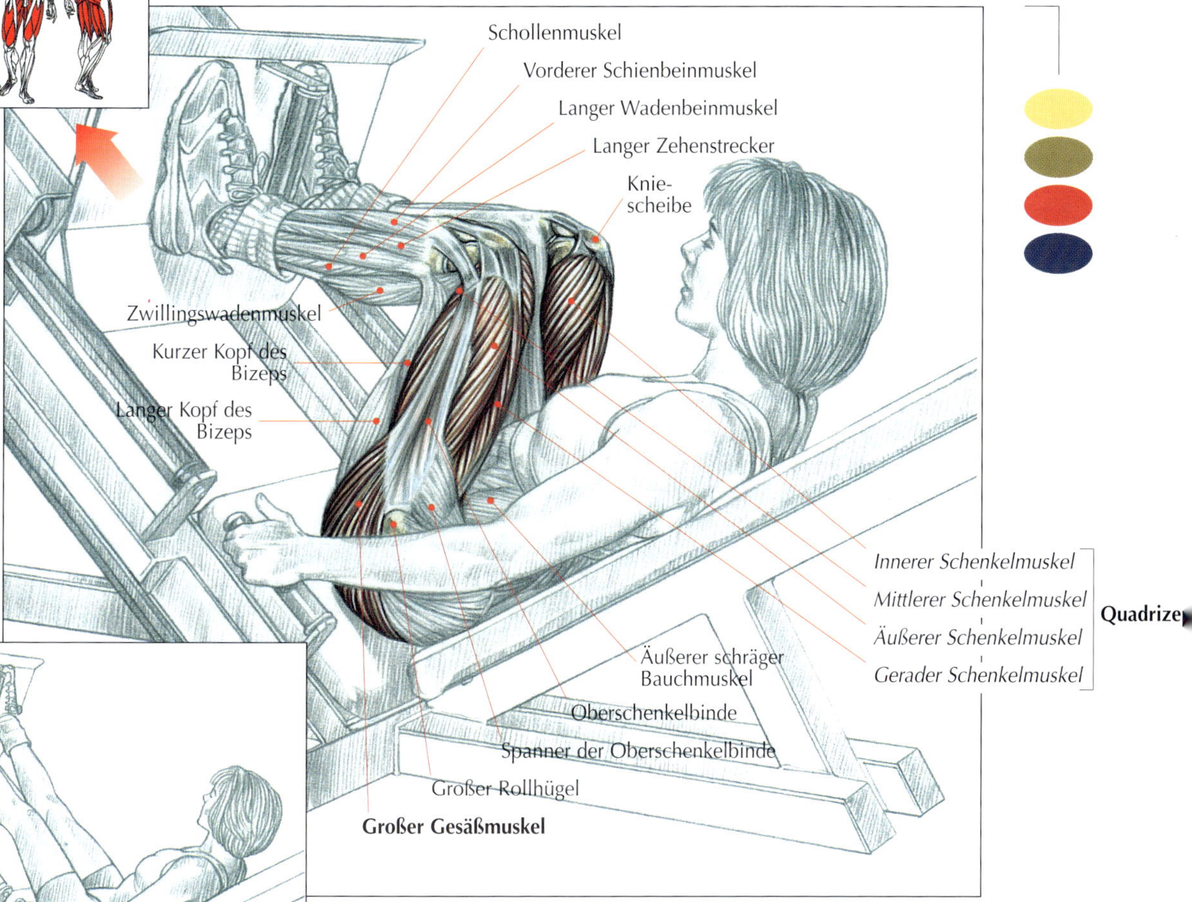

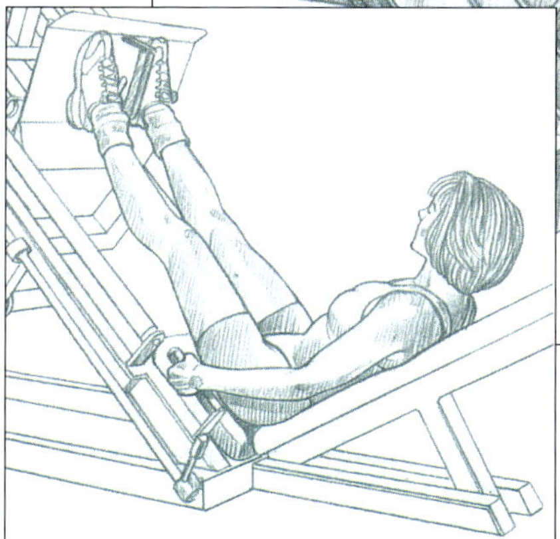

AUSGANGSSTELLUNG

Legen Sie sich auf die Schrägbank, die Füße in mittlerem Abstand voneinander:
– Beim Einatmen lösen Sie die Sicherung, beugen im Knie und lassen die Oberschenkel vom Gewicht so weit wie möglich zum Brustkorb drücken. Dann strecken Sie die Beine langsam aus. Am Ende der Bewegung ausatmen.

Wenn sich die Füße unten auf der Platte befinden, wird vor allem der vierköpfige Schenkelmuskel trainiert; wenn die Füße dagegen am oberen Rand der Platte aufliegen, werden besonders die Gesäßmuskeln und die Kniebeuger gekräftigt. Ruhen die Füße weit auseinander auf der Platte, wird die Muskeltätigkeit vor allem von den Adduktoren übernommen.
Diese Übung kann auch von Personen ausgeführt werden, die an Rückenschmerzen leiden und keine Kniebeugen mit Gewichten machen dürfen; dabei sollte man das Gesäß aber nicht von der Unterlage lösen.

Füße am oberen Rand der Platte

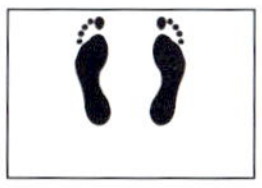

Kräftigung der Gesäßmuskeln und der Kniebeuger

Füße am unteren Rand der Platte

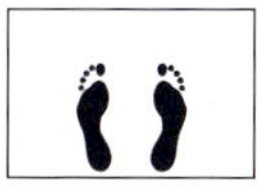

Training des vierköpfigen Schenkelmuskels

Weit voneinander entfernte Füße

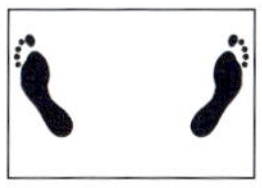

Starke Beanspruchung der Adduktoren

Eng aneinander gestellte Füße

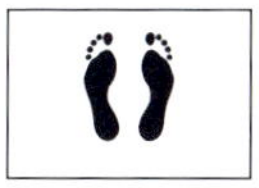

Training des vierköpfigen Schenkelmuskels

6 BEINPRESSEN IM STEHEN – *»HACK SQUAT«*

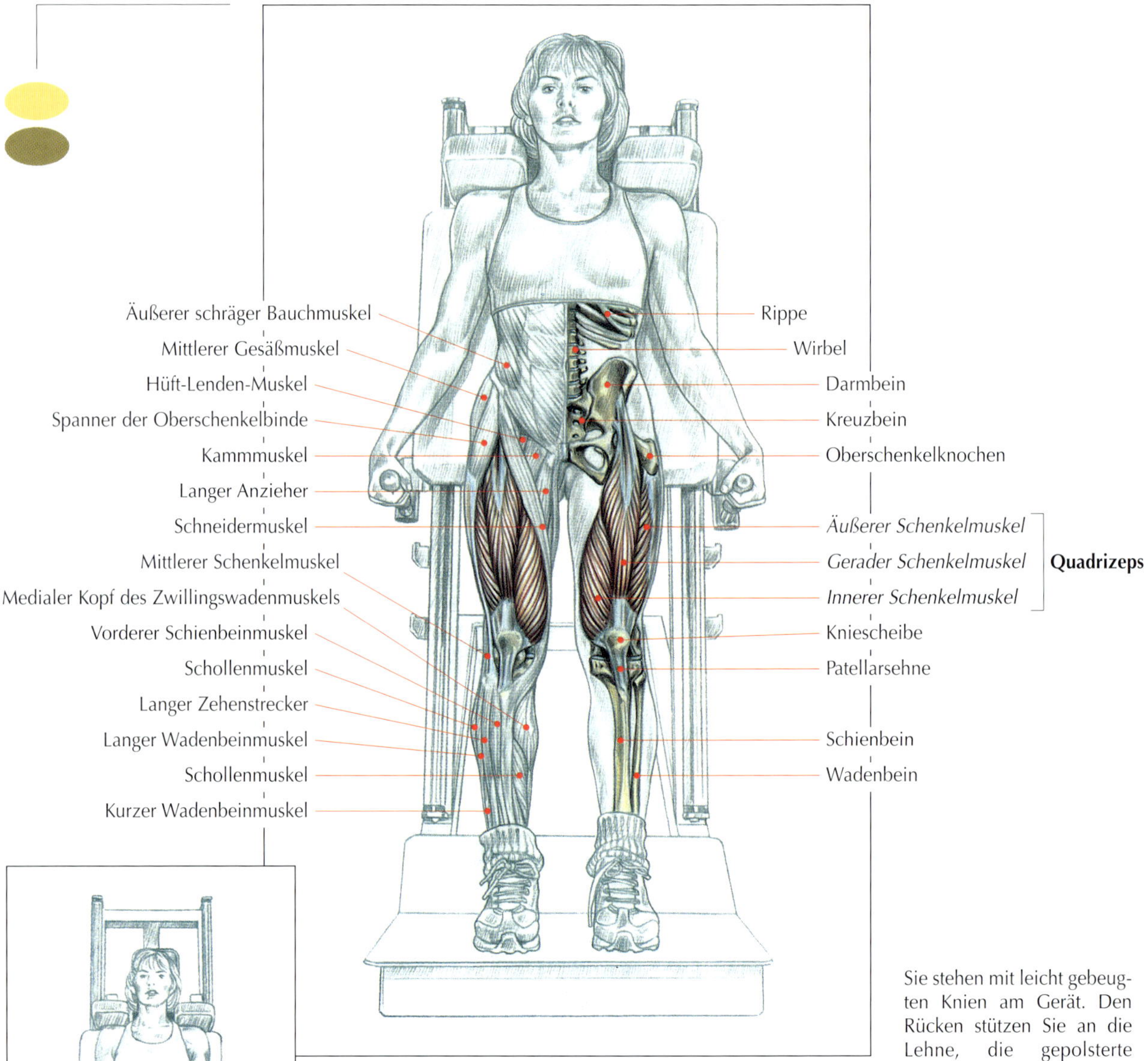

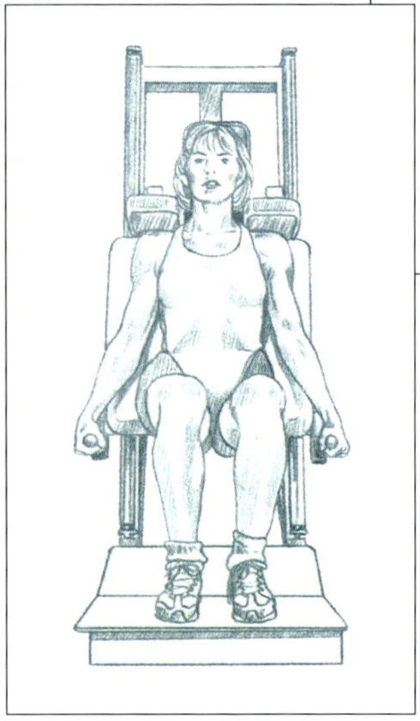

Sie stehen mit leicht gebeugten Knien am Gerät. Den Rücken stützen Sie an die Lehne, die gepolsterte Fläche liegt wie ein Joch auf Ihren Schultern (das englische Wort *hack* bedeutet Gespann, Joch), die Füße haben mittleren Abstand voneinander:

– Beim Einatmen lösen Sie die Sicherung und lassen sich vom Gewicht langsam nach unten drücken, bis die Knie ganz gebeugt sind. Durch Strecken der Beine stemmen Sie das Gewicht langsam auf Ihren Schultern hoch. Am Ende der Bewegung ausatmen.

Diese Übung konzentriert die Muskelarbeit auf den vierköpfigen Schenkelmuskel; je weiter vorn die Füße auf der Plattform platziert werden, desto stärker werden die Gesäßmuskeln beansprucht, und je weiter die Füße voneinander entfernt sind, desto intensiver werden die Adduktoren mittrainiert.

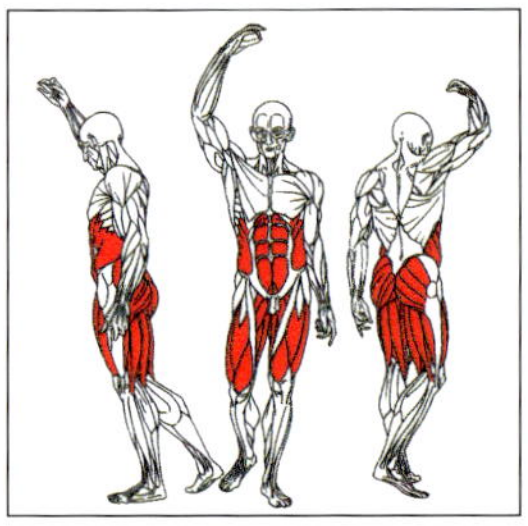

KNIESTRECKEN AM GERÄT – *»LEG EXTENSION«* 7

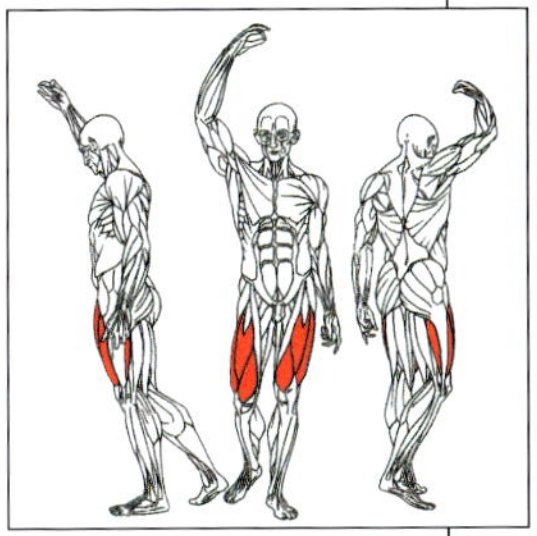

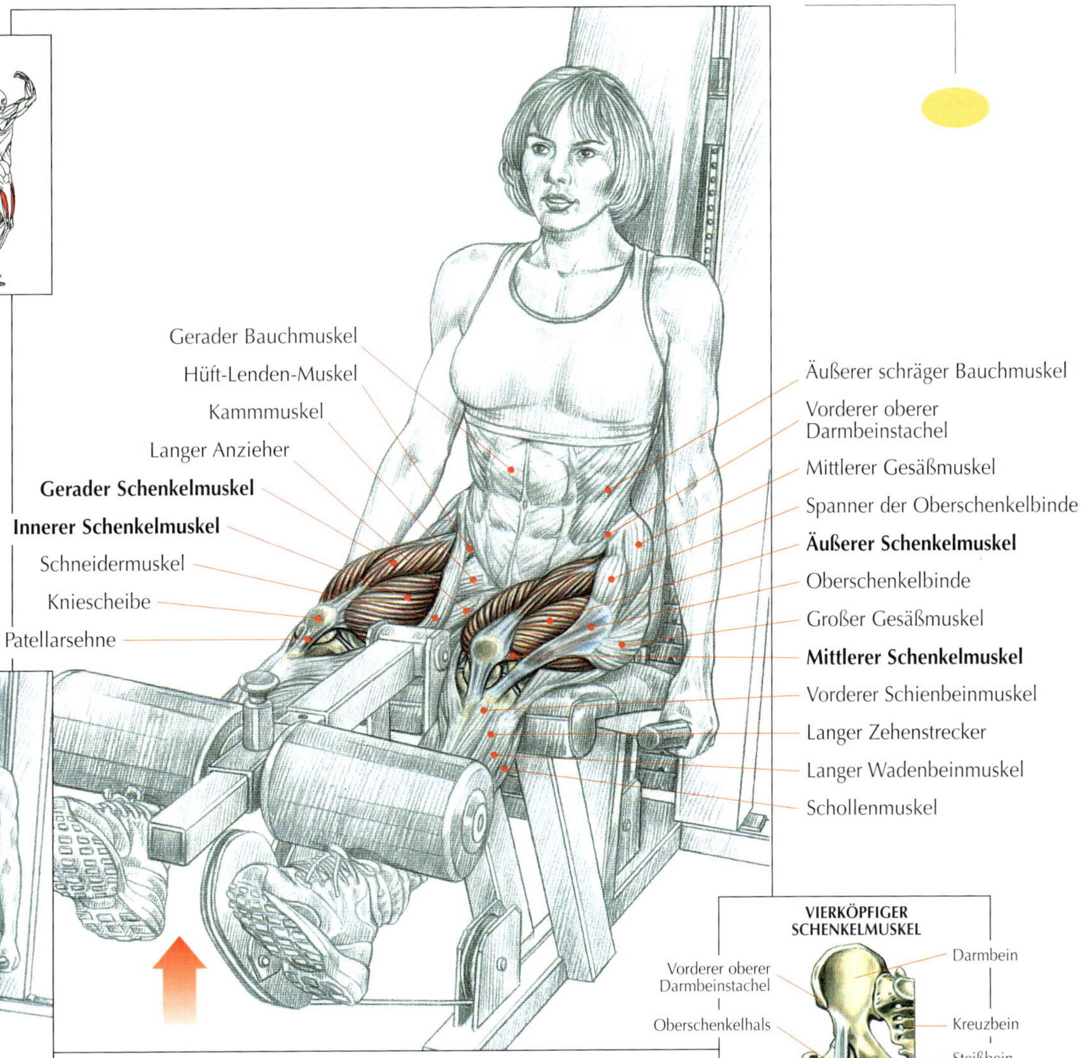

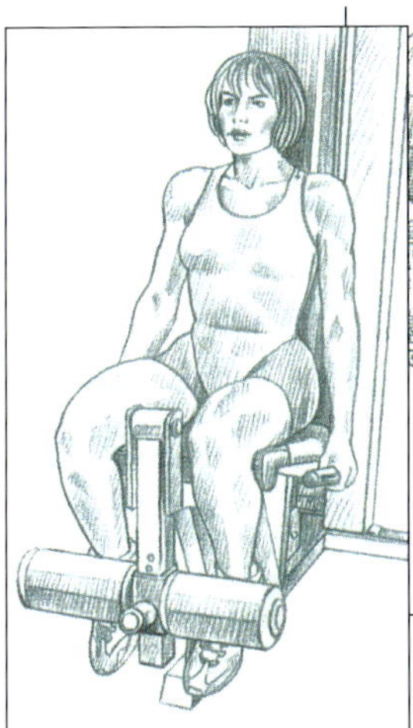

BEGINN DER BEWEGUNG

Sie sitzen auf dem Gerät, die Hände umfassen die Griffe oder den Sitz, um den Oberkörper unbeweglich zu halten. Die Knie sind gebeugt, die Fußgelenke sind unter den Rollen platziert:

– beim Einatmen die Beine ganz durchstrecken, bis sie waagrecht sind. Am Ende der Bewegung ausatmen.

Dies ist die beste Übung, um den vierköpfigen Schenkelmuskel isoliert zu trainieren. Es ist zu beachten, dass, je mehr die Rückenlehne nach rückwärts geneigt ist, desto mehr auch das Becken nach hinten geneigt ist. Der gerade Schenkelmuskel, der als einziger der vier Köpfe des Schenkelmuskels zweigelenkig ist, wird bei einer Rückwärtsneigung der Lehne von vornherein mehr gestreckt, wodurch er bei der Beinstreckung intensiver trainiert wird.

URSPRÜNGE DES QUADRIZEPS AUF DEM OBERSCHENKELKNOCHEN

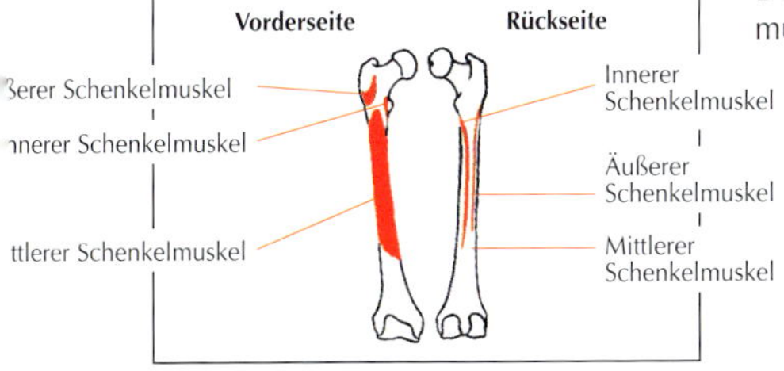

VIERKÖPFIGER SCHENKELMUSKEL

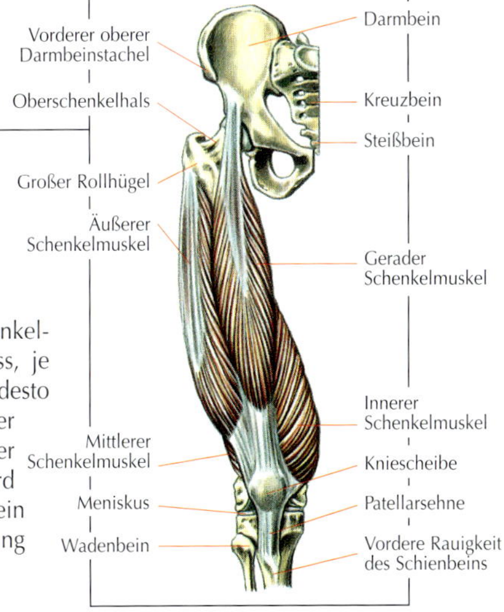

8 KNIEBEUGEN IN BAUCHLAGE – *»LEG CURL«*

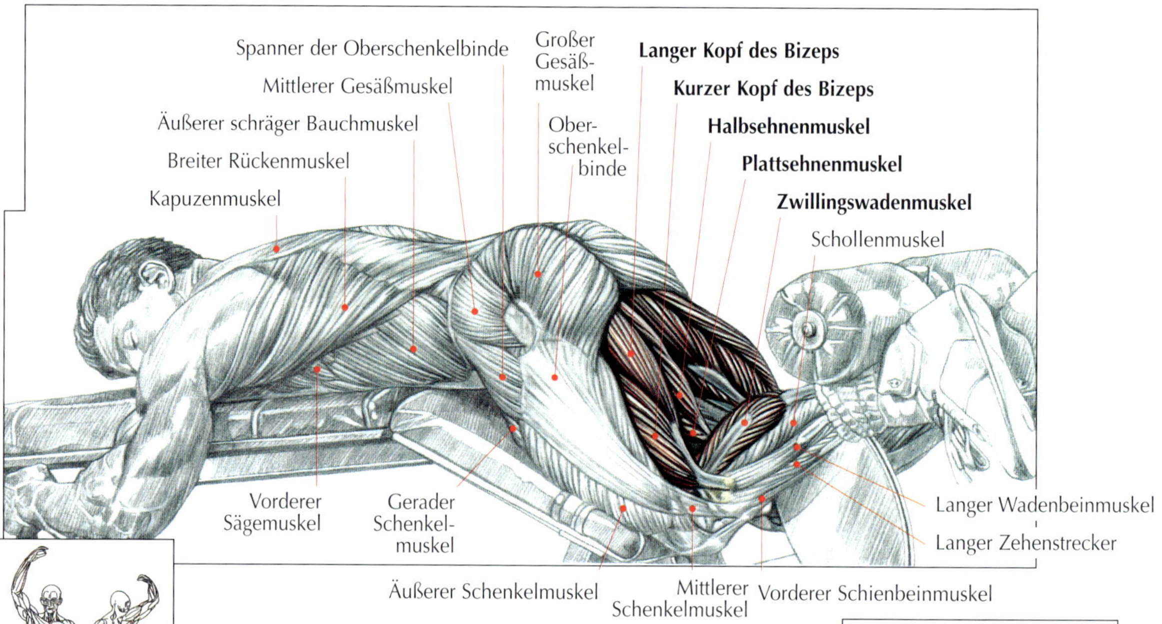

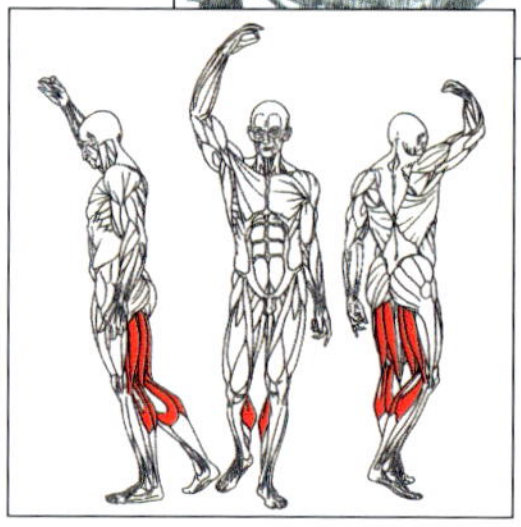

Sie liegen bäuchlings auf der Bank, die Hände umfassen die Griffe, die Beine sind gestreckt und die Fußgelenke unter den Rollen positioniert:

– beim Einatmen beide Unterschenkel gegen den Druck der Gewichte heben und versuchen, das Gesäß mit der Rolle zu berühren. Am Ende der Bewegung ausatmen. In einer langsamen und kontrollierten Bewegung zur Ausgangsposition zurückkehren. Diese Übung kräftigt alle Kniebeuger sowie den Zwillingswadenmuskeln.

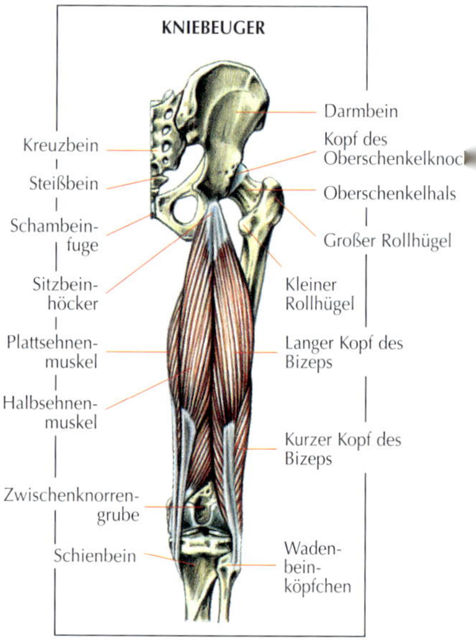

Theoretisch ist es möglich, durch Drehung der Füße den Trainingsakzent auf verschiedene Kniebeuger zu legen. Wenn man die Füße bei der Beugung nach innen dreht, beansprucht man verstärkt den Halbsehnenmuskel und den Plattsehnenmuskel; dreht man die Füße bei der Beugung etwas nach außen, trainiert man besonders den langen und kurzen Kopf des Bizeps. In der Praxis ist dies jedoch sehr schwierig, und eigentlich kann an diesem Gerät nur die Muskeltätigkeit der Kniebeuger und des Zwillingswadenmuskels differenziert werden:

– Sind die Füße in Plantarflexion (das heißt, die Fußsohle ist gebeugt und die Achillessehne verkürzt), liegt der hauptsächliche Trainingseffekt auf den Kniebeugern;

– sind die Füße in Dorsalflexion (das heißt, die Achillessehne ist gestreckt), liegt der Trainingsakzent auf dem Zwillingswadenmuskel.

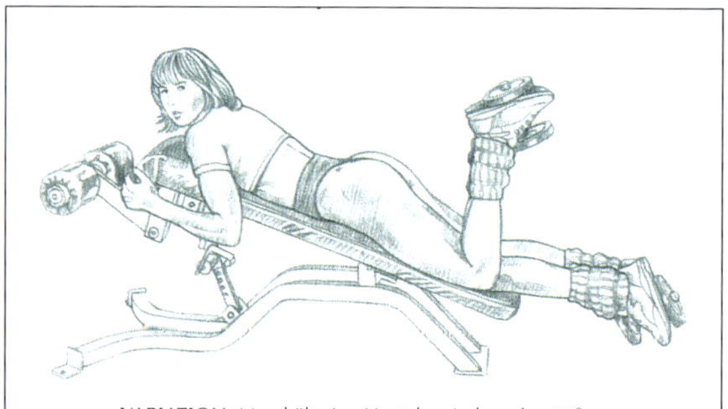

VARIATION: Man hält eine Hantel zwischen den Füßen

Variation:

Man kann diese Übung auch mit abwechselndem Heben der Unterschenkel ausführen.

ABWECHSELNDES KNIEBEUGEN IM STEHEN AM GERÄT 9

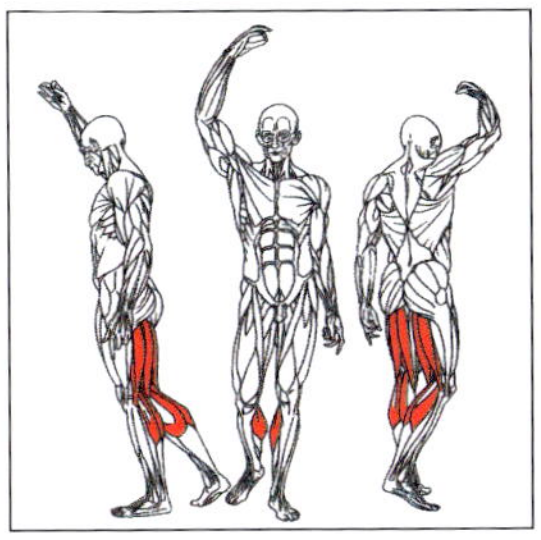

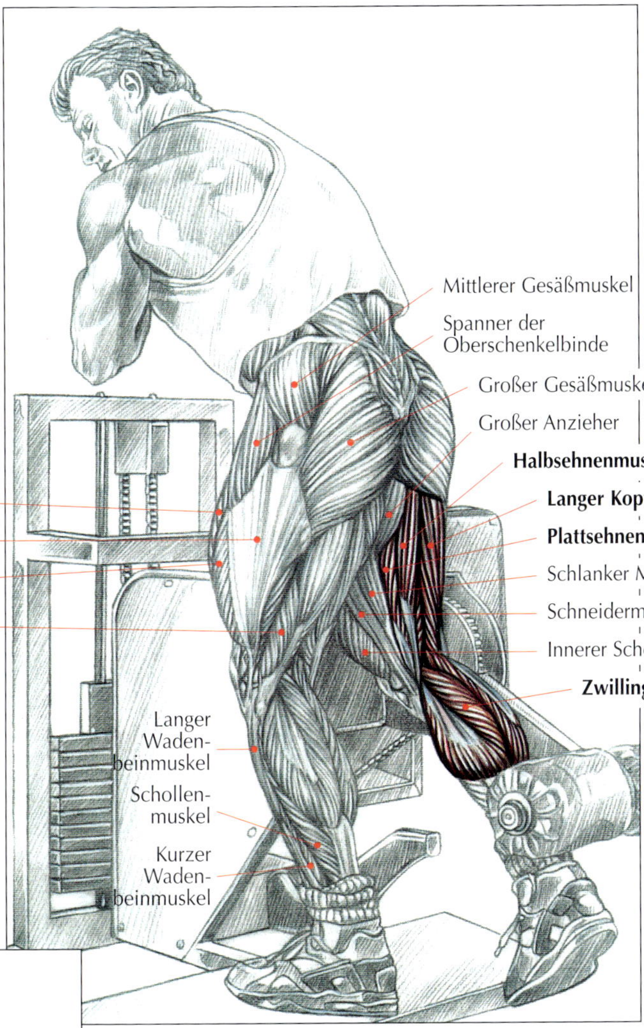

KNIEKEHLENMUSKEL

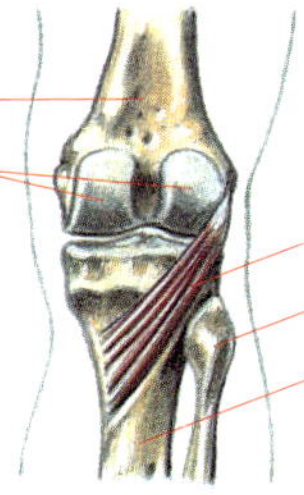

Der Kniekehlenmuskel (M. popliteus) liegt in der Tiefe der Beinrückseite, in Höhe des Kniegelenks. Er ist mit den Kniebeugern und dem Zwillingswadenmuskel an der Beugung des Knies beteiligt.

Sie stehen und stützen sich mit dem Oberkörper und den Knien ab. Das Bein ist gestreckt, das Fußgelenk unter der Rolle platziert:

– beim Einatmen das Knie des gestreckten Beines beugen. Am Ende der Bewegung ausatmen.

Diese Übung trainiert alle Kniebeuger (Halbsehnenmuskel, Plattsehnenmuskel, kurzer und langer Kopf des Bizeps) und in geringerem Ausmaß auch den Zwillingswadenmuskel. Um den Trainingseffekt auf den letztgenannten Muskel zu erhöhen, kann man bei der Beugebewegung den Fuß in Dorsalflexion (Achillessehne gestreckt) halten. Um den Muskelaufbau des Zwillingswadenmuskels zu verringern, was häufig gefragt ist, genügt es, den Fuß in Plantarflexion (Fußsohle gebeugt) zu halten.

10 KNIEBEUGEN IM SITZEN AM GERÄT

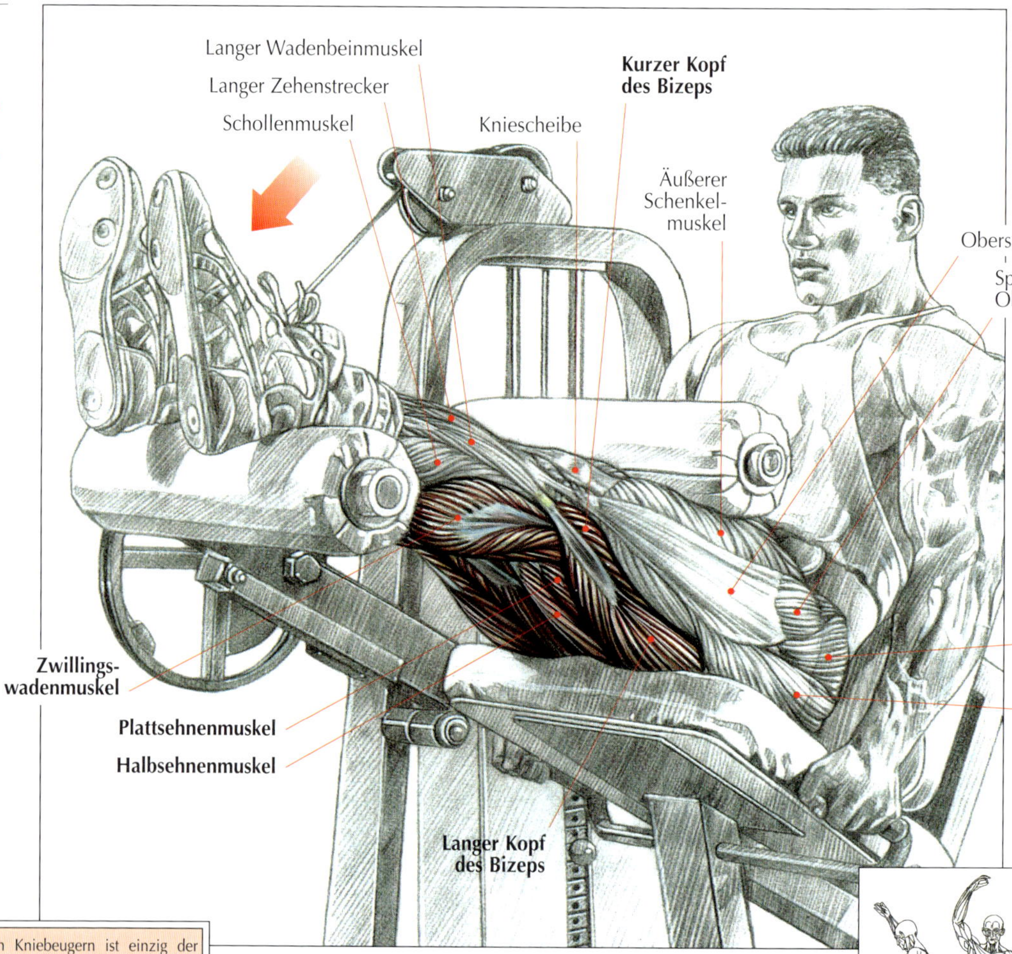

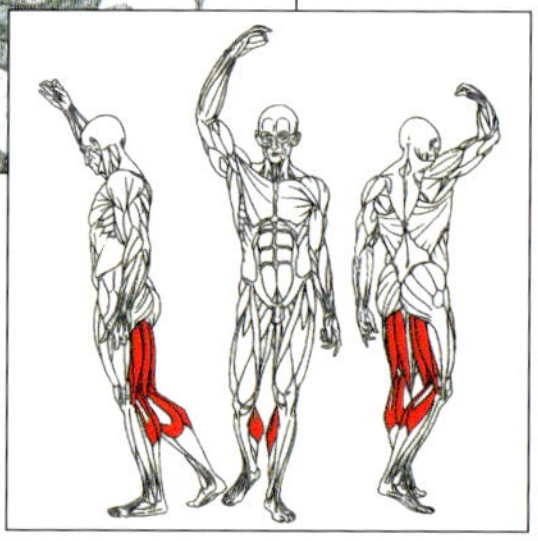

Von allen Kniebeugern ist einzig der kurze Kopf des Bizeps eingelenkig; dieser beugt nur im Knie, während alle anderen zusätzlich in der Hüfte strecken.

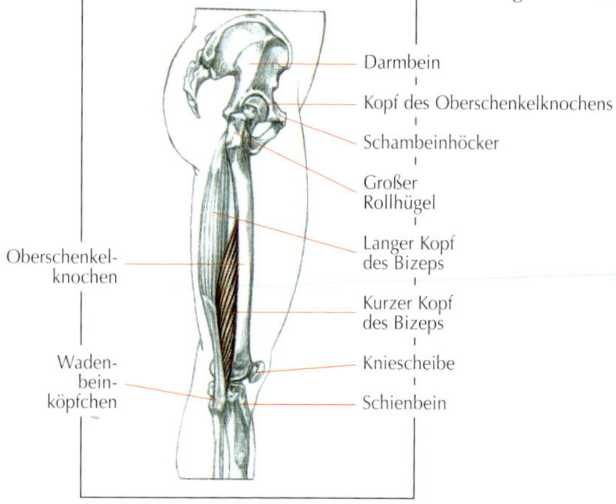

Sie sitzen mit gestreckten Beinen auf dem Gerät, die Fußgelenke liegen auf der Rolle, die Hände umfassen die Griffe:

– beim Einatmen die Knie beugen. Am Ende der Bewegung ausatmen.

Diese Übung trainiert alle Kniebeuger und in geringerem Ausmaß die Zwillingswadenmuskeln.

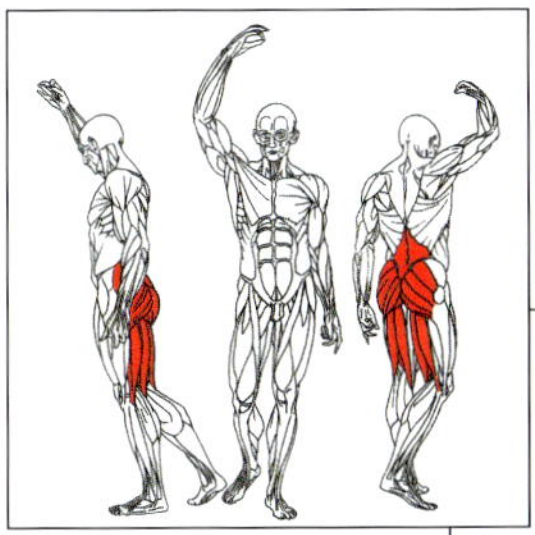

BEUGEN DES OBERKÖRPERS NACH VORN – »GOOD MORNING« 11

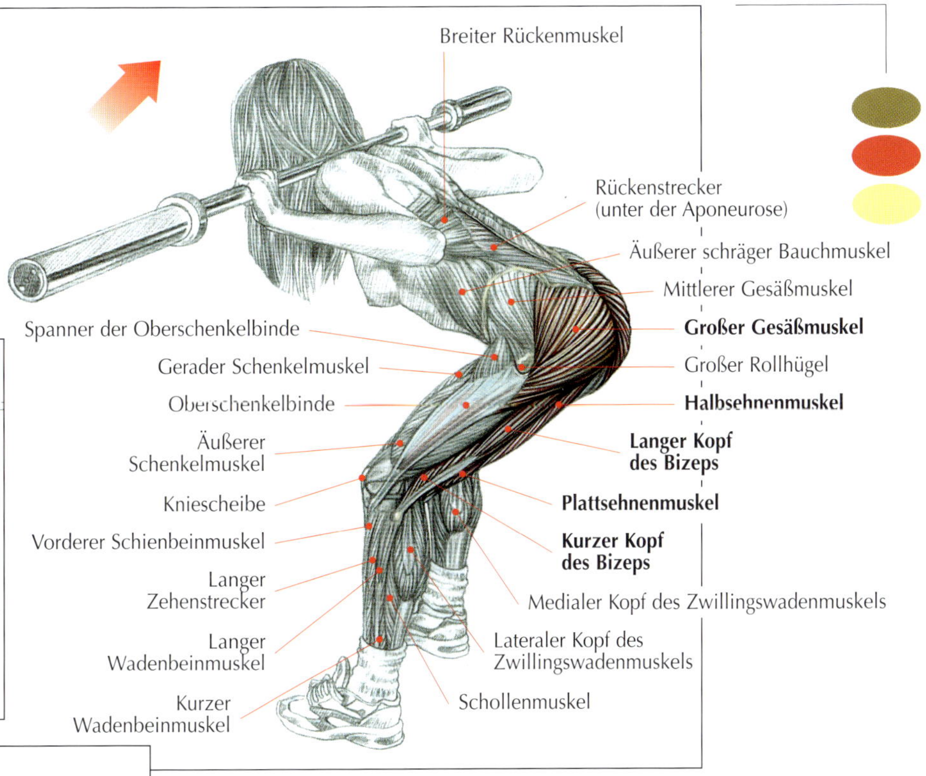

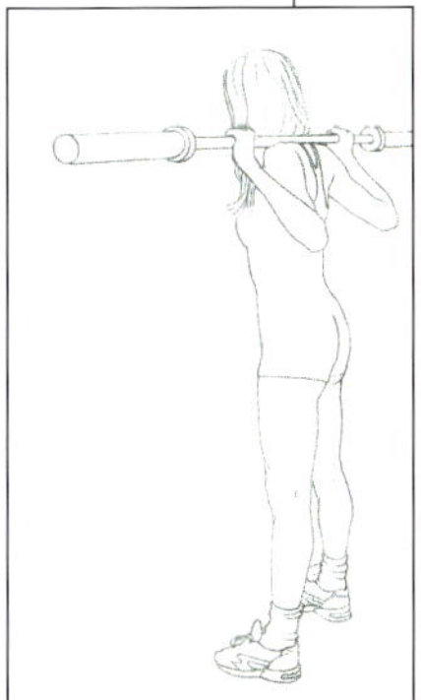

AUSGANGSSTELLUNG

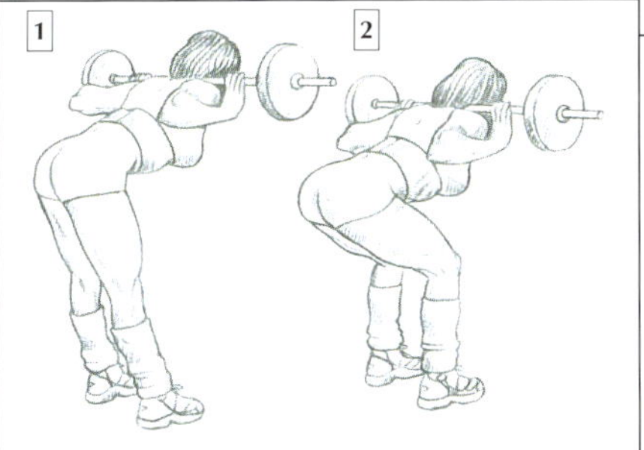

DIE ZWEI ARTEN DES »*GOOD MORNING*«
1. mit durchgestreckten Beinen; **2.** mit gebeugten Knien

Sie stehen mit leicht gegrätschten Beinen, die Stange liegt auf dem Kapuzenmuskel oder ein bisschen tiefer auf dem hinteren Teil des Deltamuskels:
– beim Einatmen den Oberkörper nach vorn bis zur Waagrechten beugen, wobei der Rücken stets gerade bleibt. Die Beugeachse verläuft durch das Hüftgelenk. Sich dann wieder aufrichten und am Ende der Bewegung ausatmen. Zur Erleichterung der Übung kann man die Knie ein wenig beugen.
Diese Übung trainiert den großen Gesäßmuskel, die Rückenstrecker und alle Kniebeuger mit Ausnahme des kurzen Bizepskopfes, der als eingelenkiger Muskel nur im Knie beugt. Alle anderen Kniebeuger strecken in der Hüfte, das heißt, sie richten das Becken auf, und damit auch den Oberkörper, wenn dieser durch isometrische Kontraktion der Bauchmuskeln und der Muskeln im unteren Rücken mit dem Becken in einer Linie gehalten wird.
Um die besten Resultate für die Kniebeuger zu erzielen, sollte man keine schweren Gewichte verwenden.
In der passiven Phase der Bewegung, beim Beugen des Oberkörpers nach vorn, wird die Rückseite der Oberschenkel ausgezeichnet gedehnt.
Regelmäßiges Durchführen dieser Übung beugt Verletzungen vor, die während der Ausführung von Kniebeugen mit hohen Gewichten auftreten können.

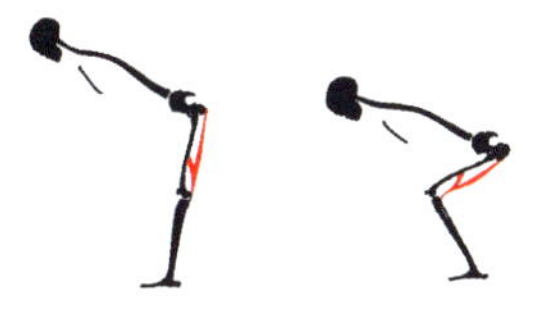

Wenn man beim Beugen des Oberkörpers die *Beine gestreckt* hält, werden die Kniebeuger gedehnt, wodurch man deren Anspannung beim Wiederaufrichten des Beckens deutlicher spürt. Wenn man beim Vorwärtsneigen des Oberkörpers die *Knie gebeugt* hält, bleiben die Kniebeuger entspannt, was die

WIRKUNG DER ISCHIOKRURALEN MUSKULATUR UND DES GROSSEN GESÄSSMUSKELS AUF DAS AUFRICHTEN DES BECKENS

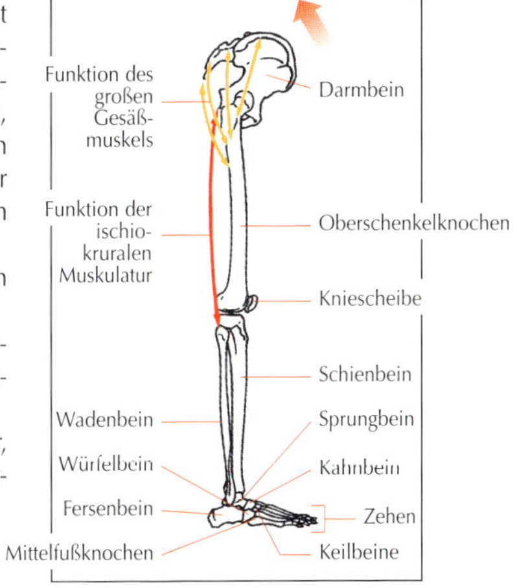

12 ADDUKTOREN AM TIEFEN BLOCK

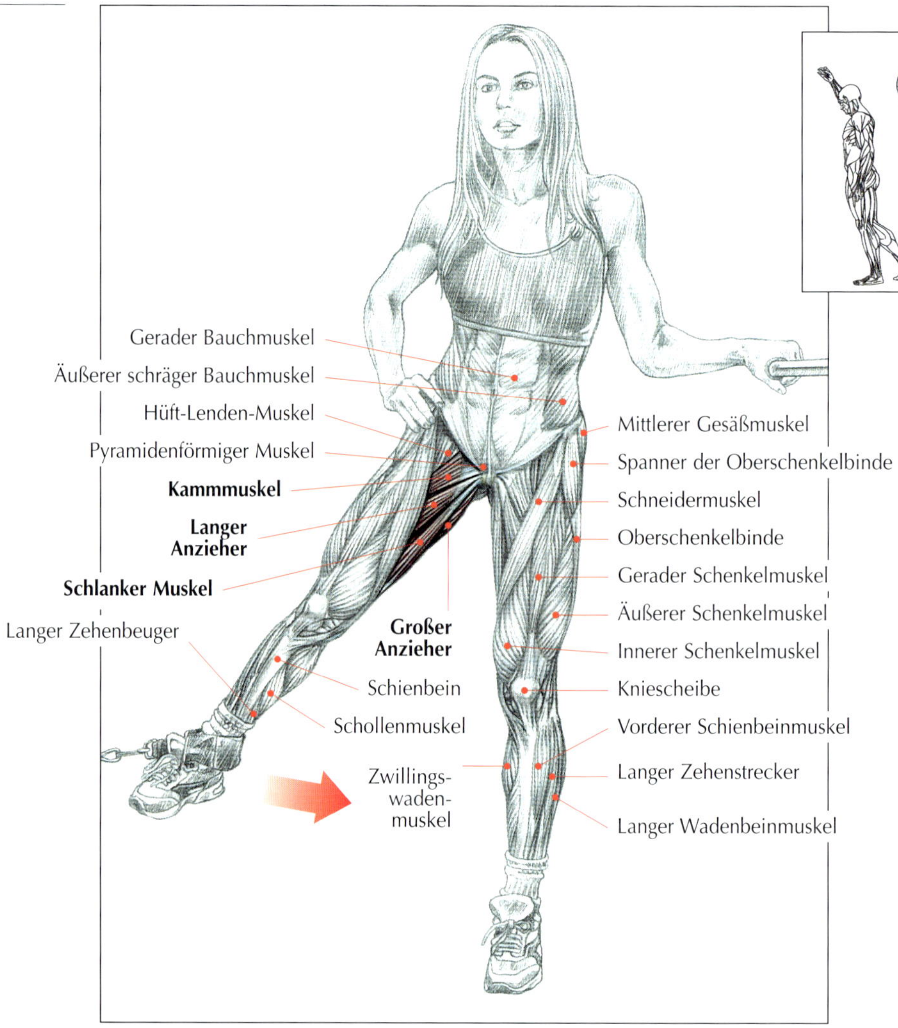

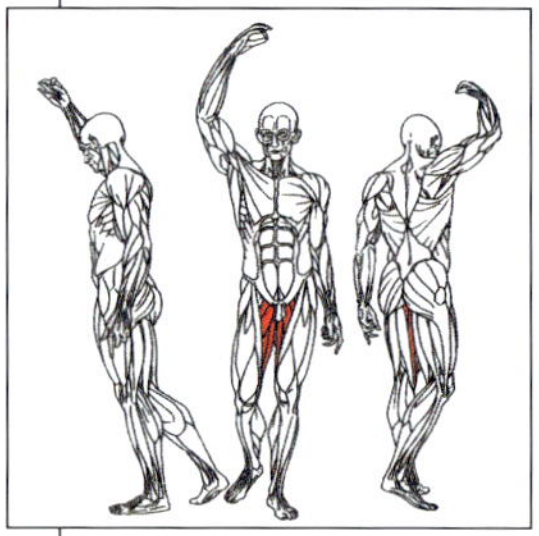

Sie stehen auf einem Bein, das andere Bein in der Schlaufe, und stützen sich mit der gegenüberliegenden Hand am Führungsrahmen des Gerätes oder an einer anderen Unterstützungsmöglichkeit ab:

– das Spielbein zum Standbein heranziehen und dieses noch überkreuzen.

Diese Übung stärkt die Adduktoren (Kammmuskel, schlanker Muskel, kurzer, langer und großer Anzieher). Sie eignet sich hervorragend zur Formung der Oberschenkelinnenseite. Sätze mit vielen Wiederholungen zeitigen die besten Resultate.

ADDUKTOREN AM GERÄT 13

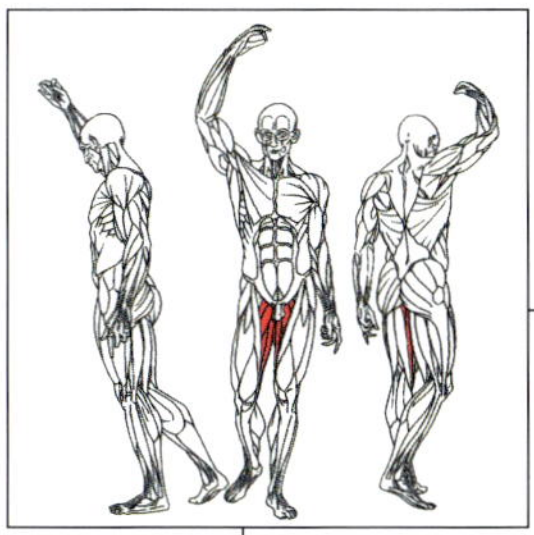

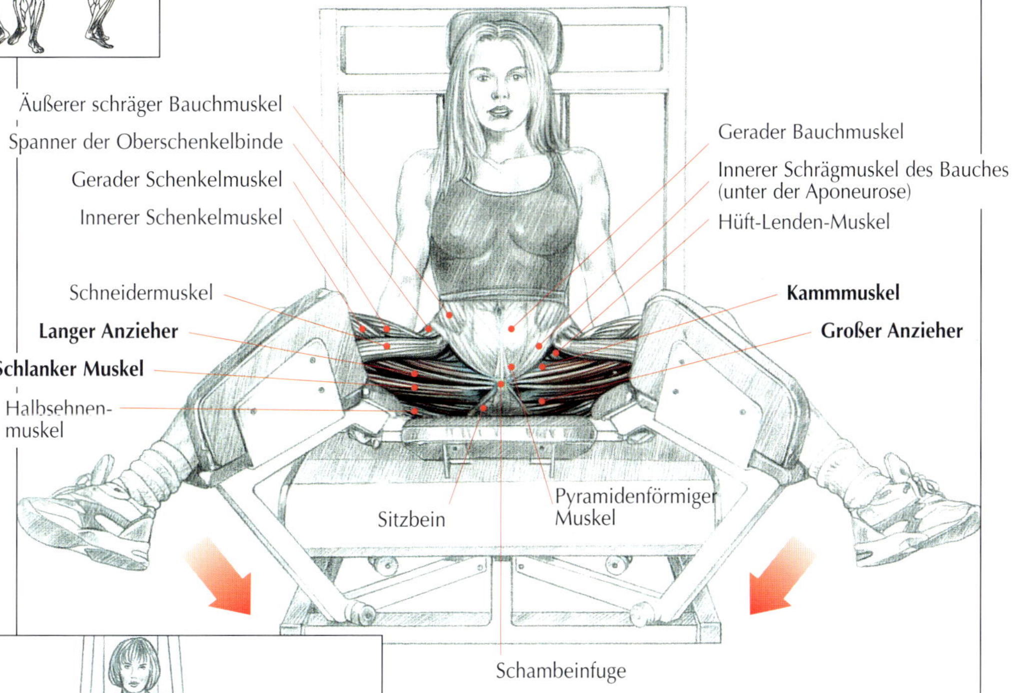

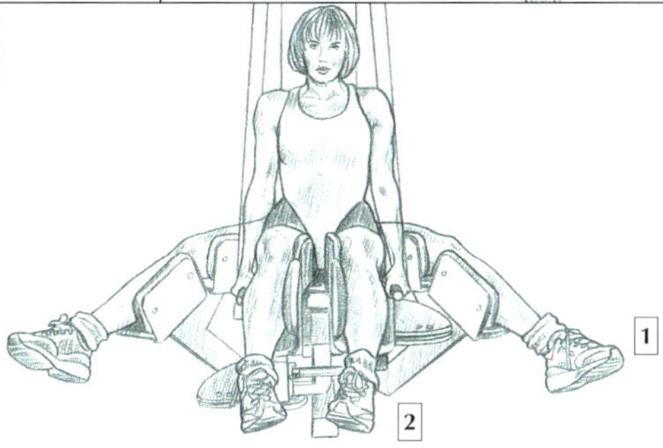

AUSFÜHREN DER BEWEGUNG:
1. Anfang; **2.** Ende

Sie sitzen mit weit gespreizten Beinen auf dem Gerät:
– die Oberschenkel langsam zusammendrücken,
– langsam und die Bewegung kontrollierend zur Ausgangsposition zurückkehren.

Diese Übung stärkt die Adduktoren (Kammmuskel, schlanker Muskel, kurzer, langer und großer Anzieher). Man kann diese Bewegung mit schwereren Gewichten als bei der Adduktorenübung am tiefen Block durchführen, aber die Reichweite der Bewegung ist bei dieser Übung begrenzter.

Viele Wiederholungen, bis man ein Brennen im Muskel spürt, bringen das beste Ergebnis.

DIE ADDUKTOREN DES OBERSCHENKELS

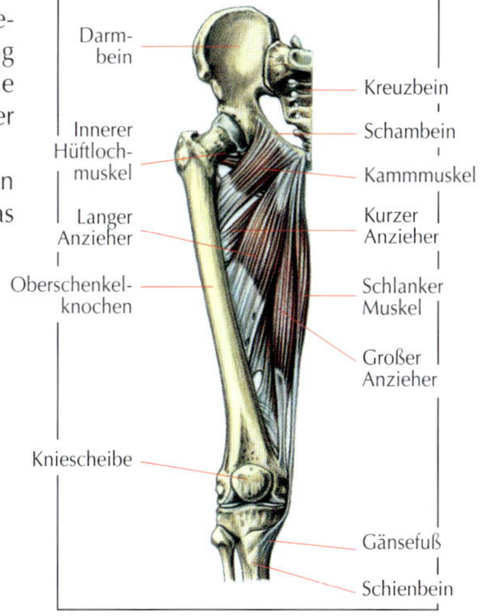

14 FERSENHEBEN AM GERÄT – *»CALF RAISE«*

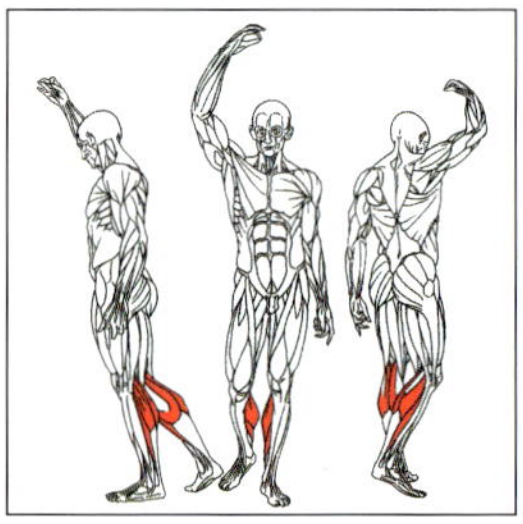

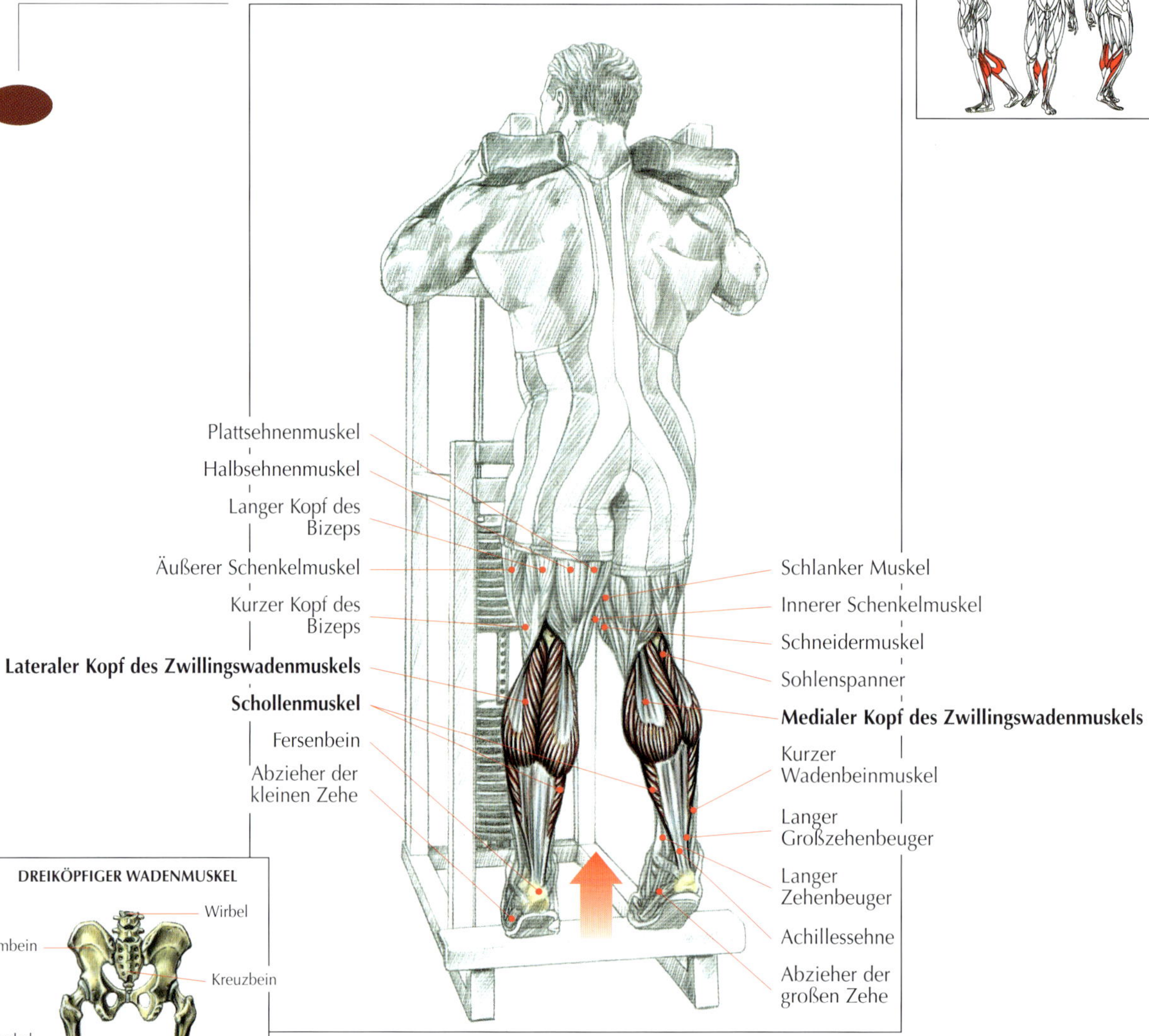

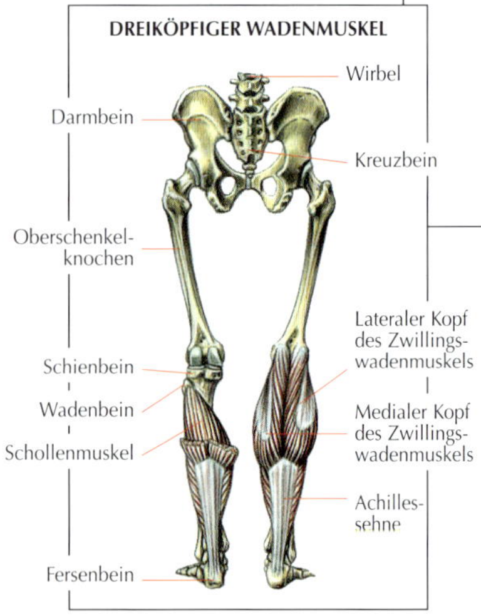

Sie stehen mit geradem Rücken auf dem Gerät, die gepolsterten Flächen liegen auf Ihren Schultern. Die Fußspitzen stehen auf der Stange, die Fersen sind frei und werden durch das Gewicht nach unten gedrückt:

– die Fersen und damit den ganzen Körper gegen den Druck des Gewichts auf den Schultern heben; die Knie dabei gestreckt lassen.

Diese Übung trainiert den dreiköpfigen Wadenmuskel, der aus dem lateralen und medialen Kopf des Zwillingswadenmuskels und dem Schollenmuskel besteht.

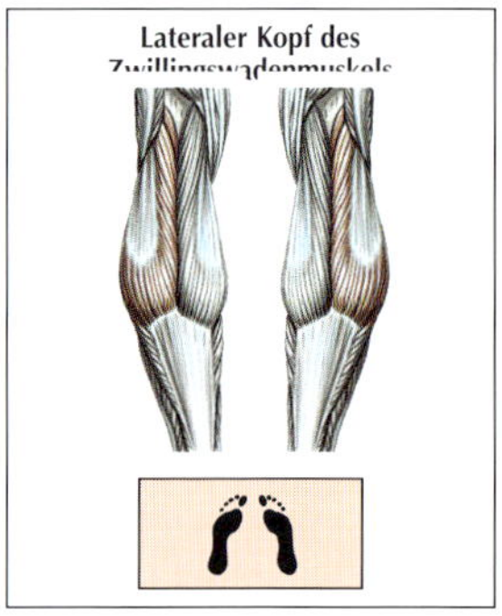

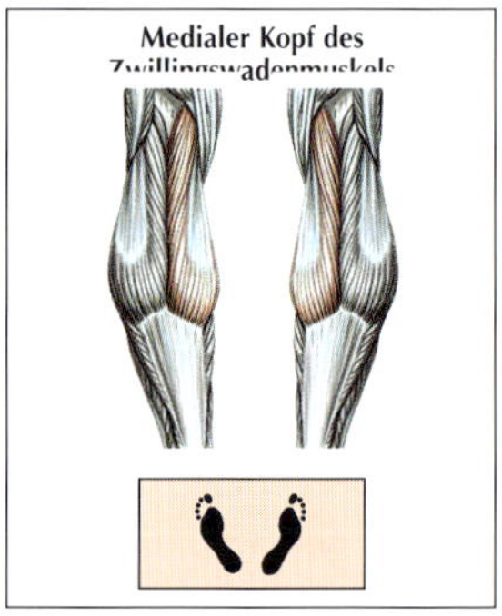

URSPRÜNGE UND ANSÄTZE DES DREIKÖPFIGEN WADENMUSKELS

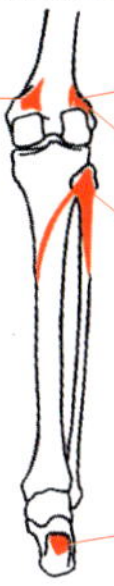

Es ist wichtig, die Fersen bei jeder Wiederholung ganz nach unten sinken zu lassen, um den Wadenmuskel gut zu dehnen. In der Theorie ist es möglich, mehr den medialen Kopf des Zwillingswadenmuskels (die Fußspitzen zeigen nach außen) oder mehr dessen lateralen Kopf (die Fußspitzen weisen nach innen) zu trainieren. In der Praxis hingegen hat sich herausgestellt, dass dies schwierig ist und nur eine Differenzierung zwischen dem Muskelaufbau des Schollenmuskels und des Zwillingswadenmuskels relativ leicht durchgeführt werden kann (beugt man bei dieser Übung das Kniegelenk, entspannt man den Zwillingswadenmuskel und überträgt dadurch die Arbeit zu einem größeren Teil auf den Schollenmuskel).

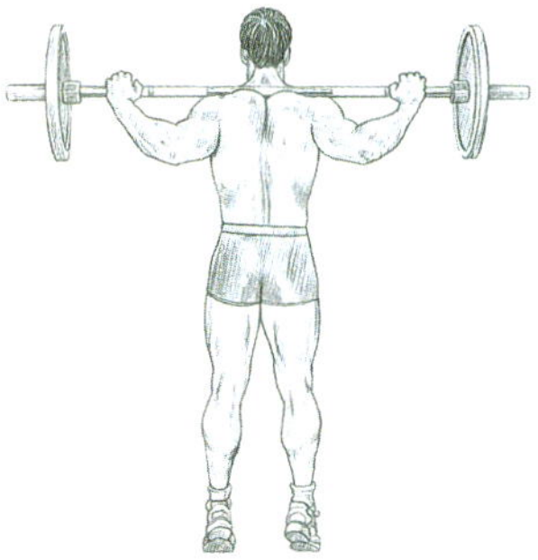

AUSFÜHREN DER BEWEGUNG MIT DER LANGHANTEL

Variation:

Diese Übung kann auch mit einer Langhantel an einem Führungsrahmen und mit einer Unterlage unter den Fußspitzen durchgeführt werden oder mit einer freien Langhantel und ohne Stufe für den Vorfuß (um das Halten des Gleichgewichts zu verbessern), jedoch mit geringerer Bewegungsreichweite.

15 FERSENHEBEN AM GERÄT – *»DONKEY CALF RAISE«*

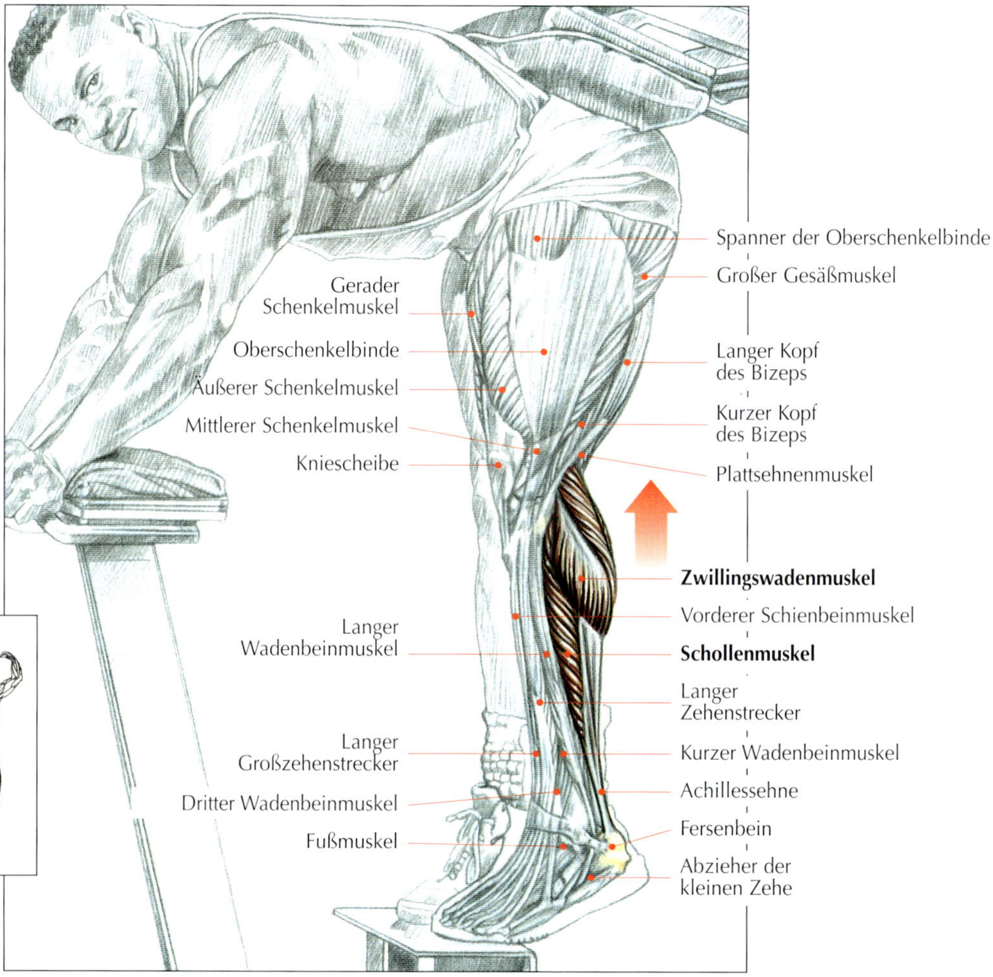

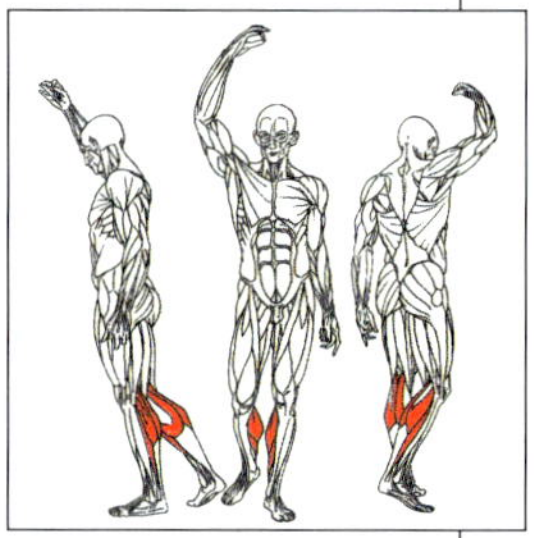

Sie stehen mit den Fußspitzen auf der Platte, die Beine gestreckt, den Oberkörper gebeugt. Die Arme ruhen auf der Stütze, die gepolsterte Fläche mit dem Gewicht drückt auf das Becken und dehnt dadurch die Waden:

– die Fersen langsam gegen den Widerstand so weit wie möglich heben. Mit dem Ausatmen zur Ausgangsposition zurückkehren und die Fersen ganz hinuntersinken lassen.

Diese Übung traniniert den dreiköpfigen Wadenmuskel, besonders aber den Zwillingswadenmuskel.

Variation:

Diese Übung kann man in gleicher Weise auch ohne Gerät ausführen, indem man sich mit den Fußspitzen auf eine Unterlage stellt, den Oberkörper beugt, sich mit den Armen abstützt und ein Trainingspartner Druck von oben auf das Becken ausübt, während man die Fersen hebt und senkt.

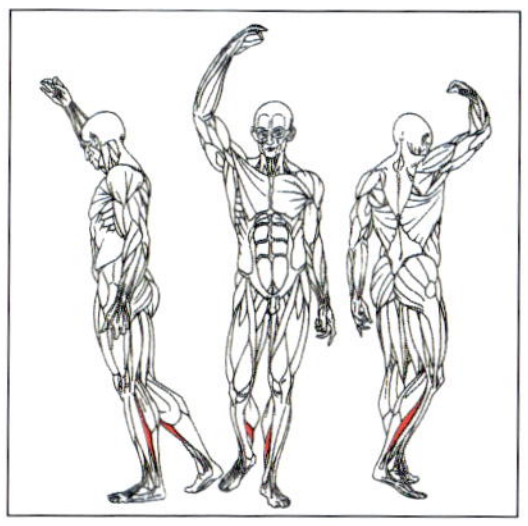

FERSENHEBEN AM GERÄT – NUR MIT DEM SCHOLLENMUSKEL 16

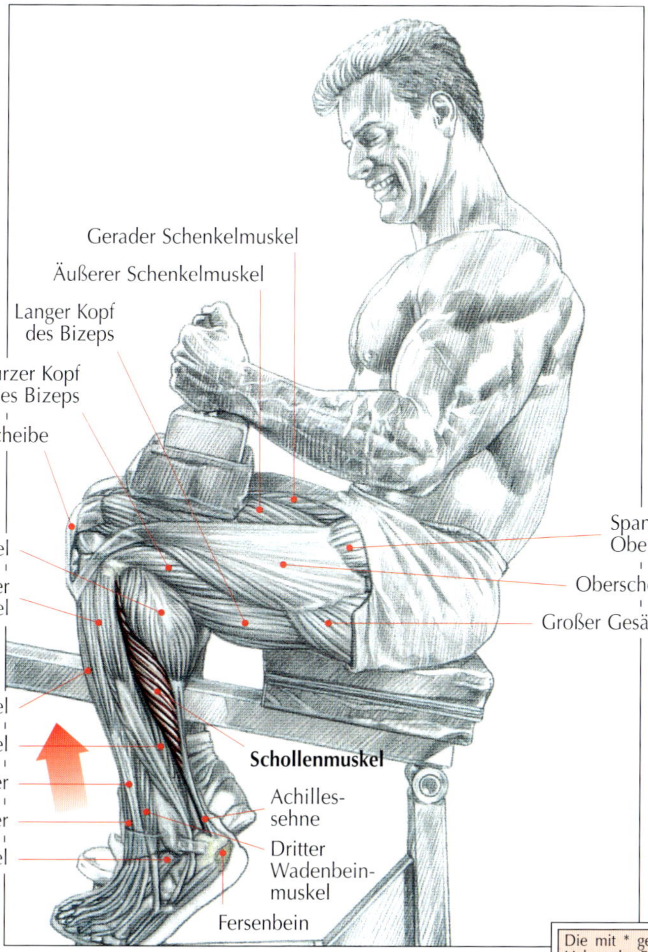

DREIKÖPFIGER WADENMUSKEL

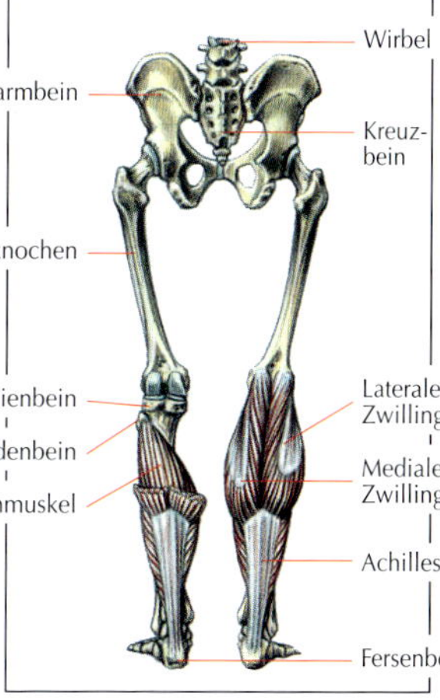

Sie sitzen auf dem Gerät, der distale Teil Ihrer Oberschenkel liegt unter der Polsterung, die Fußspitzen ruhen auf der Stange, sodass Ihre Fersen durch den Druck von oben hinuntergedrückt werden:

– langsam gegen den Druck von oben die Fersen heben.

Diese Übung kräftigt fast ausschließlich den Schollenmuskel, der als einziger Kopf des dreiköpfigen Wadenmuskels eingelenkig ist; er entspringt an der Rückseite von Schienbein und Wadenbein und setzt, gemeinsam mit den beiden Köpfen des Zwillingswadenmuskels, über die Achillessehne am Fersenbein an. Bei gebeugten Knien ist der Zwillingswadenmuskel, der an der Rückseite des Oberschenkelknochens knapp oberhalb des Kniegelenks entspringt und daher ein zweigelenkiger Muskel ist, entspannt, daher muss der Schollenmuskel die Hauptarbeit beim Heben der Ferse verrichten.

Die mit * gekennzeichneten Muskeln wirken beim Heben der Ferse mit, obwohl das nicht ihre Hauptfunktion ist.

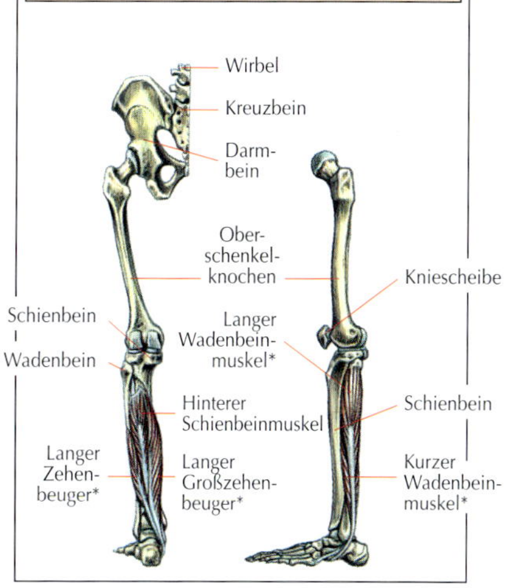

Variation:
Man kann diese Übung auch auf einer Bank sitzend ausführen, wobei man unter die Fußspitzen ein Brett oder eine Gewichtscheibe legt und auf den distalen Teil der Oberschenkel eine Langhantel platziert. Um die Übung weniger schmerzhaft zu machen, ist es allerdings von Vorteil, eine Kunststoffrolle oder ein zusammengerolltes Handtuch über die Stange zu ziehen.

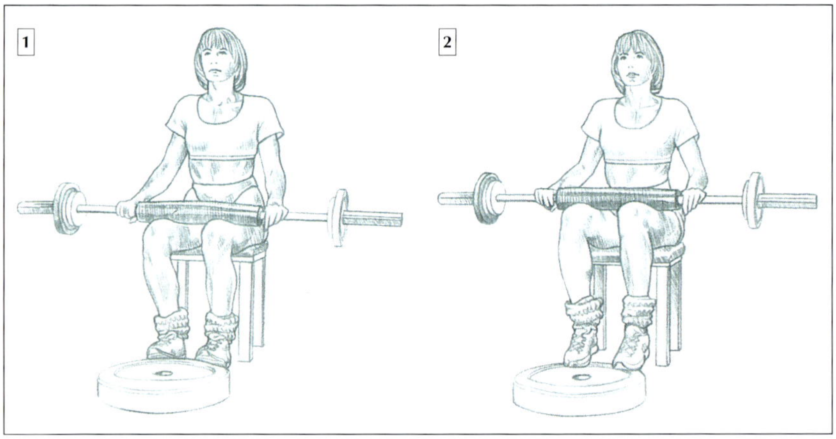

VARIATION MIT EINER LANGHANTEL ÜBER DEN KNIEN
1. Anfang; **2.** Ende.

6 DIE GESÄSSMUSKELN

1. Kniebeugen im Ausfallschritt
2. Hüftstrecken am tiefen Block
3. Hüftstrecken am Gerät
4. Hüftstrecken am Boden
5. Beckenheben vom Boden
6. Abduktion des Beines am tiefen Block
7. Abduktion des Beines am Gerät im Stehen
8. Abduktion des Beines im Liegen
9. Abduktion am Gerät im Sitzen

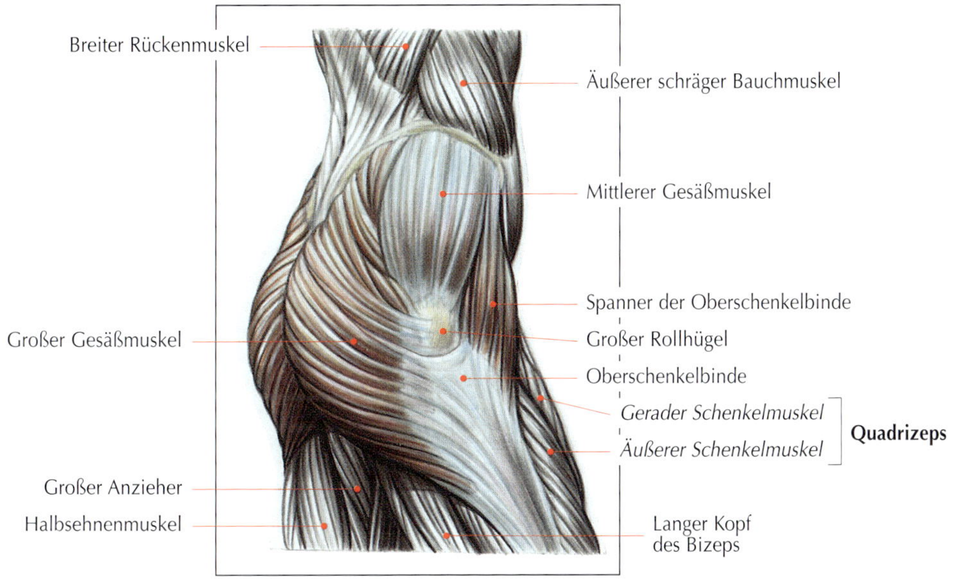

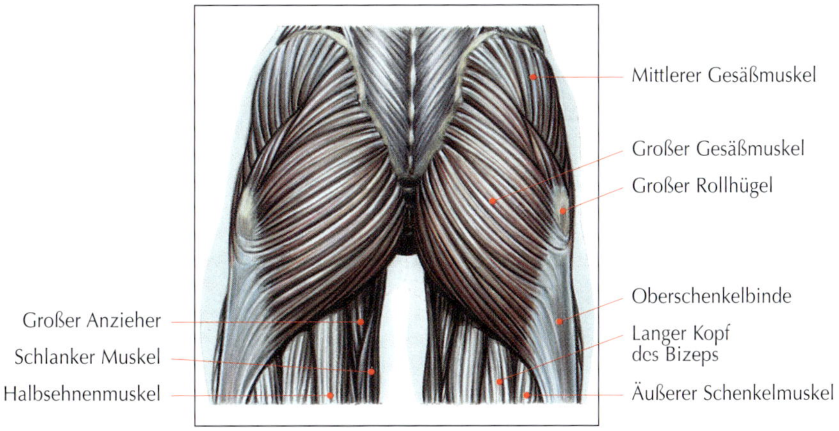

1 KNIEBEUGEN IM AUSFALLSCHRITT

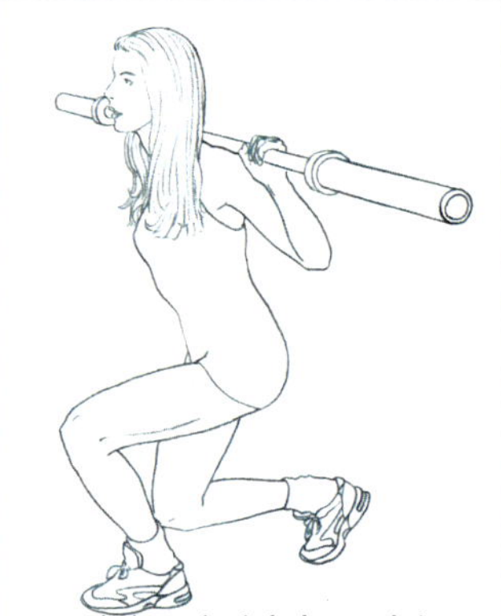
Variation mit einfachem Schritt

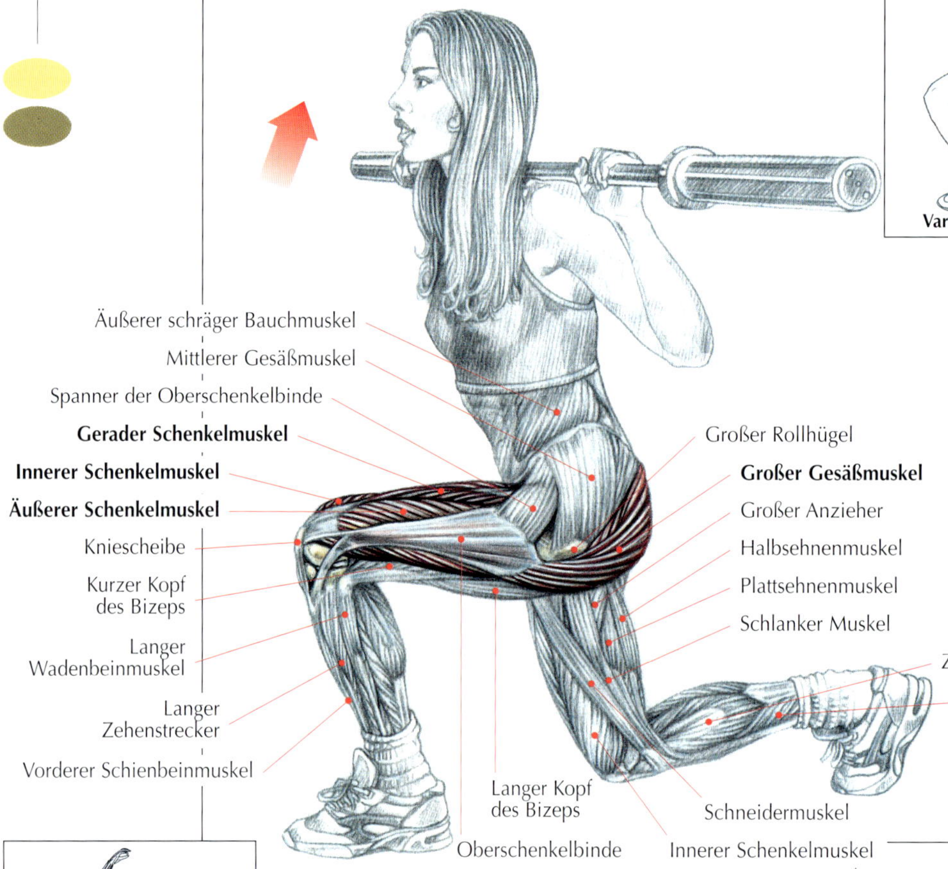

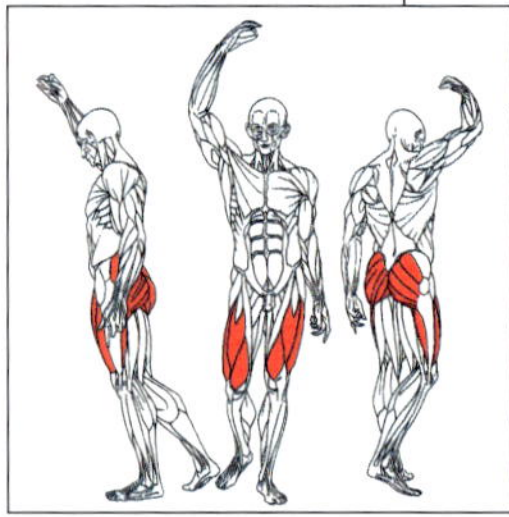

Sie stehen mit leicht gegrätschten Beinen, die Stange ruht hinter dem Nacken auf dem Kapuzenmuskel:

– Beim Einatmen machen Sie einen großen Schritt nach vorn und achten dabei darauf, den Rumpf gerade zu halten. Beim Ausfallschritt soll der Oberschenkel des vorderen Beins stabil in der Waagrechten oder mit seinem proximalen Teil ein wenig unterhalb des Knies sein. Zur Ausgangsposition zurückkehren und ausatmen.

Diese Übung, die den großen Gesäßmuskel aufbaut, kann auf zwei Arten ausgeführt werden. Macht man einen normalen Schritt nach vorn, wird der vierköpfige Schenkelmuskel stark trainiert. Macht man einen großen Schritt, werden mehr die Kniebeuger und der große Gesäßmuskel beansprucht, während der gerade Schenkelmuskel und der Hüft-Lenden-Muskel des knienden Beines gedehnt werden.

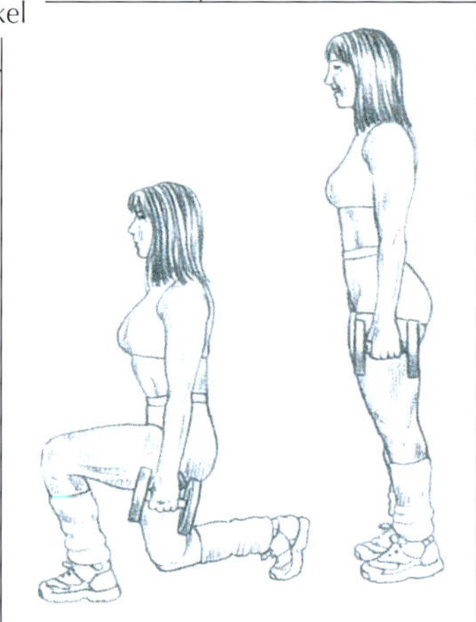
VARIATION MIT KURZHANTELN

Anmerkung:

Da das gesamte Körpergewicht auf das nach vorn gestellte Bein verlagert wird und die Bewegung einen guten Gleichgewichtssinn verlangt, empfiehlt es sich, mit geringem Gewicht zu beginnen.

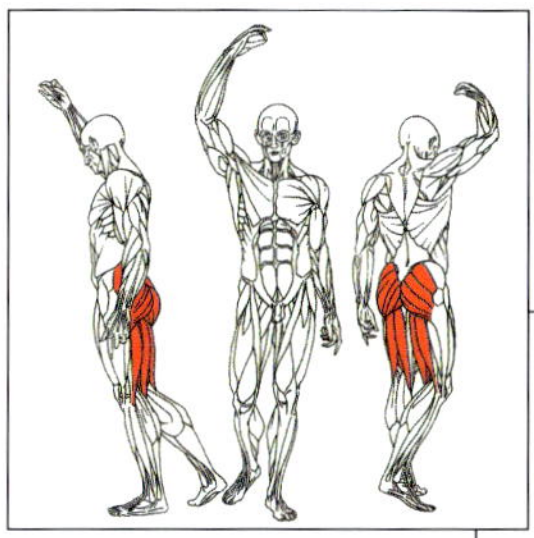

HÜFTSTRECKEN AM TIEFEN BLOCK 2

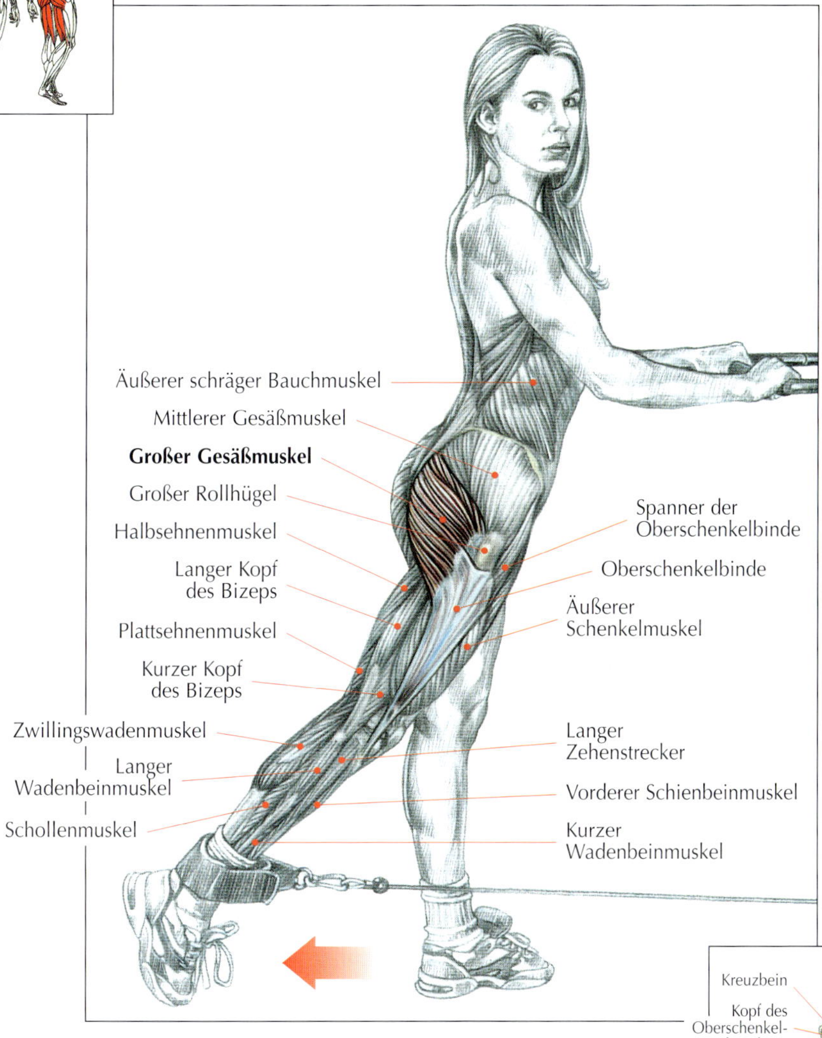

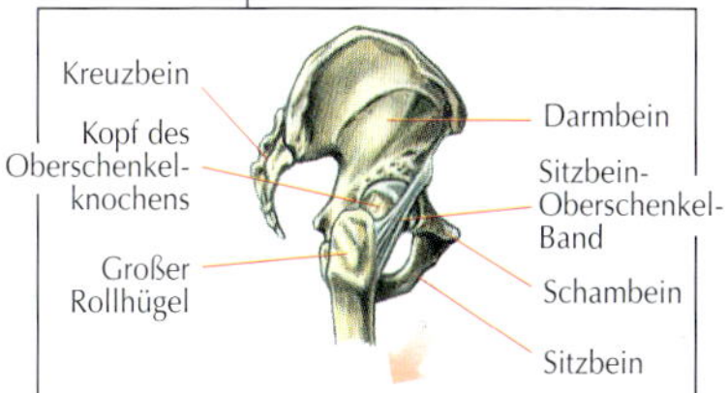

Die Streckung in der Hüfte wird durch das Darmbein-Oberschenkel-Band begrenzt, das eine Verstärkung der Hüftgelenkskapsel ist.

Sie stehen vor dem Gerät, die Hände auf dem Griff, das Becken nach vorn geneigt, ein Bein als Standbein und das Fußgelenk des Spielbeins mit dem tiefen Block verbunden:
– das Bein von der Hüfte her nach hinten strecken. Es ist zu beachten, dass die Hüftstreckung durch das Darmbein-Oberschenkel-Band begrenzt wird.
Diese Übung trainiert vor allem den großen Gesäßmuskel und in geringerem Ausmaß die Kniebeuger mit Ausnahme des kurzen Kopfes des Bizeps. Sie festigt die Gesäßmuskeln und gibt dem Po eine schöne runde Form.

3 HÜFTSTRECKEN AM GERÄT

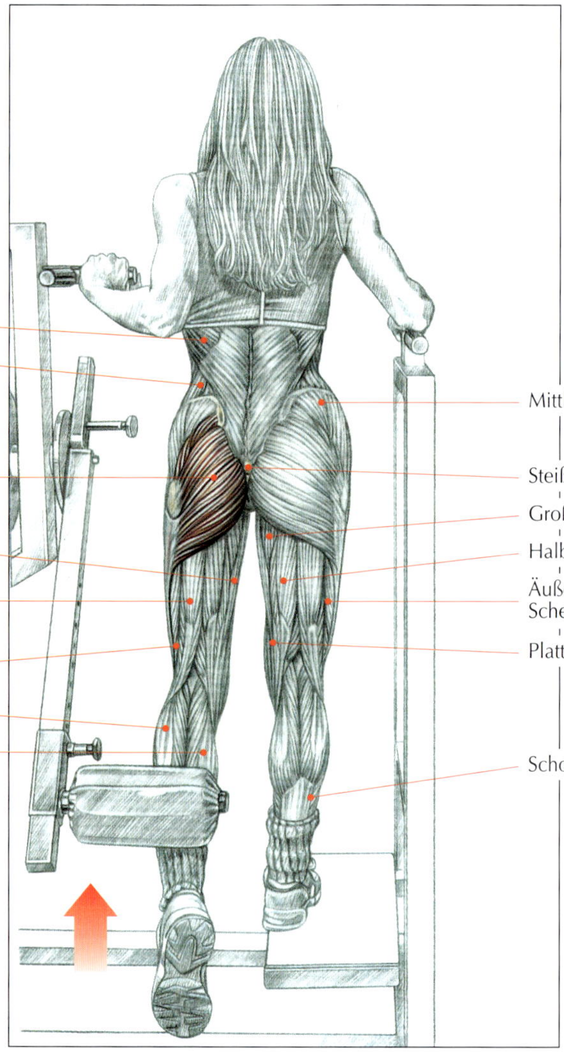

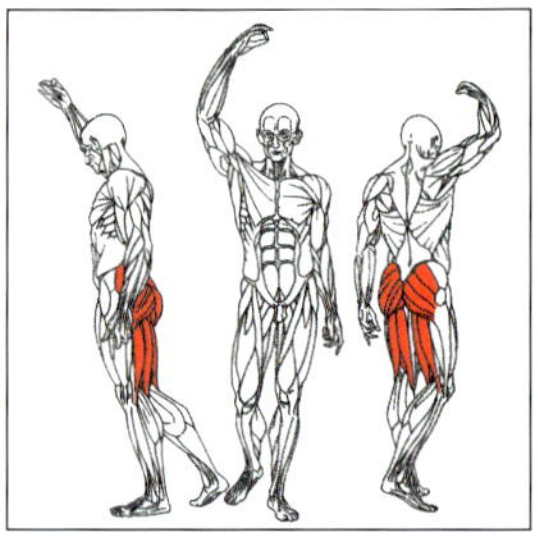

Der Oberkörper ist etwas nach vorn geneigt, die Hände sind auf den Griffen, mit einem Bein stehen Sie auf der Platte, das andere ist leicht nach vorn gestreckt, und die gepolsterte Rolle liegt an der Wade an, auf halbem Weg zwischen Knie und Fußgelenk:

– beim Einatmen den Oberschenkel gegen den Widerstand nach hinten führen und dabei die Hüfte überstrecken. In isometrischer Anspannung für zwei Sekunden verharren und danach zur Ausgangsposition zurückkehren. Am Ende der Bewegung ausatmen.

Diese Übung kräftigt hauptsächlich den großen Gesäßmuskel und in geringerem Ausmaß den Halbsehnenmuskel, den Plattsehnenmuskel und den langen Kopf des Bizeps.

4 HÜFTSTRECKEN AM BODEN

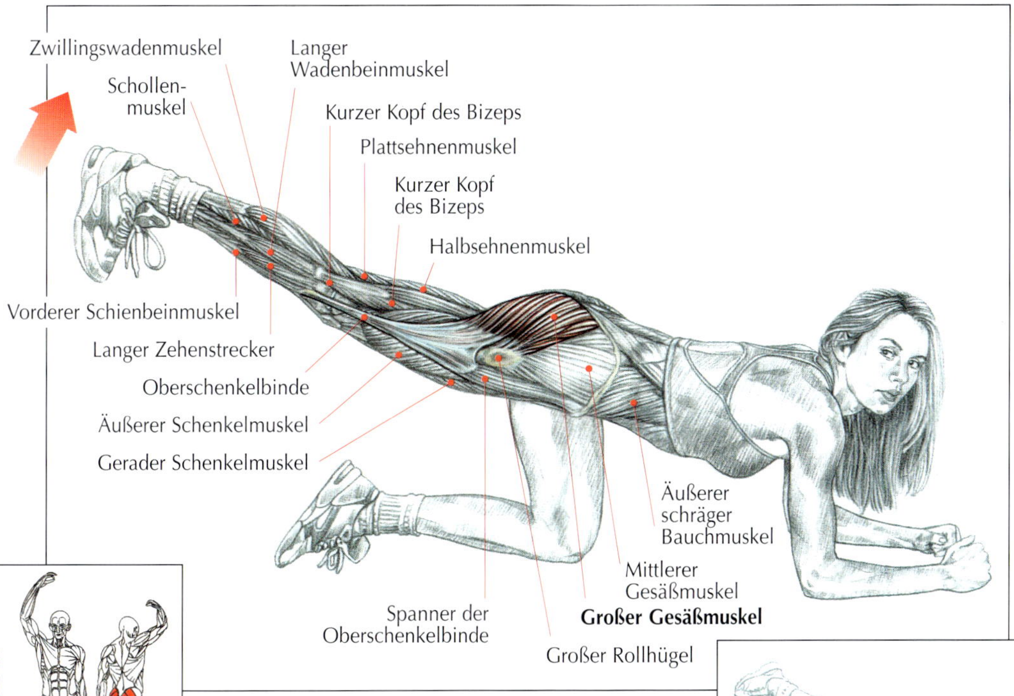

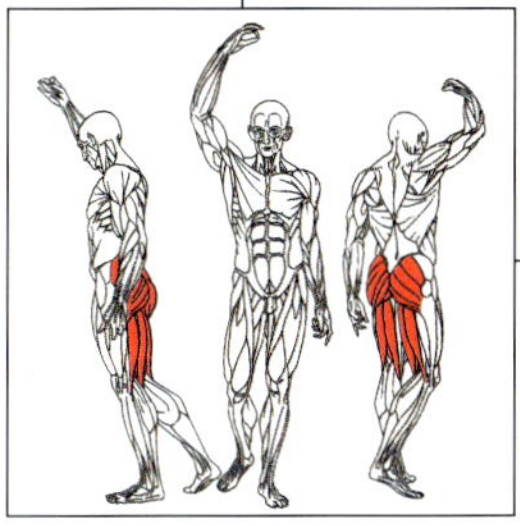

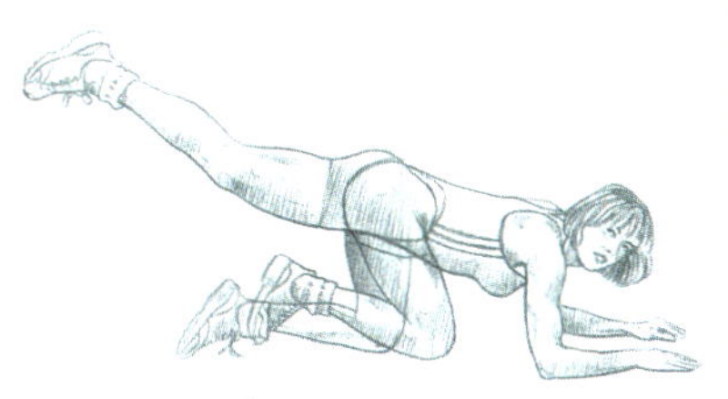

AUSFÜHREN DER BEWEGUNG

Sie knien mit einem Bein am Boden, das andere halten Sie angezogen unter der Brust, mit den Unterarmen und den Händen stützen Sie sich ab:

– das an die Brust gezogene Bein nach hinten führen, bis die Hüfte vollkommen gestreckt ist.

Bei vollständig gestrecktem Bein trainiert diese Übung die Kniebeuger und den großen Gesäßmuskel; wenn das Knie dabei gebeugt bleibt, wird nur (und auch weniger intensiv) der große Gesäßmuskel gekräftigt.

Diese Bewegung kann mit großer oder geringer Amplitude im letzten Teil der Streckung ausgeführt werden. Am Ende der Extension kann man den Muskel für ein oder zwei Sekunden in isometrischer Anspannung halten. Um den Muskel noch stärker zu fordern, kann man eine Gewichtsmanschette um die Knöchel befestigen. Ihre Leichtigkeit und Effizienz haben diese Übung sehr populär gemacht, und sie wird häufig in Aerobicstunden eingesetzt.

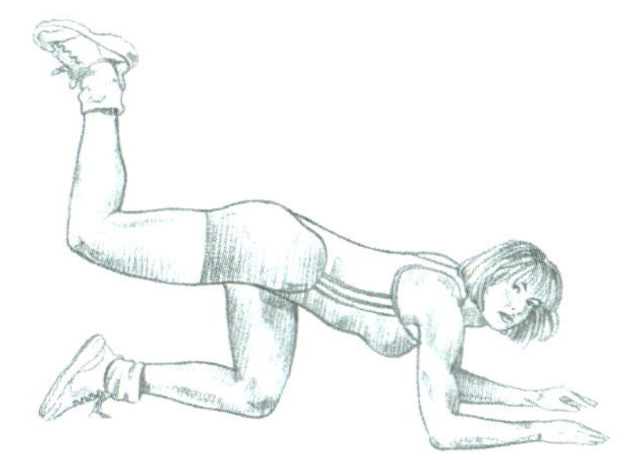

VARIATION MIT GEBEUGTEM BEIN

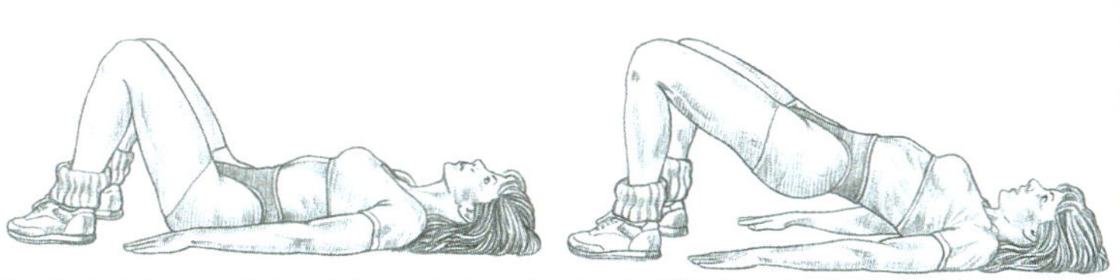

Das Beckenheben vom Boden wird auch durch das Strecken der Hüfte bewerkstelligt und trainiert vor allem den großen Gesäßmuskel. Weil man keine Hilfsmittel dazu benötigt, kann man diese Übung wie die vorige überall machen.

5 BECKENHEBEN VOM BODEN

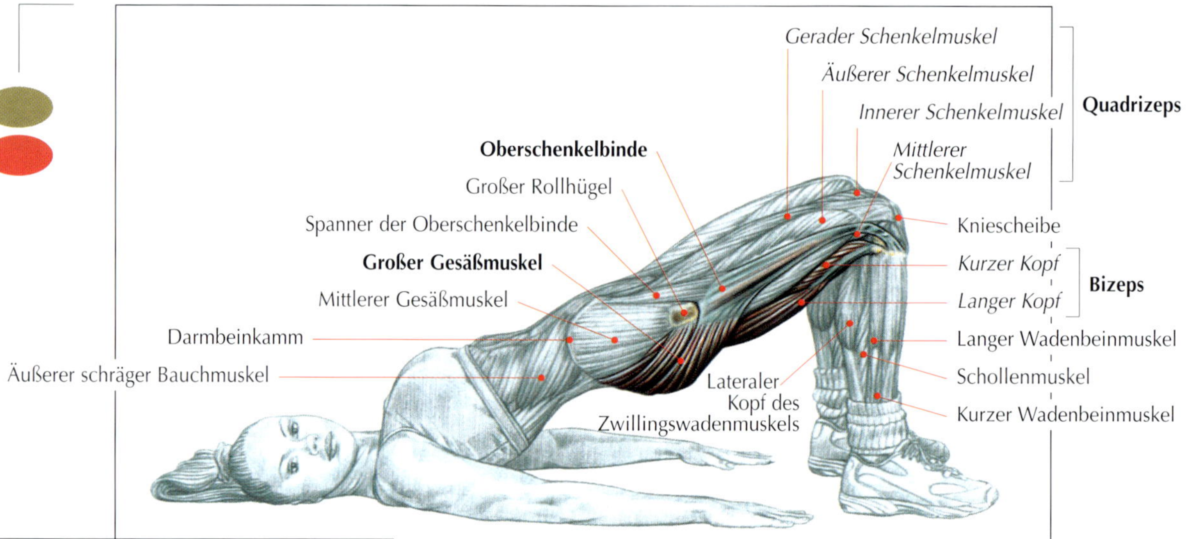

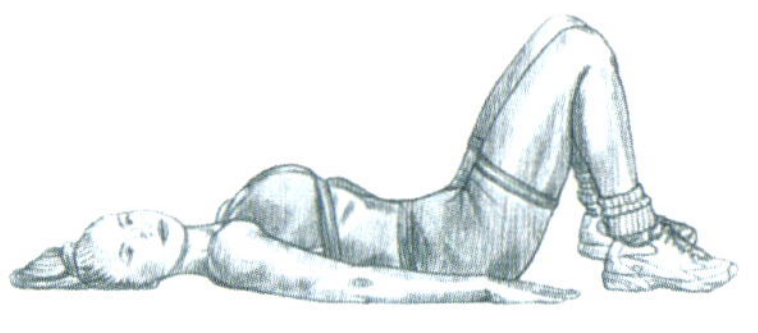

BEGINN DER BEWEGUNG

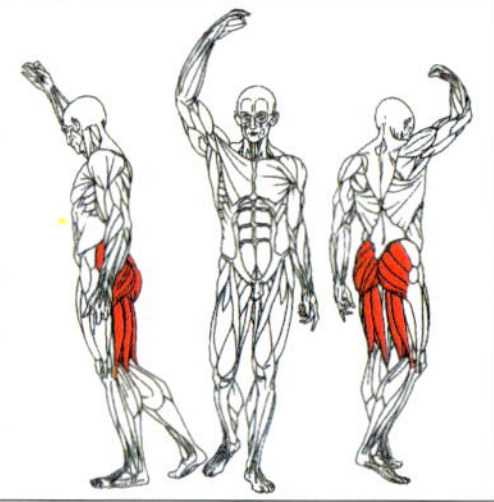

Sie liegen am Rücken, die Beine sind aufgestellt, die Arme liegen entlang dem Körper mit den Handflächen am Boden:

– beim Einatmen das Becken so hoch wie möglich vom Boden heben;

– die Position zwei Sekunden lang halten, dann das Becken wieder hinuntersinken lassen, ohne es ganz am Boden aufsetzen zu lassen;

– ausatmen und von neuem beginnen.

Diese Übung trainiert vor allem den großen Gesäßmuskel und die Kniebeuger. Man macht diese Übung mit vielen Wiederholungen. Das Wichtige daran ist, die Anspannung der Muskeln gut zu spüren, wenn man das Becken ganz nach oben drückt.

Anmerkung:
Dies ist eine leichte und einfache Übung, die in den meisten Gymnastik- und Aerobicstunden verwendet wird.

VARIATION AUF EINER BANK

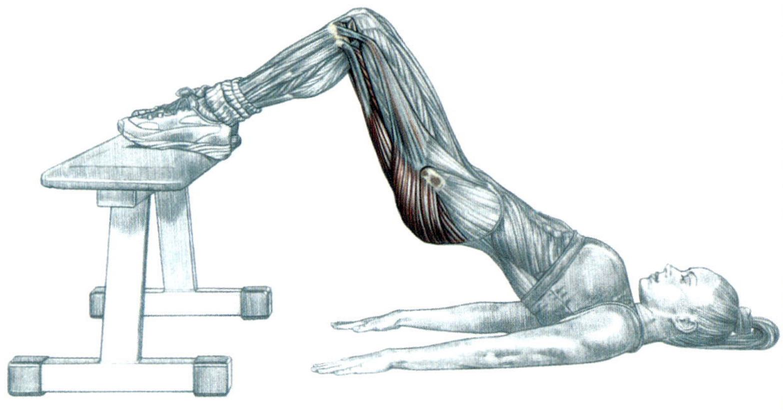

Variationen:
1. Man führt die Übung mit kleiner Amplitude durch, ohne das Becken zu sehr zu senken, und bis man ein Brennen im Muskel spürt.
2. Um den Trainingseffekt zu steigern, stellt man die Füße auf eine Bank.

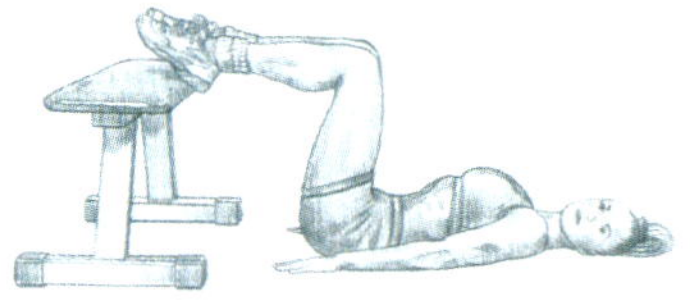

BEGINN DER BEWEGUNG

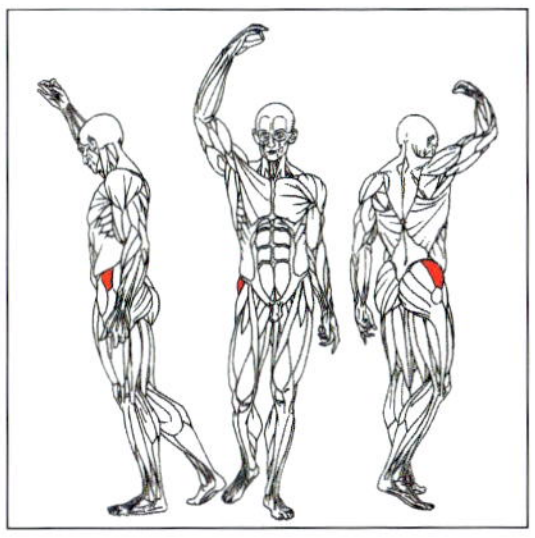

ABDUKTION DES BEINES AM TIEFEN BLOCK

6

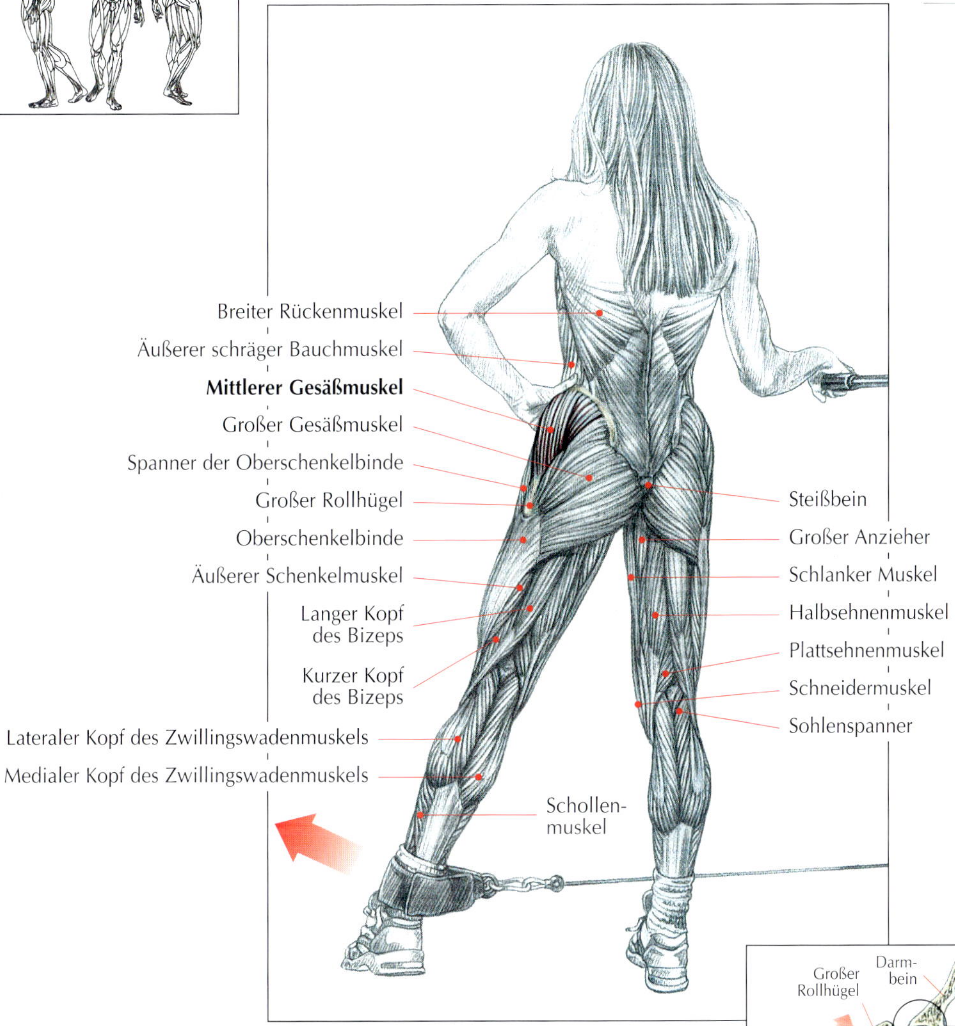

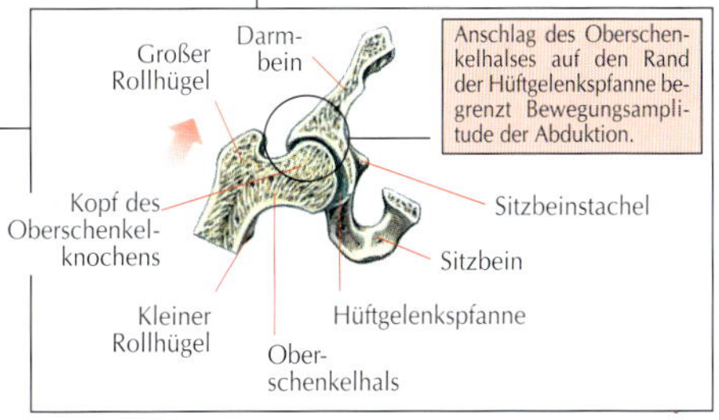

Sie stehen neben dem Gerät, das Spielbein über den Seilzug mit dem tiefen Block verbunden, mit der gegenüberliegenden Hand stützen Sie den Körper ab:
– das Bein so weit wie möglich zur Seite heben.

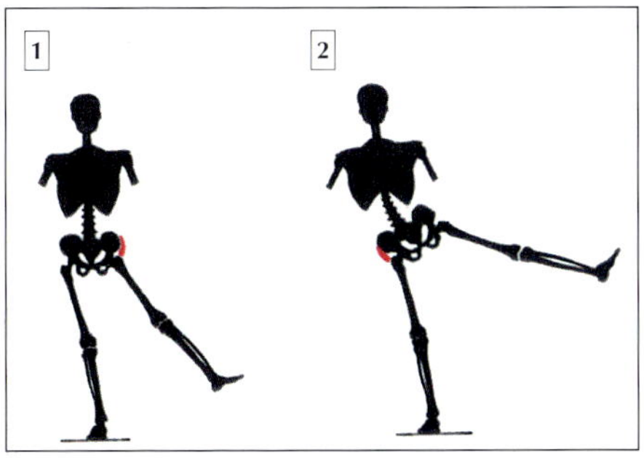

Diese Übung trainiert vor allem den mittleren und den tiefer gelegenen kleinen Gesäßmuskel. Sie ist am wirksamsten, wenn man viele Wiederholungen macht, bis man ein Brennen im Muskel spürt.

1. Die Bewegungsamplitude der Abduktion des Beines wird durch den Anschlag des Oberschenkelhalses auf den Rand der Hüftgelenkspfanne begrenzt.

2. Durch Kippen des Beckens auf dem gegenüberliegenden Bein kann der Bewegungswinkel der Abduktion erweitert werden.

URSPRÜNGE DER GESÄSSMUSKELN

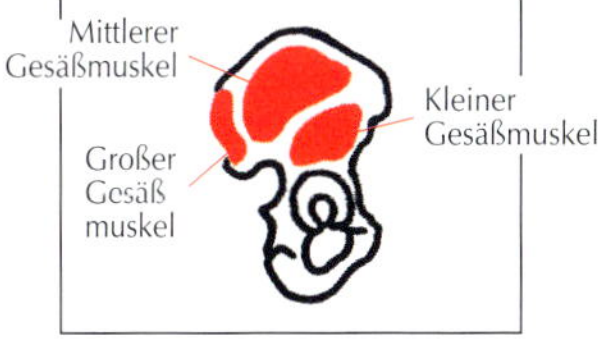

7 ABDUKTION DES BEINES AM GERÄT IM STEHEN

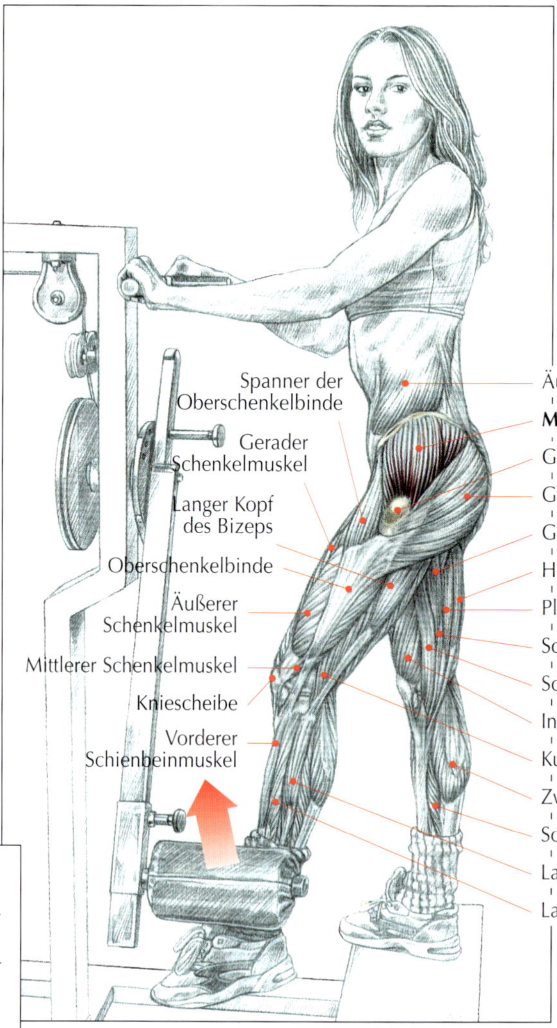

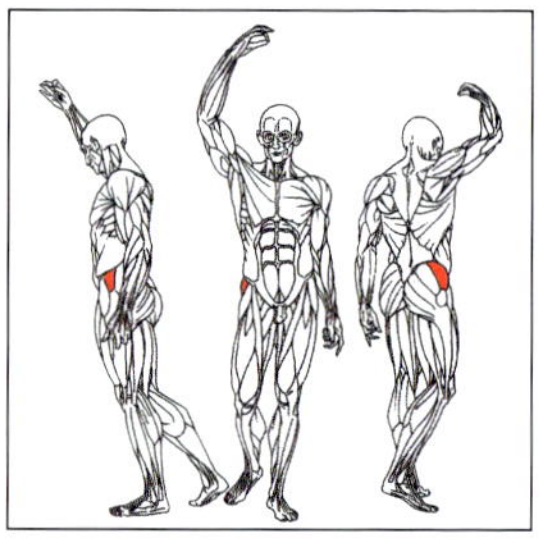

KLEINER GESÄSSMUSKEL

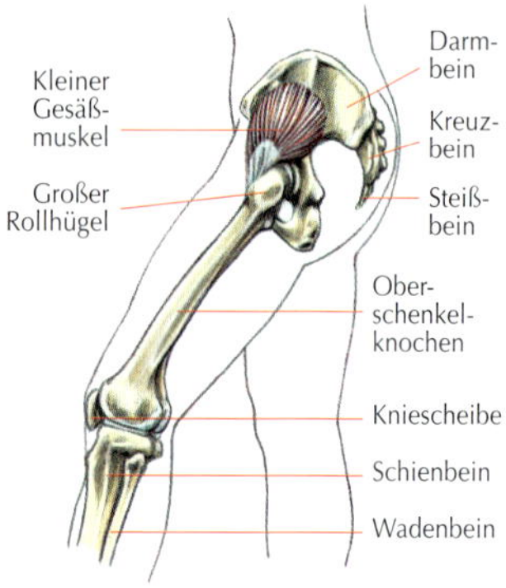

Sie stehen auf dem Gerät, das Standbein auf der Platte, die Rolle liegt an der Unterschenkelaußenseite des Spielbeines auf:

– das Bein so hoch wie möglich zur Seite heben. Es ist zu beachten, dass die Bewegungsamplitude der Abduktion durch den Anschlag des Oberschenkelhalses auf den Rand der Hüftgelenkspfanne begrenzt wird.

Diese Übung eignet sich hervorragend zur Festigung des mittleren und kleinen Gesäßmuskels, dessen Funktion mit den vorderen Fasern des mittleren Gesäßmuskels identisch ist. Sätze mit vielen Wiederholungen bringen das beste Resultat.

ABDUKTION DES BEINES IM LIEGEN

8

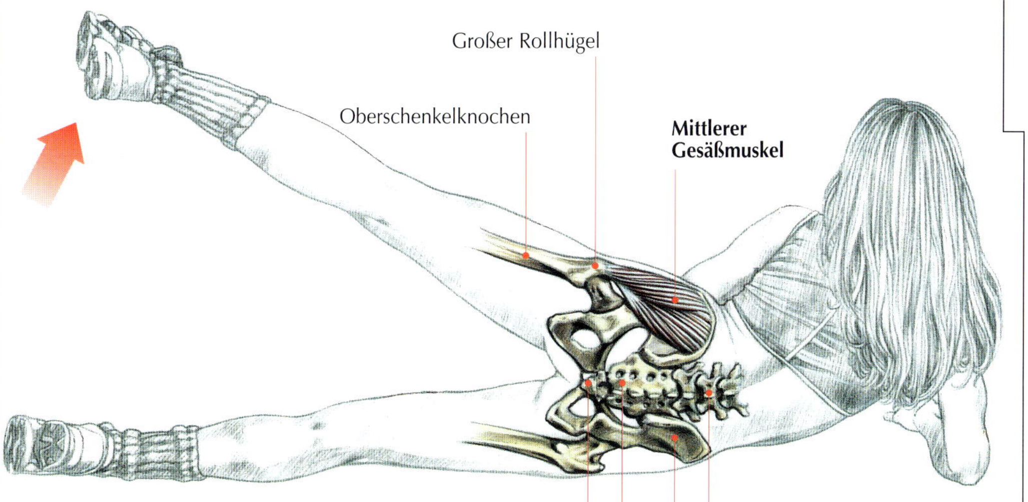

URSPRÜNGE DER GESÄSSMUSKELN

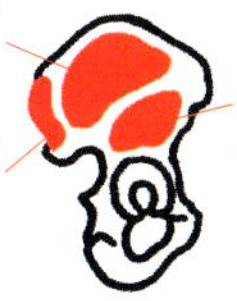

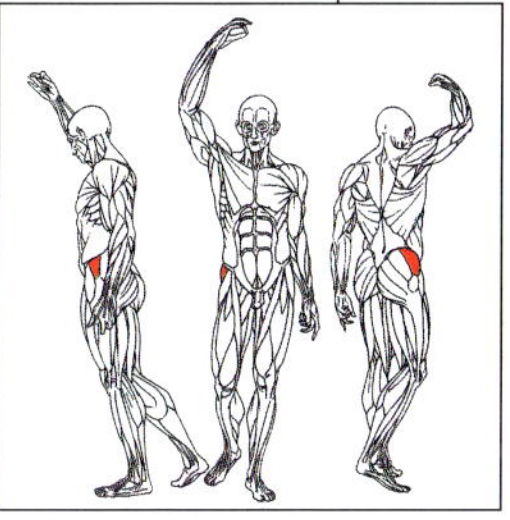

Sie liegen seitlich am Boden und stützen sich mit dem Unterarm ab, der Kopf wird aufrecht gehalten:

– das gestreckte Bein seitlich nach oben heben, dabei einen Winkel von 70° nicht überschreiten. Während des Bewegungsablaufes bleibt das Bein gestreckt.

Diese Übung trainiert den mittleren und kleinen Gesäßmuskel. Man kann sie mit einer größeren oder geringeren Bewegungsamplitude ausführen und die Muskeln auf dem Höhepunkt der Abduktion für einige Sekunden in isometrischer Anspannung halten.

»DELTAMUSKEL« DES GESÄSSES

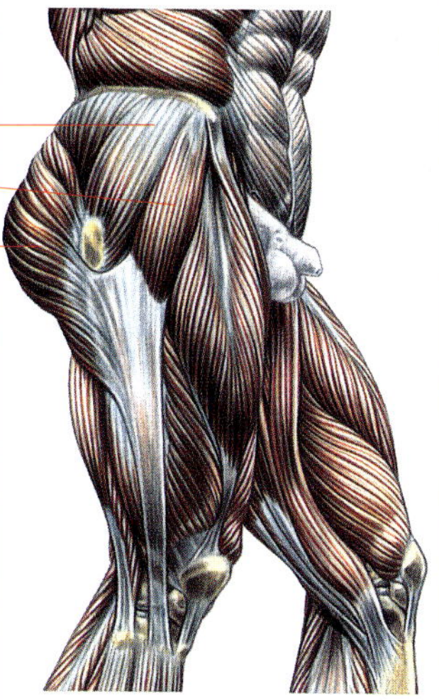

Das Bein kann auch leicht nach vorn, nach hinten oder direkt vertikal nach oben geführt werden. Zur Steigerung des Trainingseffekts nimmt man eine Gewichtsmanschette um das Fußgelenk oder arbeitet am tiefen Block.

KLEINER GESÄSSMUSKEL

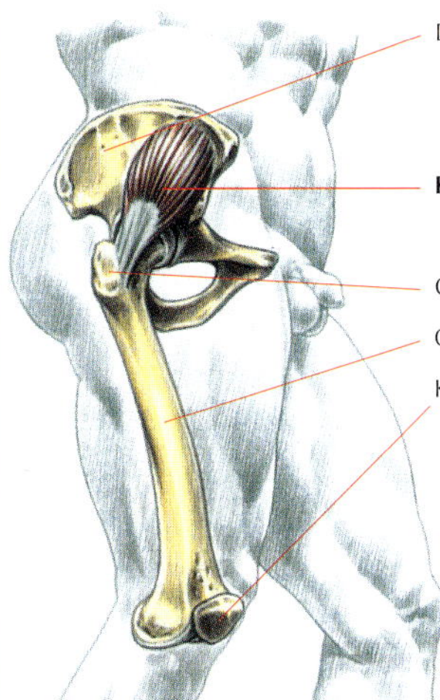

Trotz seiner tiefen Lage trägt der kleine Gesäßmuskel zur Kräftigung der oberen Gesäßpartie bei.

9 ABDUKTION AM GERÄT IM SITZEN

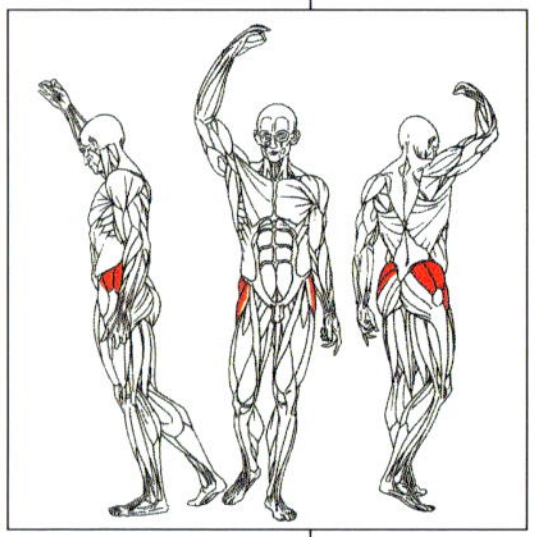

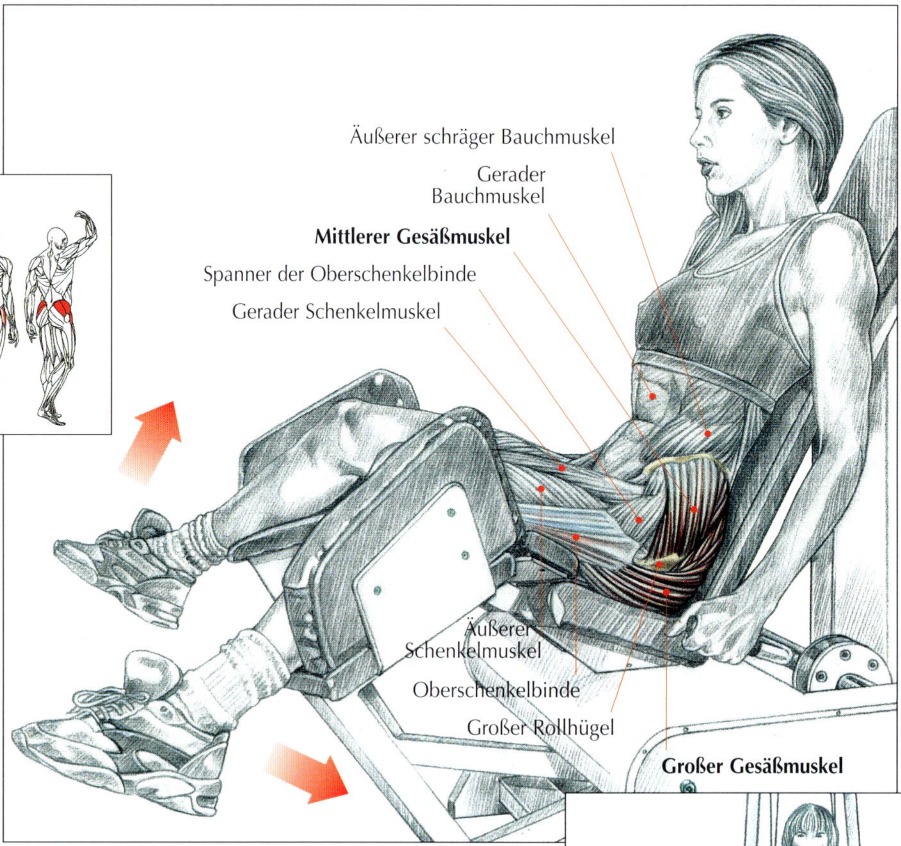

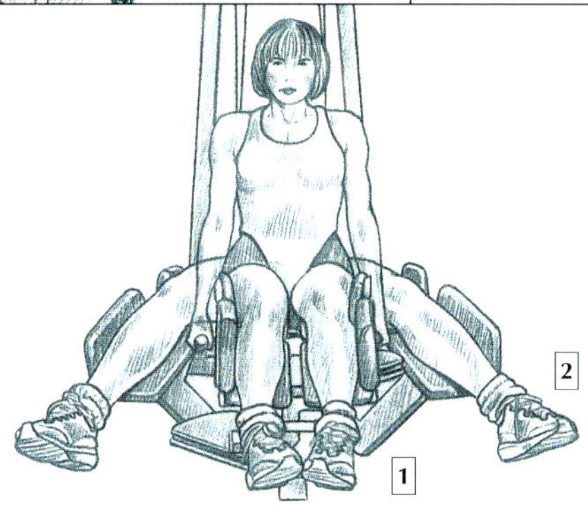

AUSFÜHREN DER BEWEGUNG:
1. Anfang; **2.** Ende

Auf dem Gerät, das meist »Abductors« genannt wird, sitzend:
– die Schenkel so weit wie möglich nach außen drücken.

Wenn die Rückenlehne des Geräts stark nach hinten geneigt ist, wird der mittlere Gesäßmuskel gekräftigt, ist sie nur wenig geneigt oder gerade, wird der obere Teil des großen Gesäßmuskels trainiert. Ideal wäre es, in einem Übungsgang den Neigungswinkel des Oberkörpers zu variieren. Beispiel: Bei zehn Wiederholungen liegt der Rücken an der Lehne, bei zehn weiteren beugen Sie den Oberkörper nach vorn.

Diese Übung ist sehr gut für Frauen geeignet, weil sie den oberen Teil der Hüfte festigt und rundet, was die Taille hervorhebt und schmaler erscheinen lässt.

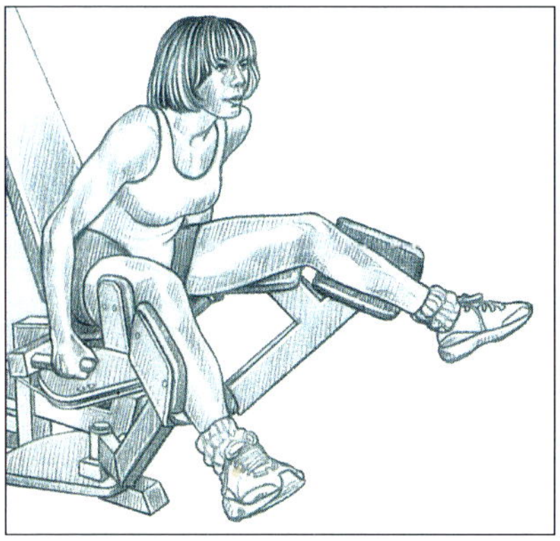

VARIATION:
Wenn man die Übung mit nach vorn geneigtem Oberkörper ausführt, kann man die Trainingsarbeit auf die oberen Fasern des großen Gesäßmuskels konzentrieren.

7 DIE BAUCHMUSKELN

Obwohl die Meinungen in diesem Punkt auseinander gehen, sollte man darauf hinweisen, dass Personen, die ein Hohlkreuz oder Probleme mit den Bandscheiben haben, bei den Bauchmuskelübungen darauf achten, das Becken *unbeweglich zu halten,* um den **Hüft-Lenden-Muskel** *nicht zu trainieren,* da dieser Muskel einer der Hauptverantwortlichen für die Entstehung eines Hohlkreuzes und eventuelle dadurch verursachte Bandscheibenvorfälle ist.

OBERFLÄCHLICHE BAUCHMUSKULATUR

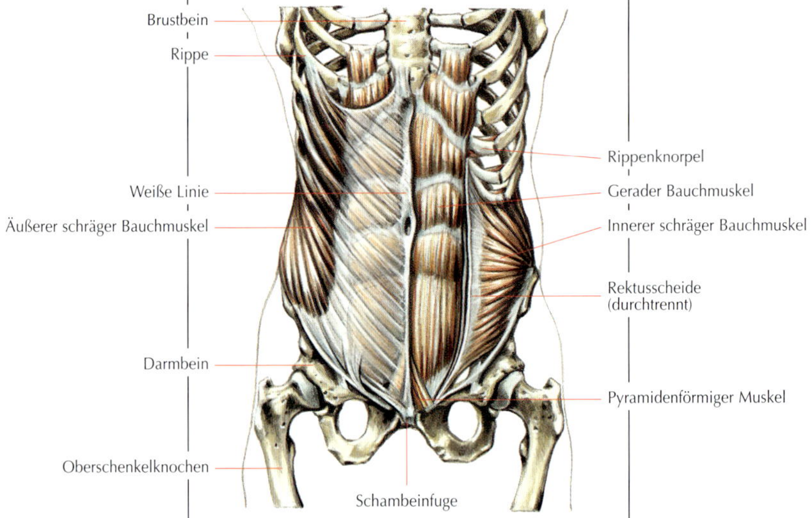

TIEFE BAUCHMUSKULATUR

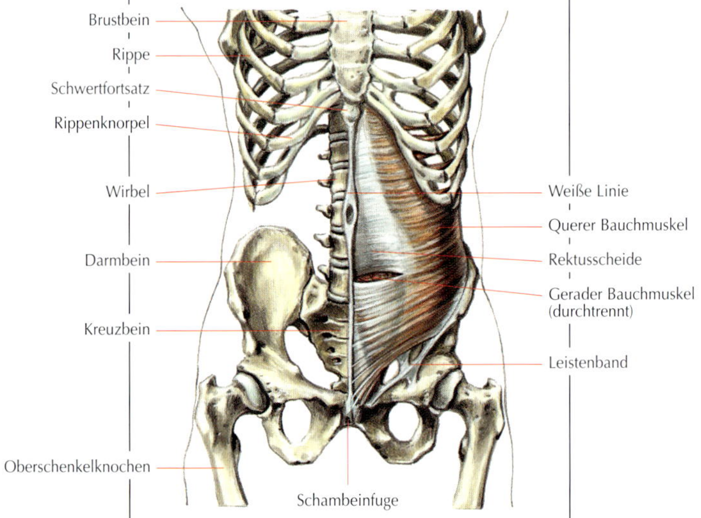

BAUCHPRESSE ODER *»CRUNCH«** 1

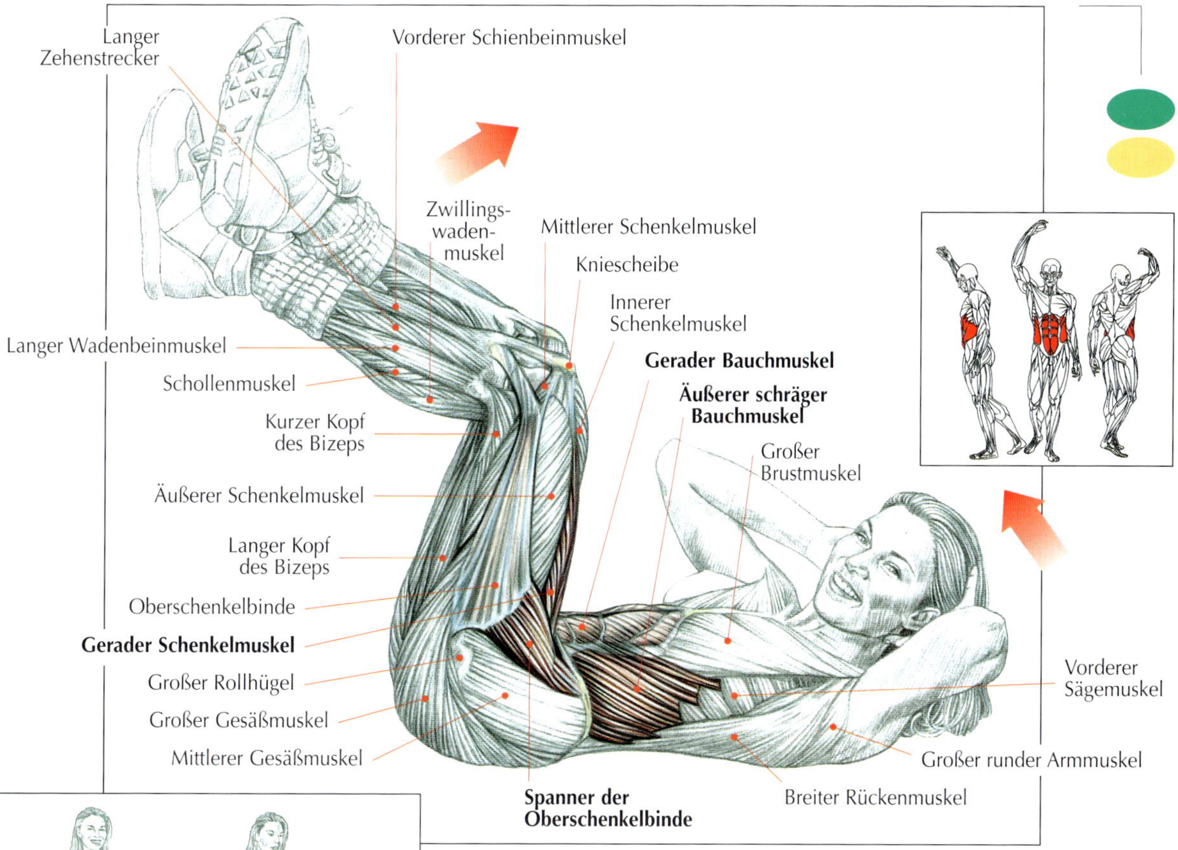

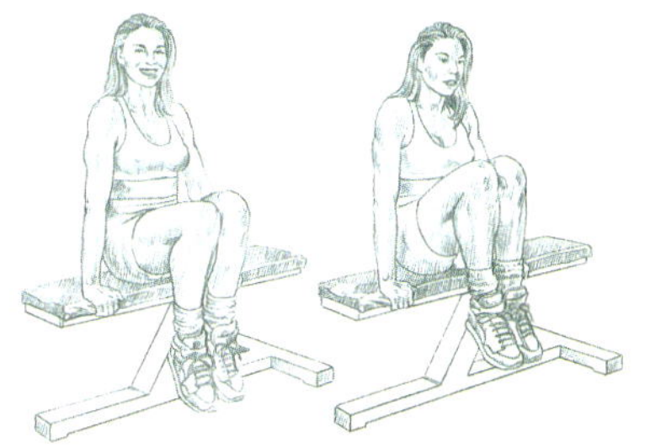
VARIATION: »Crunch« im Sitzen auf einer Bank

Sie liegen auf dem Rücken, die Hände hinter dem Kopf verschränkt, die Oberschenkel stehen senkrecht, die Knie sind gebeugt:

– beim Einatmen die Schultern vom Boden lösen und gleichzeitig die Knie durch Einrollen der Wirbelsäule zum Kopf bringen. Am Ende der Bewegung ausatmen.

Diese Übung kräftigt vor allem den geraden Bauchmuskel. Um den äußeren schrägen Bauchmuskel intensiver zu trainieren, führt man abwechselnd den linken Ellbogen zum rechten Knie und den rechten Ellbogen zum linken Knie.

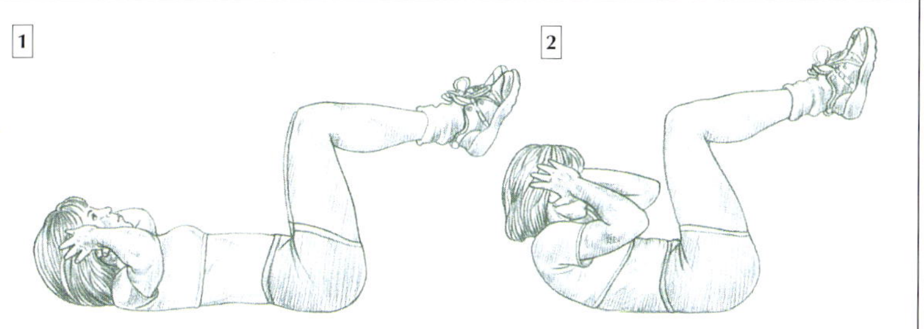

AUSFÜHREN DER ÜBUNG:
1. Anfang; **2.** Ende

* Das Beugen des Rumpfes, also die Annäherung von Schambein und Brustbein durch bewusste Anspannung, wird in der Sprache der Bodybuilder *Crunch* genannt.

2 SIT UP

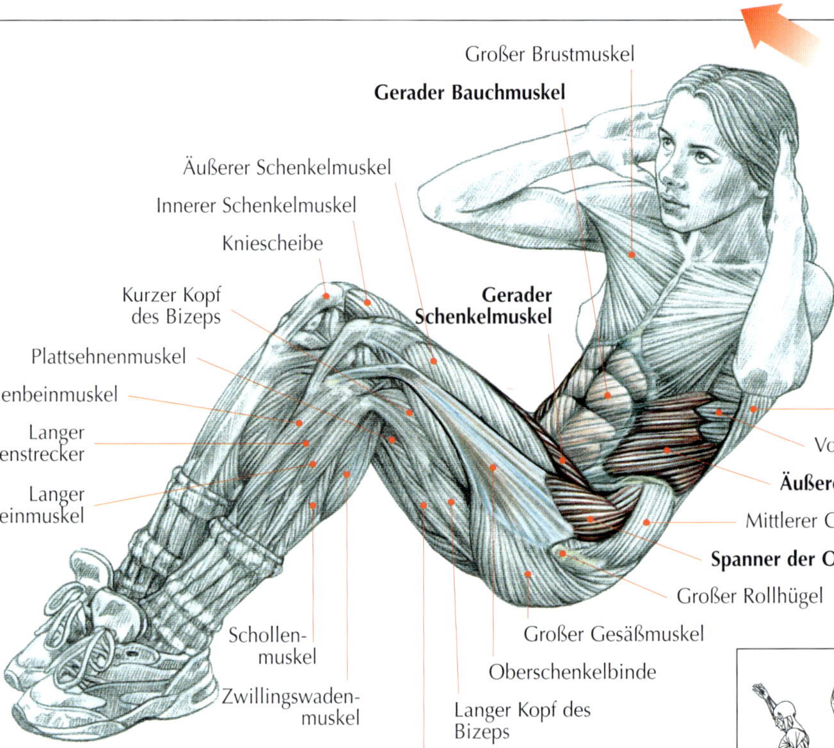

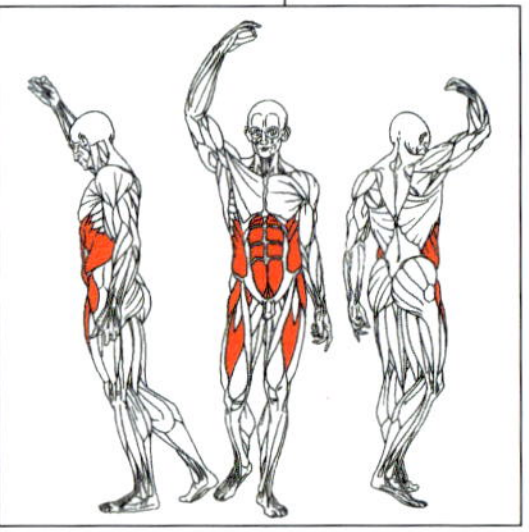

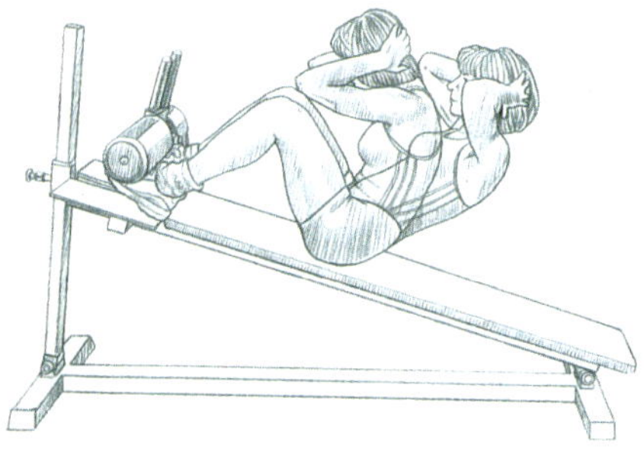

VARIATION AUF DER SCHRÄGBANK: je größer die Neigung der Bank, desto größer der Trainingseffekt

Sie liegen am Rücken, die Beine aufgestellt, die Füße am Boden und die Hände hinter dem Kopf verschränkt:
– beim Einatmen den Oberkörper vom Boden heben und dabei den Rücken runden. Am Ende der Bewegung ausatmen. Kehren Sie zur Ausgangsposition zurück, ohne den Oberkörper ganz auf den Boden sinken zu lassen. Wiederholen Sie die Übung so oft, bis Sie ein Brennen im Bauchmuskel spüren.
Diese Übung trainiert den geraden Bauchmuskel und außerdem die Hüftbeuger und die schräge Bauchmuskulatur.

Variation:

1. Zur Erleichterung können Sie einen Trainingspartner bitten, Ihre Füße am Boden festzuhalten.

2. Wenn man die Arme nach vorn streckt, wird die Übung leichter und ist deshalb für Anfänger gut geeignet.

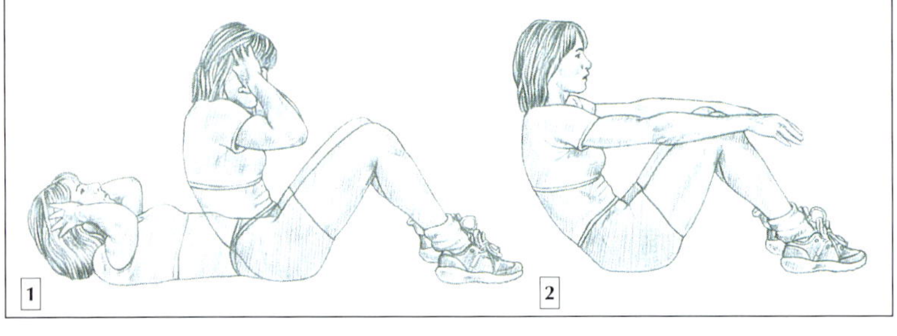

1. Ausführung der Übung.
2. Variation mit nach vorn gestreckten Armen, um die Ausführung der Bewegung zu erleichtern.

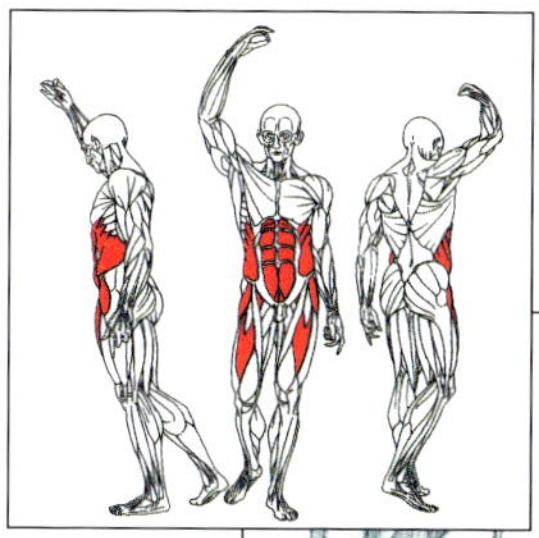

SIT UP AN DER SPROSSENWAND

3

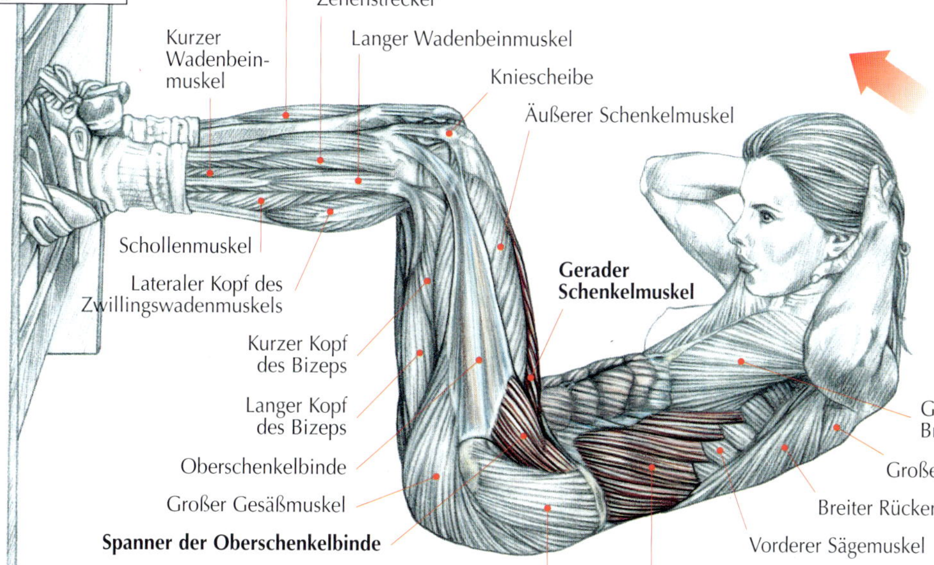

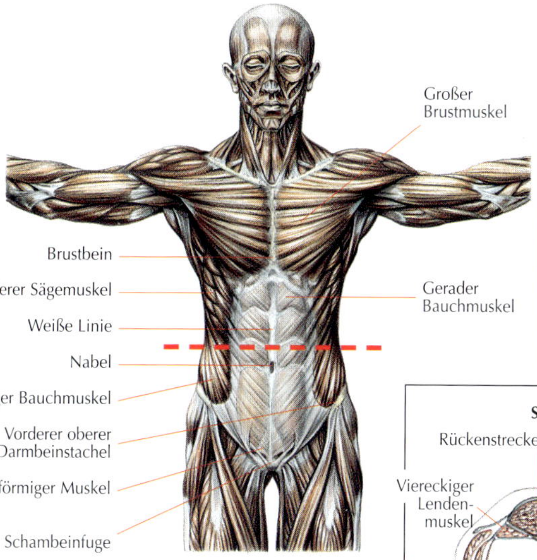

Sie liegen mit dem Rücken am Boden, haken die Fußspitzen in die Sprossenwand ein, die Oberschenkel sind senkrecht, die Hände hinter dem Kopf:

– beim Einatmen den Oberkörper so weit wie möglich nach oben heben und dabei eine gleichmäßige Rundung der Wirbelsäule anstreben. Am Ende der Bewegung ausatmen.

Diese Übung kräftigt den geraden Bauchmuskel und in geringerem Ausmaß den äußeren und inneren Schrägmuskel des Bauches.

Es ist zu beachten, dass, wenn man den Oberkörper weiter von der Sprossenwand entfernt und die Füße weiter unten einhakt, die Hüftbeuger (Hüft-Lenden-Muskel, gerader Oberschenkelmuskel und Spanner der Oberschenkelbinde) mehr beansprucht und dadurch mittrainiert werden.

SCHNITT

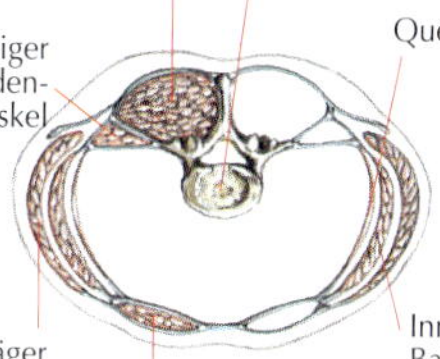

4 SIT UP MIT DEN UNTERSCHENKELN AUF DER BANK

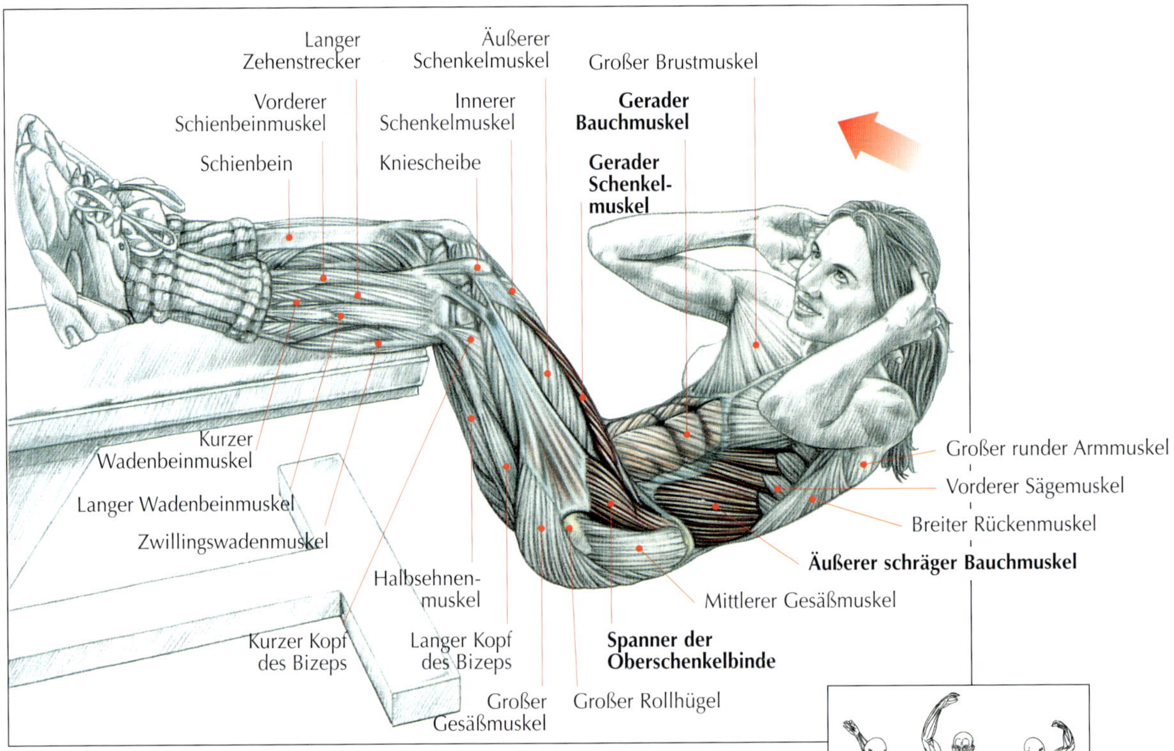

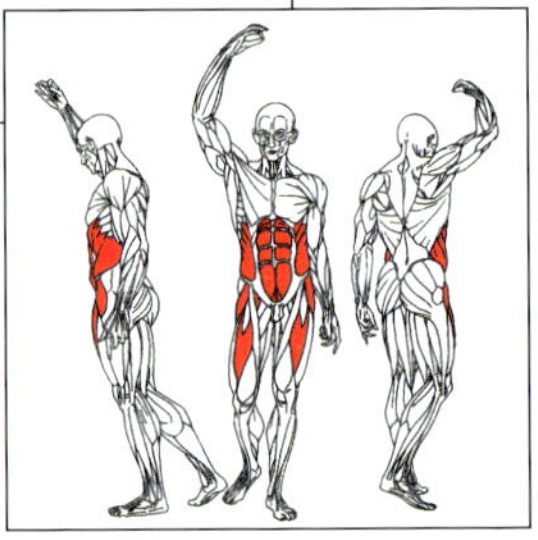

Sie liegen mit dem Rücken auf dem Boden und legen die Unterschenkel auf eine Bank, die Hände befinden sich hinter dem Kopf:

– beim Einatmen die Schultern vom Boden lösen und dabei versuchen, die Knie mit dem Kopf zu berühren. Am Ende der Bewegung ausatmen.

Diese Übung trainiert den geraden Bauchmuskel und vor allem seinen über der Nabelhöhe befindlichen Teil.

Je weiter man von der Bank entfernt liegt, desto besser kann man den Oberkörper durch Hüftbeugung – durch Kontraktion des Hüft-Lenden-Muskels, des Spanners der Oberschenkelbinde und des geraden Schenkelmuskels – vom Boden heben.

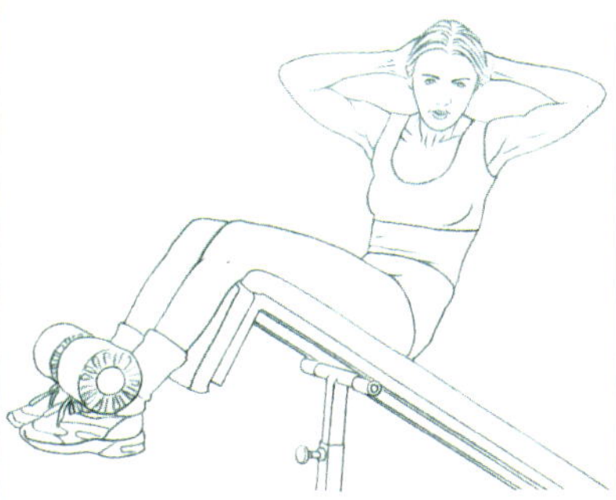
VARIATION MIT OBERKÖRPERDREHUNG

SIT UP AUF DER SCHRÄGBANK 5

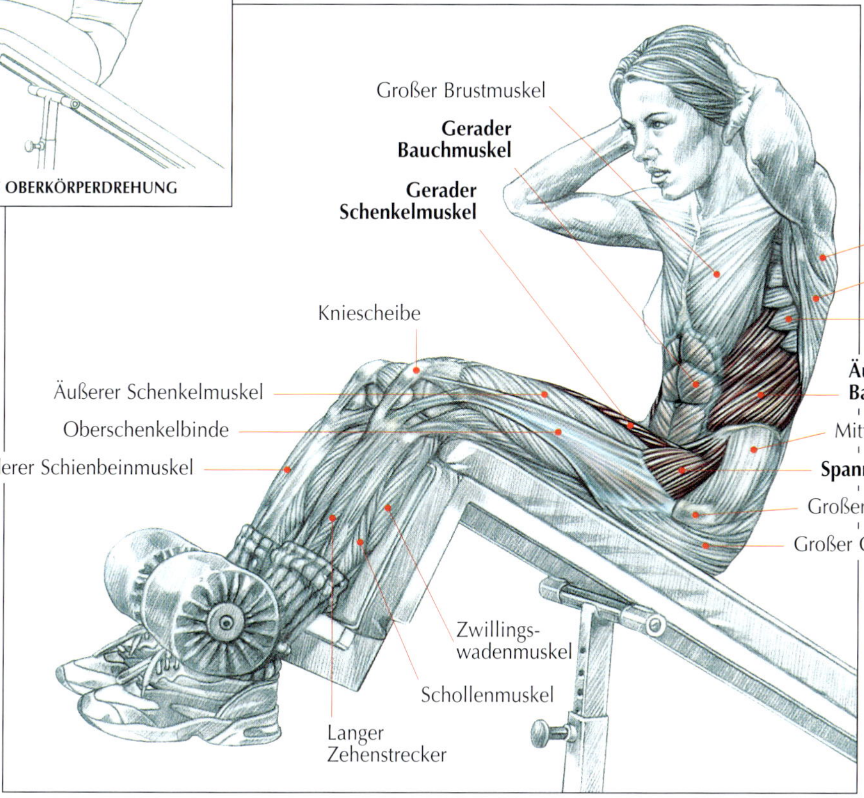

Sie sitzen auf der Bank, die Füße unter den Rollen eingehakt, die Hände im Nacken:
– beim Einatmen den Oberkörper nach hinten sinken lassen, aber niemals unter 20° (von der Horizontalen aus gerechnet);
– den Oberkörper wieder heben und dabei leicht den Rücken runden, um die Trainingswirkung noch besser auf den geraden Bauchmuskel zu konzentrieren. Am Ende der Bewegung ausatmen.
Diese Übung sollten Sie in Sätzen mit vielen Wiederholungen durchführen. Sie trainiert die gesamte Bauchmuskulatur sowie den Hüft-Lenden-Muskel, den Spanner der Oberschenkelbinde und den geraden Schenkelmuskel (die letzten drei Muskeln neigen das Becken nach vorn).

Variation:
Wenn man den Oberkörper beim Heben dreht, trainiert man verstärkt die schräge Bauchmuskulatur.
Beispiel: Eine Oberkörperdrehung nach links kräftigt den rechten äußeren schrägen und den linken inneren schrägen Bauchmuskel sowie den rechten geraden Bauchmuskel.
Man macht die Drehungen entweder abwechselnd oder in Sätzen, wobei man zuerst in einem Satz die eine und dann einen Satz lang die andere Seite trainiert; in jedem Fall ist es das Ziel, sich auf die Empfindungen in der Muskulatur zu konzentrieren, und es ist nicht nötig, die Bank übermäßig schräg zu stellen.

6 SIT UP MIT FREI HÄNGENDEM OBERKÖRPER

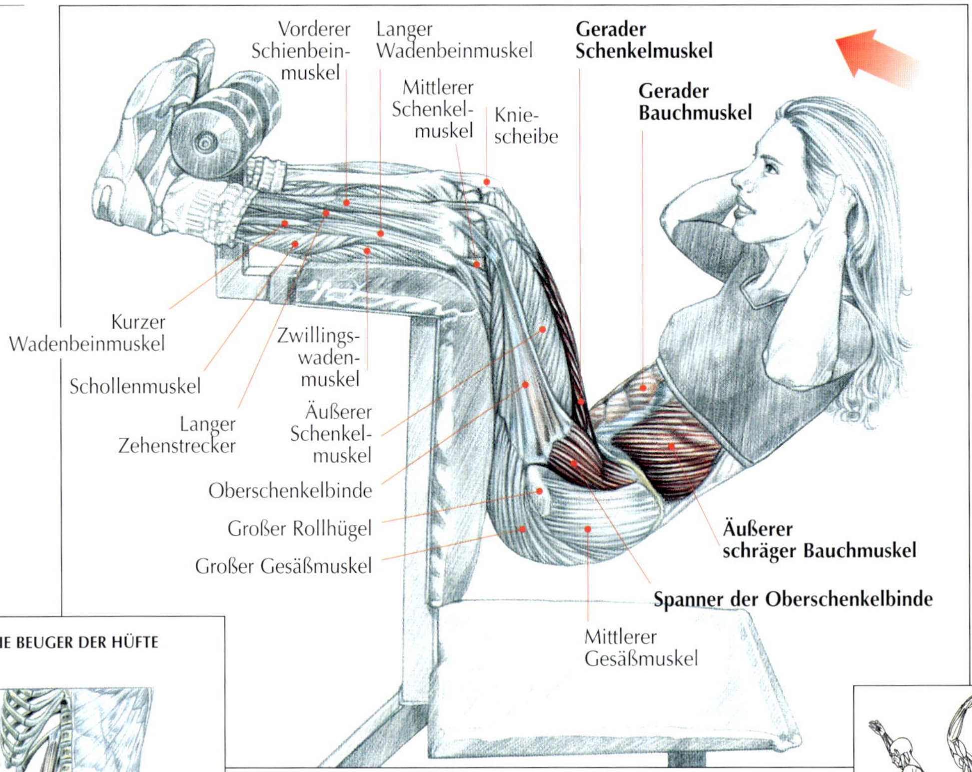

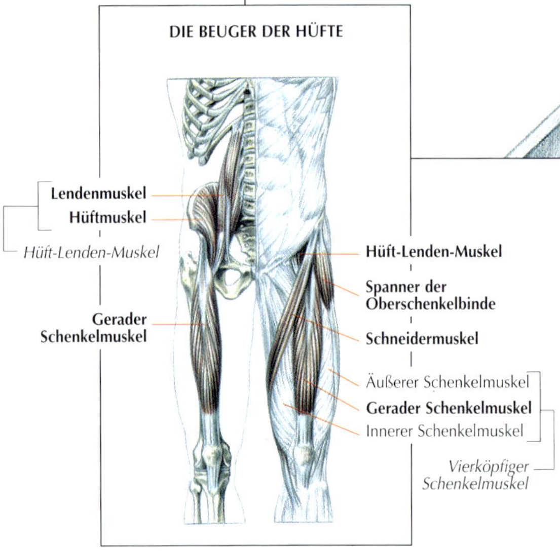

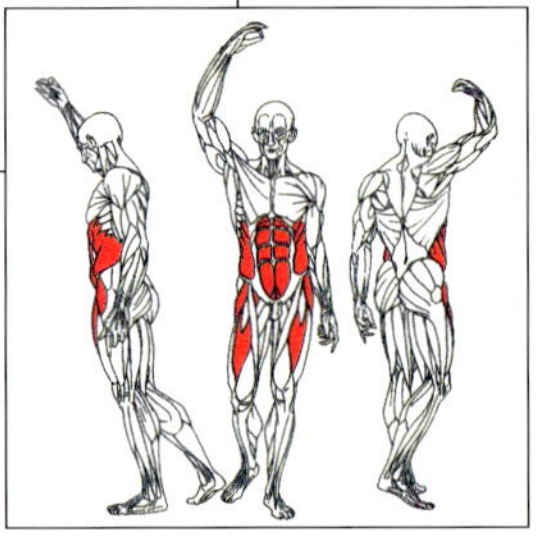

Sie hängen sich mit den Füßen unter den Rollen ein, Ihr Oberkörper schwebt in der Luft, die Hände sind hinter dem Nacken:

– beim Einatmen den Oberkörper heben und dabei versuchen, die Knie mit dem Kopf zu berühren. Achten Sie dabei auch auf eine gleichmäßige Rundung des Rückens. Am Ende der Anspannung ausatmen.

Diese Übung eignet sich hervorragend zum Aufbau des geraden Bauchmuskels. Sie kräftigt auch die schräge Bauchmuskulatur, jedoch weniger intensiv. Es ist zu beachten, dass bei einer Vorwärtsneigung des Beckens der gerade Schenkelmuskel, der Hüft-Lenden-Muskel und ebenso der Spanner der Oberschenkelbinde mittrainiert werden.

Anmerkung:
Diese Übung verlangt viel Kraft, die man sich zuvor durch leichtere Übungen angeeignet haben muss.

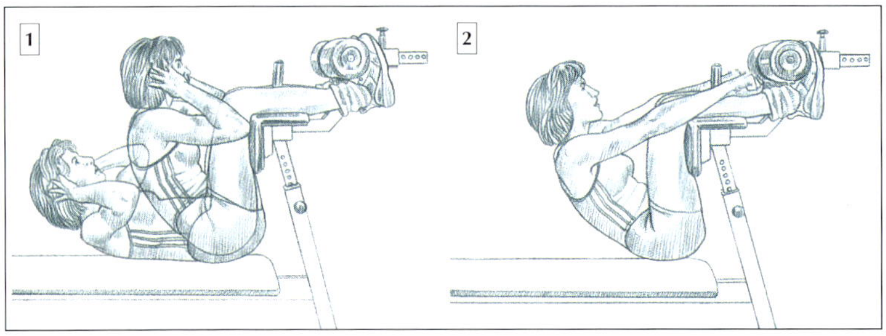

1. Ausführung der Bewegung.
2. Variation mit nach vorn gestreckten Armen, um die Bewegung zu erleichtern.

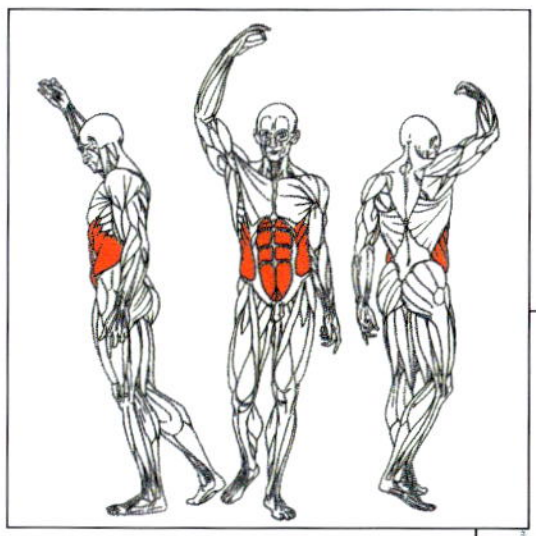

BAUCHPRESSE ODER CRUNCH AM HOHEN BLOCK 7

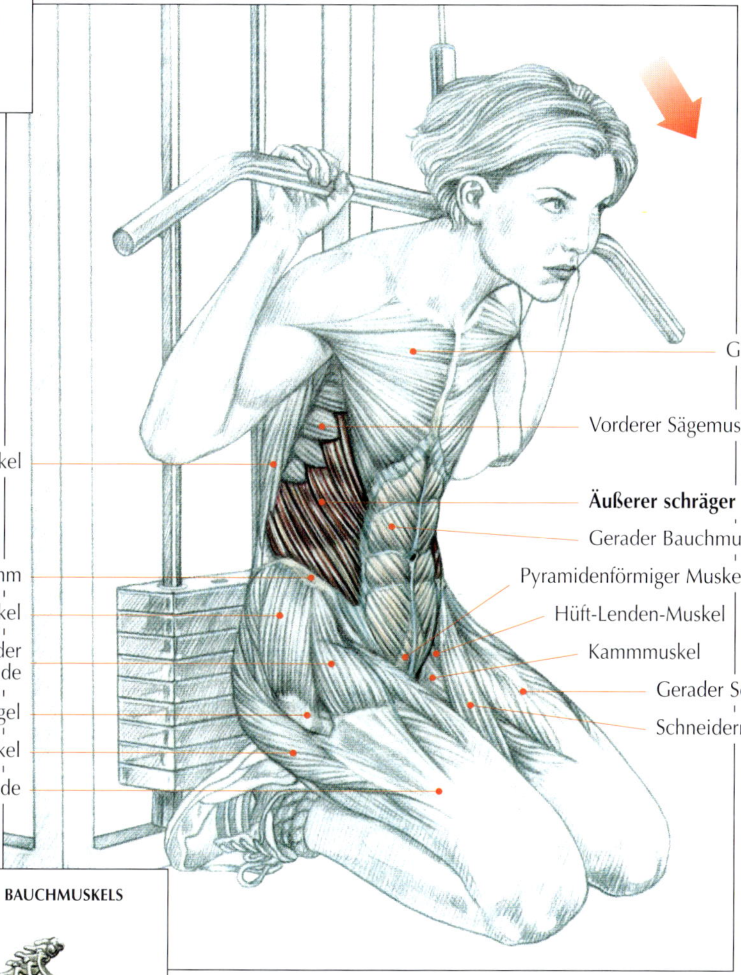

FUNKTION DES GERADEN BAUCHMUSKELS

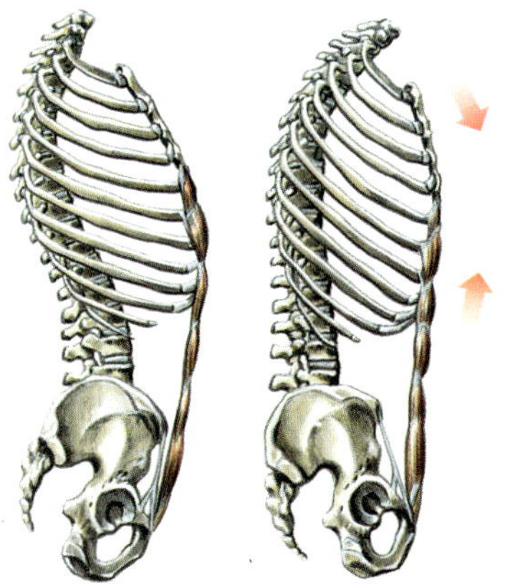

Sie knien am Boden mit dem Rücken zum Gerät und halten die Stange im Nacken:
– beim Einatmen den Rumpf beugen, sodass sich das Brustbein dem Schambein nähert. Während der Durchführung ausatmen.
Diese Übung sollte nicht mit schweren Gewichten ausgeführt werden. Das Wichtige dabei ist, die fortschreitende Anspannung auf die Bauchmuskulatur und vor allem auf den geraden Bauchmuskel zu konzentrieren.

8 CRUNCH AM GERÄT

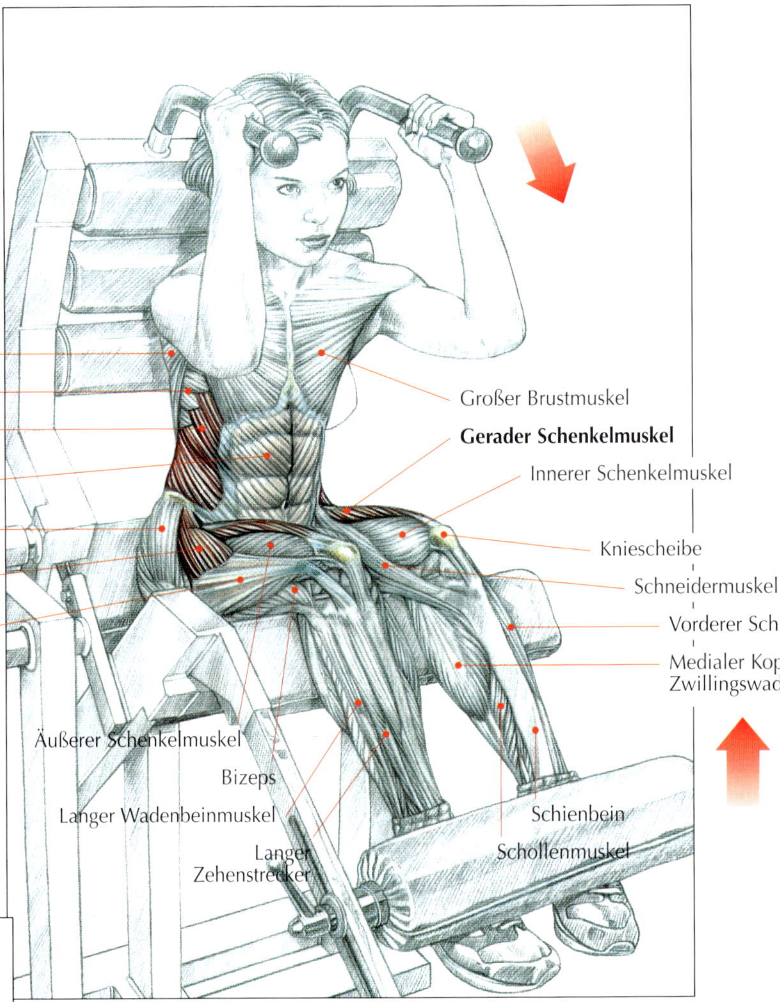

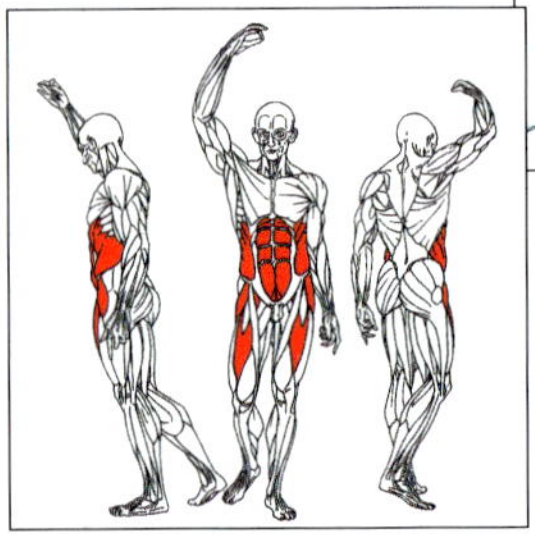

Sie sitzen auf dem Gerät, die Hände umfassen die Griffe, die Fußgelenke sind unter den Rollen eingehakt:
– beim Einatmen den Rumpf beugen und dabei versuchen, das Brustbein dem Schambein so weit wie möglich anzunähern. Am Ende der Bewegung ausatmen.
Diese Übung ist hervorragend, denn sie ermöglicht es, das Gewicht dem Kraftniveau des Trainierenden anzupassen. Man kann sie sowohl mit wenig Gewicht für Anfänger als auch mit hohem Gewicht und ohne Risiko bei versierten Bodybuildern durchführen.

BEIN- UND HÜFTHEBEN AUF DEM SCHRÄG GESTELLTEN BRETT 9

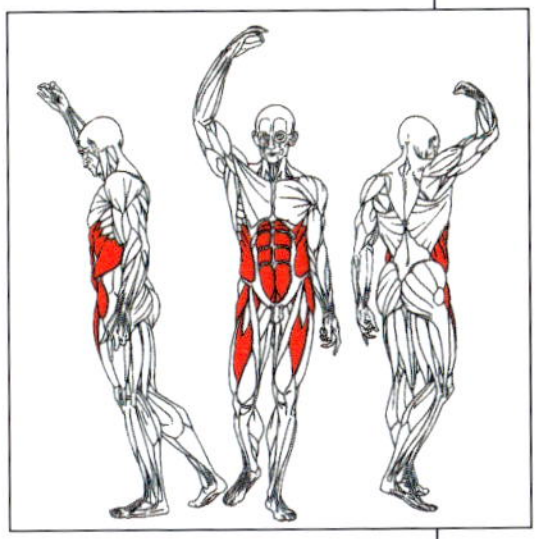

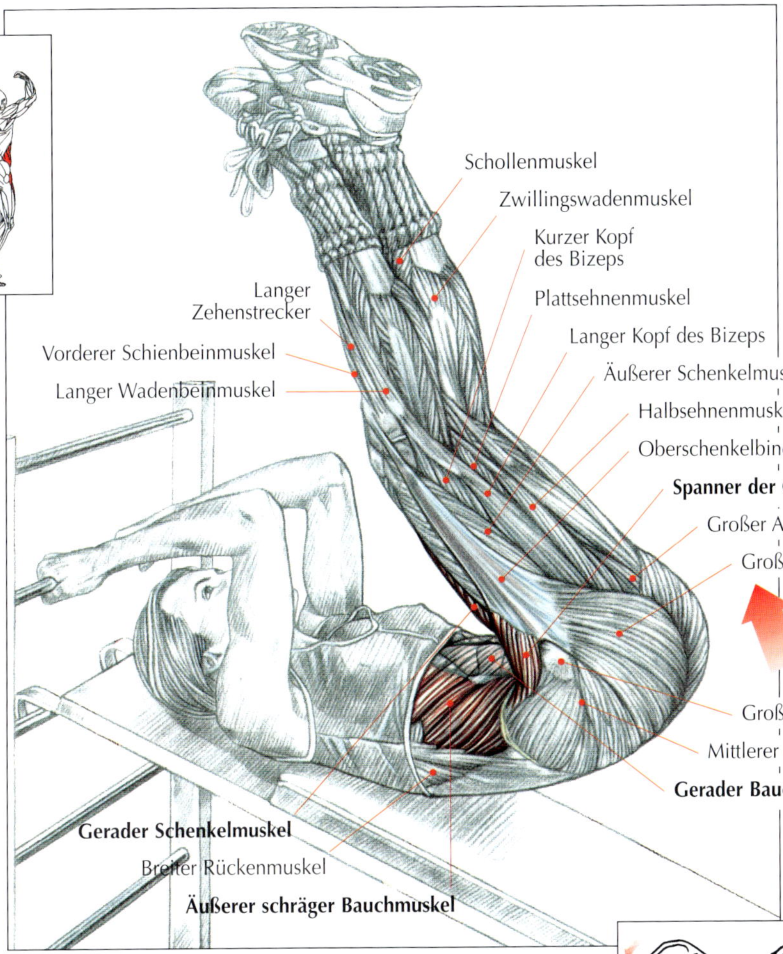

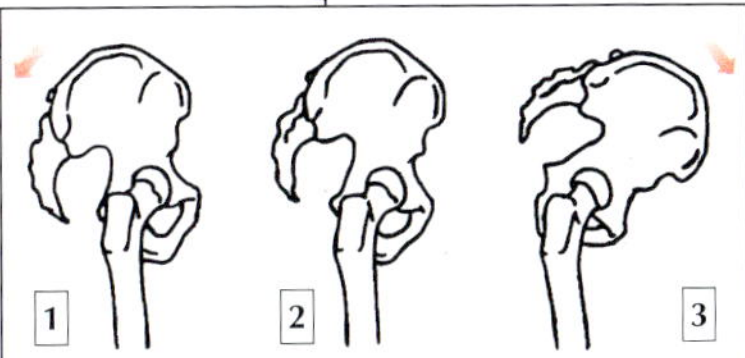

1. Nach hinten geneigtes Becken, **2.** Becken in Normalstellung, **3.** nach vorn geneigtes Becken.

Sie liegen mit dem Rücken auf dem schrägen Brett und halten sich mit den Händen an einer Leitersprosse fest:

– die Beine bis zur Senkrechten heben, dann den Rücken runden, sodass sich das Becken von der Unterlage löst, und versuchen, den Kopf mit den Knien zu berühren.

In einem ersten Schritt, beim Anheben der Beine, trainiert diese Übung den Hüft-Lenden-Muskel, den Spanner der Oberschenkelbinde und den geraden Schenkelmuskel. In einem zweiten Schritt, beim Abheben des Beckens, wird die gesamte Bauchmuskulatur gekräftigt, vor allem aber der unter dem Nabel befindliche Teil des geraden Bauchmuskels.

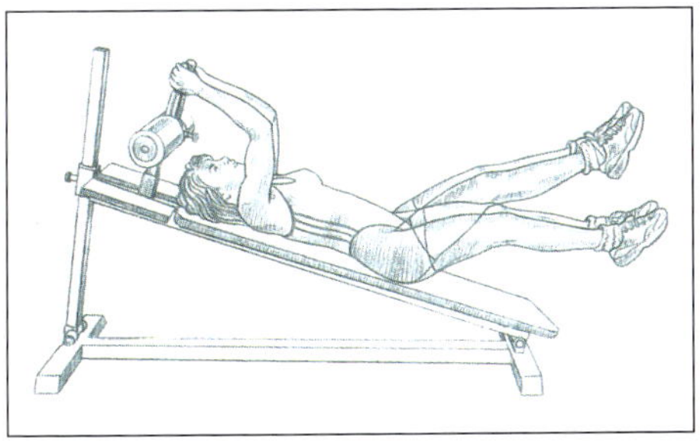

Anmerkung:
Diese Übung ist für jene Personen geeignet, die Schwierigkeiten haben, die Muskelarbeit im unteren Teil der Bauchmuskeln zu fühlen. Anfängern sei geraten, mit geringer Neigung der Bank zu beginnen, da die Übung schwierig auszuführen ist.

VARIATION:
Die Beine in einer wippenden und von einer kleinen Drehung des Beckens herrührenden Bewegung heben, sodass einmal das linke und dann wieder das rechte Bein ein wenig führt.

10 KNIEHEBEN AM GERÄT

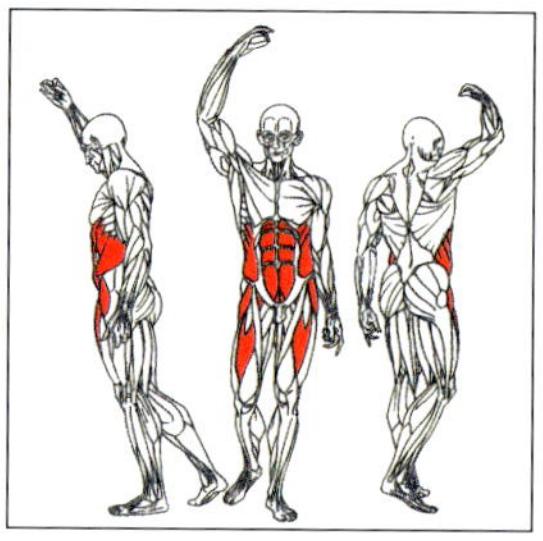

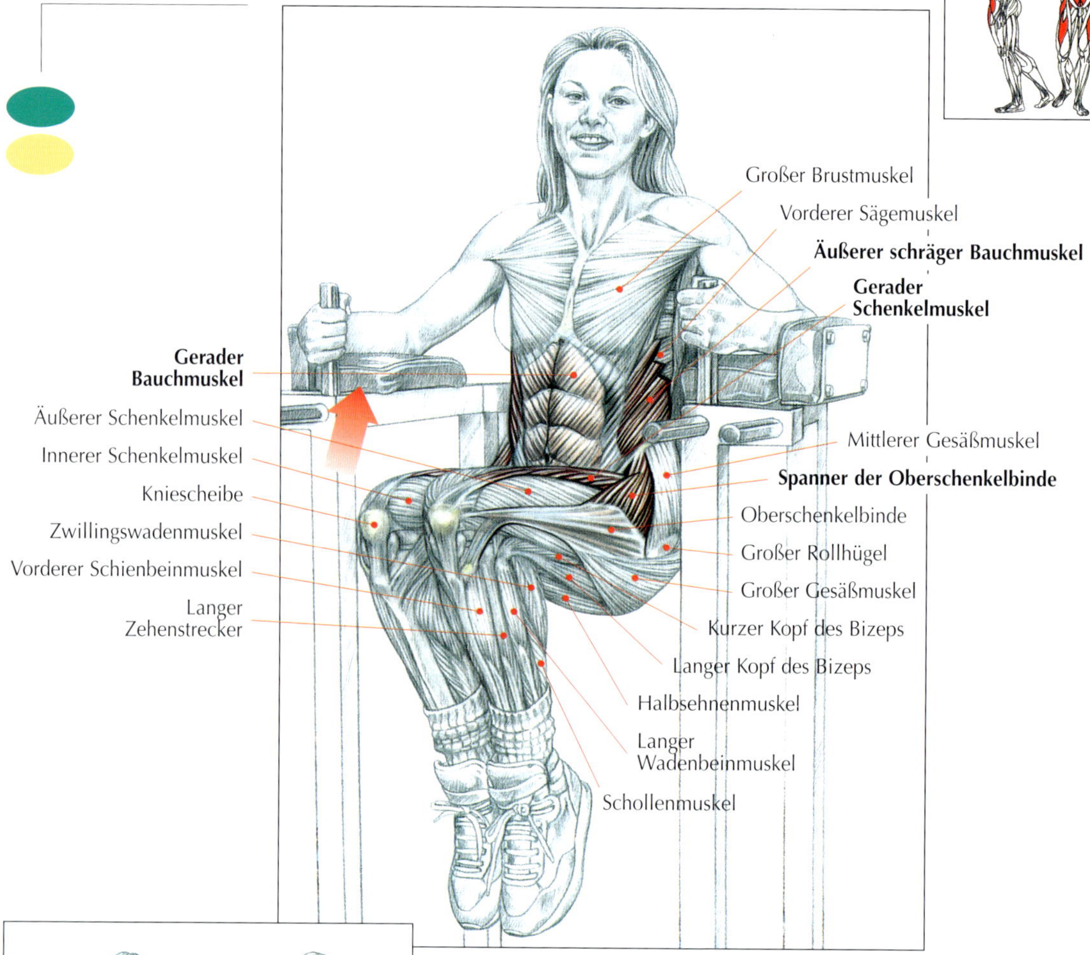

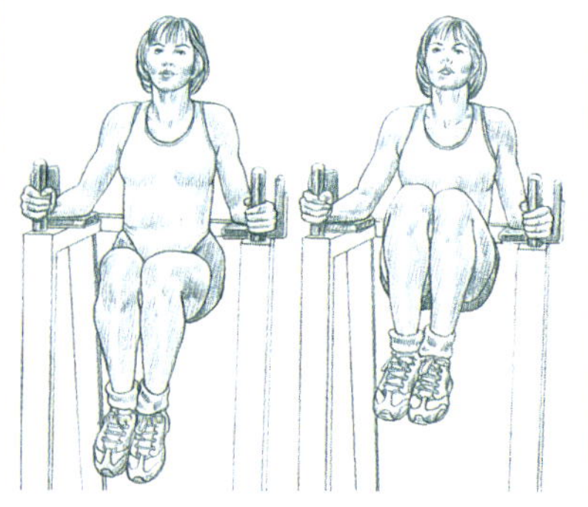

AUSFÜHREN DER BEWEGUNG

Sie stützen sich auf die Unterarme und drücken den Rücken an die Lehne:
– beim Einatmen die Knie zur Brust heben und dabei den Rücken runden, um die Bauchmuskeln gut zu kontrahieren. Am Ende der Bewegung ausatmen.
Diese Übung kräftigt die Hüftbeuger, besonders den Hüft-Lenden-Muskel, sowie die schräge Bauchmuskulatur und den geraden Bauchmuskel, dessen unterer Teil bei dieser Bewegung verstärkt trainiert wird.

Variationen:

1. Um die Arbeit auf die Bauchmuskulatur zu konzentrieren, kann man kleine Wippbewegungen mit den Beinen machen, wobei man den Rücken rundet, ohne dabei die Knie unter die Horizontale sinken zu lassen.
2. Zur Intensivierung des Trainingseffekts kann man die Übung mit gestreckten Beinen machen, was jedoch große Geschmeidigkeit der Kniebeuger verlangt.
3. Schließlich kann man die Knie gegen die Brust drücken und diese für einige Sekunden in isometrischer Anspannung halten.

FUNKTION DES HÜFT-LENDEN-MUSKELS

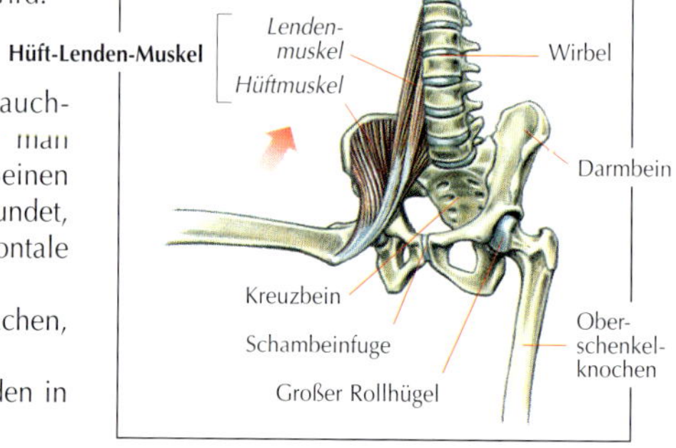

KNIEHEBEN AN DER STANGE 11

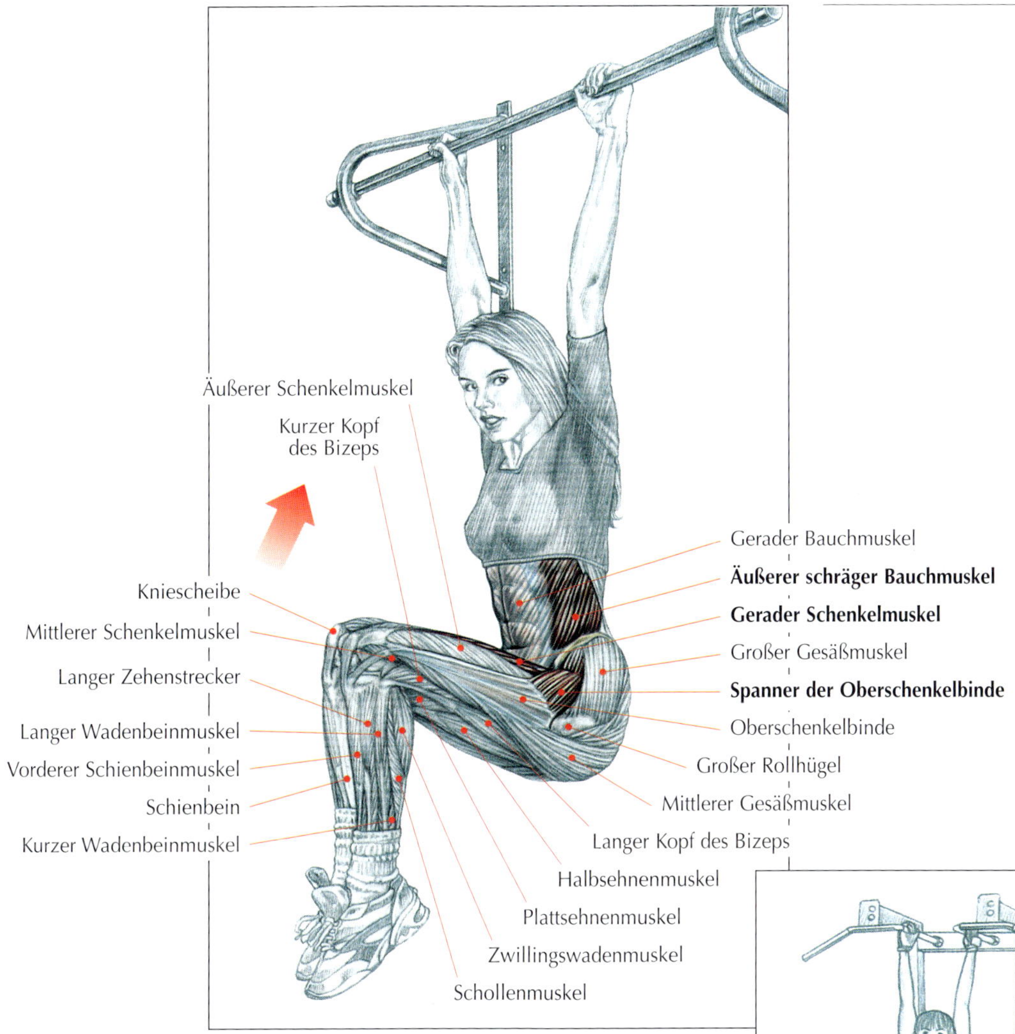

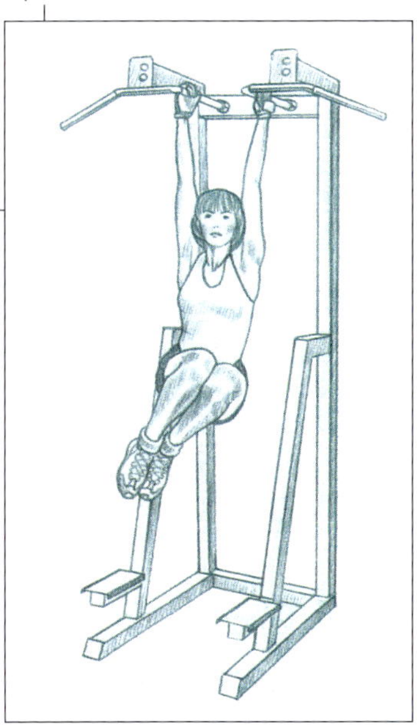

Sie hängen mit gestreckten Armen an der Stange:
– beim Einatmen die Knie so hoch wie möglich heben und dabei den Rücken runden, sodass sich das Schambein dem Brustbein nähert. Am Ende der Bewegung ausatmen.
Die Wirkung der Übung erstreckt sich auf:
1. den Hüft-Lenden-Muskel, den geraden Schenkelmuskel und den Spanner der Oberschenkelbinde während des Beinhebens;

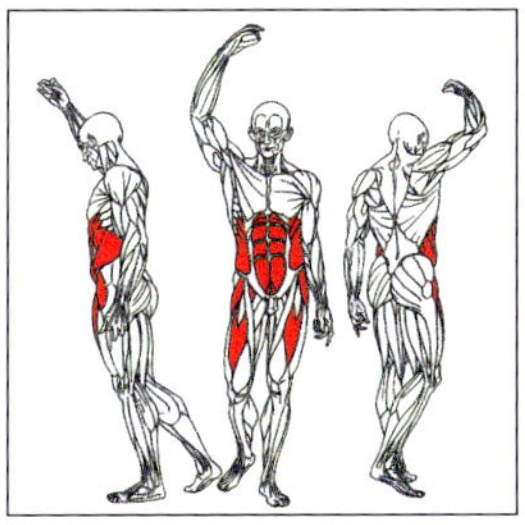

2. den geraden Bauchmuskel und in geringerem Ausmaß die schräge Bauchmuskulatur während der Annäherung von Scham- und Brustbein.
Um den Trainingseffekt mehr auf die Bauchmuskulatur zu konzentrieren, kann man kleine Wippbewegungen mit den Oberschenkeln machen, ohne dabei die Knie unter Hüfthöhe sinken zu lassen.

VARIATION:
Wenn man die Knie abwechselnd zur linken und rechten Seite hebt, kann man die schräge Bauchmuskulatur verstärkt trainieren.

12 DREHUNG DES OBERKÖRPERS MIT DEM STAB

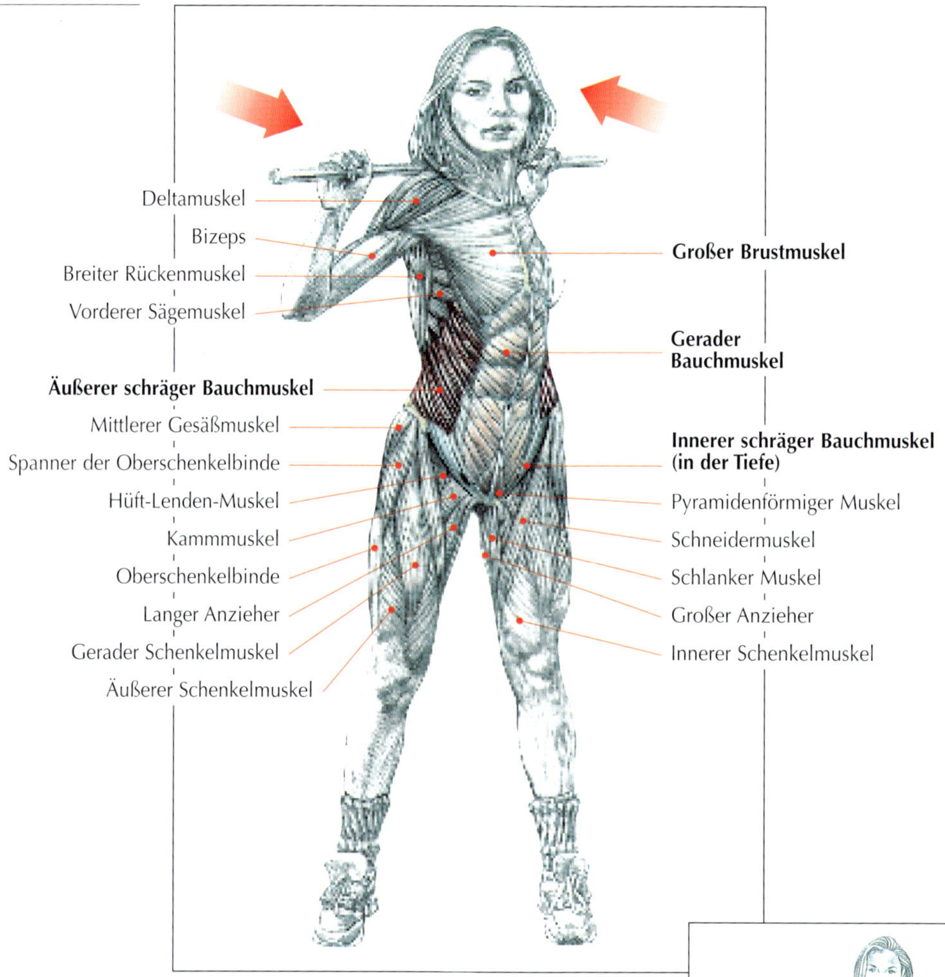

Sie stehen mit leicht gegrätschten Beinen, den Stab auf den Kapuzenmuskel über dem hinteren Teil des Deltamuskels gelegt; die Hände halten den Stab, ohne Druck auszuüben:
– den Oberkörper von einer Seite zur anderen drehen und wieder zurück und dabei das Becken durch eine isometrische Anspannung der Gesäßmuskeln unbeweglich halten.
Wenn man die rechte Schulter nach vorn führt, trainiert diese Übung den rechten äußeren schrägen Bauchmuskel, in der Tiefe den linken inneren schrägen Bauchmuskel und in geringerem Ausmaß den geraden Bauchmuskel sowie die Rückenstrecker der linken Seite. Um die Übung zu intensivieren, kann man den Rücken dabei sanft runden. Man kann die Übung auch im Sitzen ausführen, wobei man die Knie fest aneinander drückt, um dadurch das Becken unbeweglich zu halten und die gesamte Bewegung auf die Bauchmuskulatur zu konzentrieren.
Mit langen Sätzen von einigen Minuten erreicht man die besten Resultate.

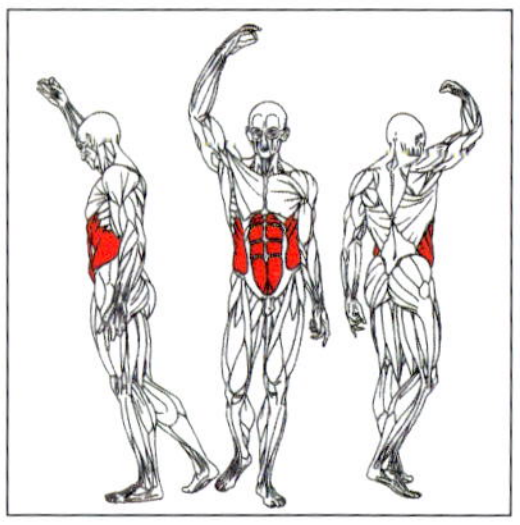

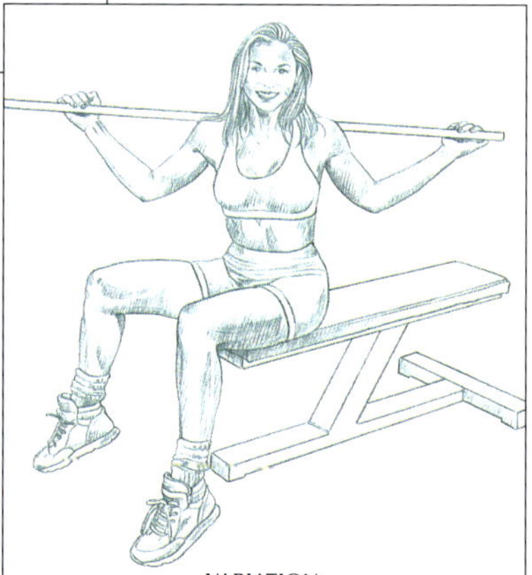

VARIATION:
Auf einer Bank sitzend

SEITLICHES OBERKÖRPERBEUGEN MIT DER KURZHANTEL 13

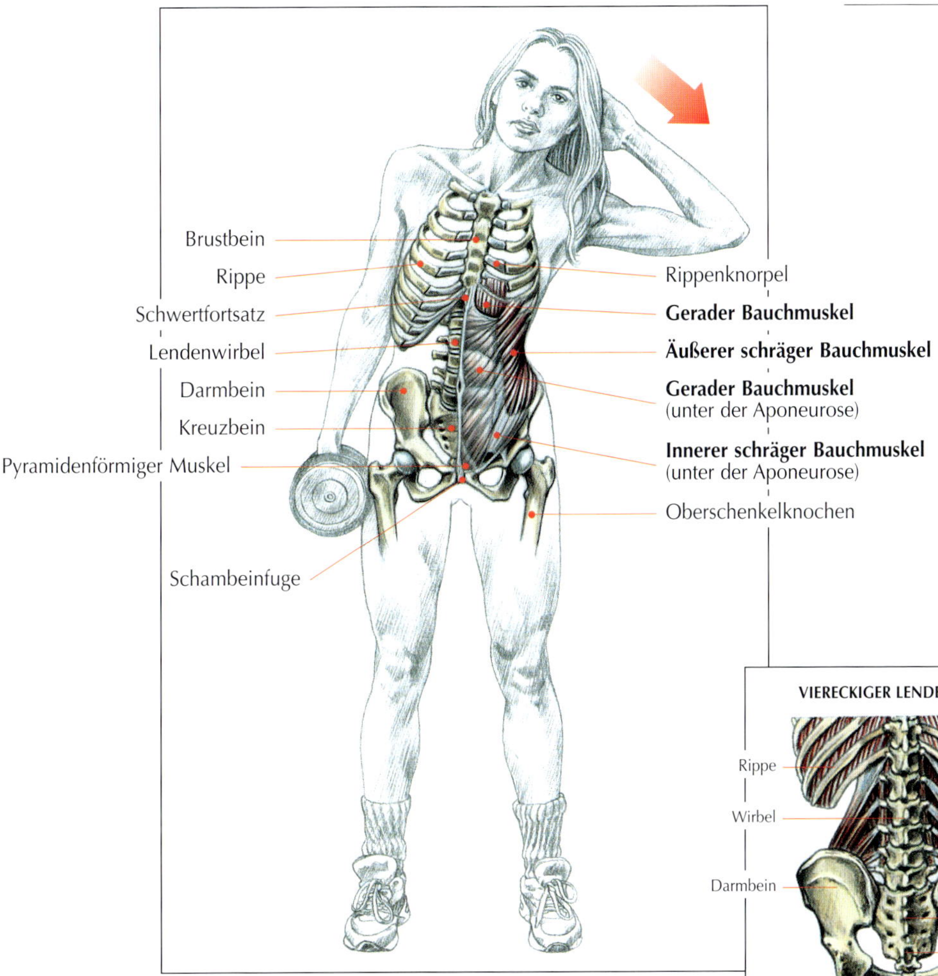

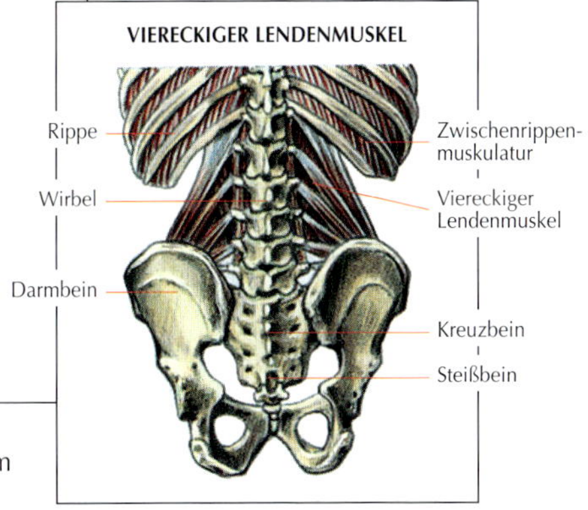

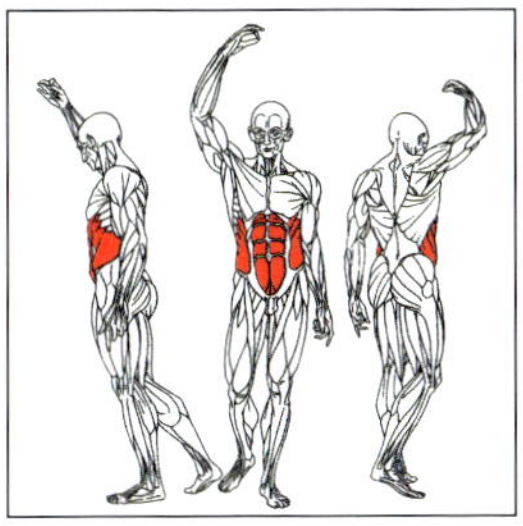

Sie stehen mit leicht gegrätschten Beinen, eine Hand hinter dem Kopf, in der anderen eine Kurzhantel:
– den Oberkörper zu der der Hantel gegenüberliegenden Seite beugen. Zur Ausgangsposition zurückkehren, indem Sie den Oberkörper vom Gewicht der Hantel wieder in die Aufrechte ziehen lassen; Sie können bei dieser Bewegung den Oberkörper auch über die Senkrechte hinaus, in einer passiven Beugung, zur anderen Seite dehnen.
Wechseln Sie nach einigen Wiederholungen die Seite, ohne eine Pause einzulegen.
Diese Übung trainiert vor allem die schräge Bauchmuskulatur jener Seite, die gebeugt wird, in geringerem Ausmaß den geraden Bauchmuskel und auch den viereckigen Lendenmuskel (ein Rückenmuskel, der am Darmbeinkamm entspringt und zu den Querfortsätzen der Lendenwirbel und zur zwölften Rippe zieht).

14 SEITLICHES OBERKÖRPERHEBEN AUF DEM GERÄT

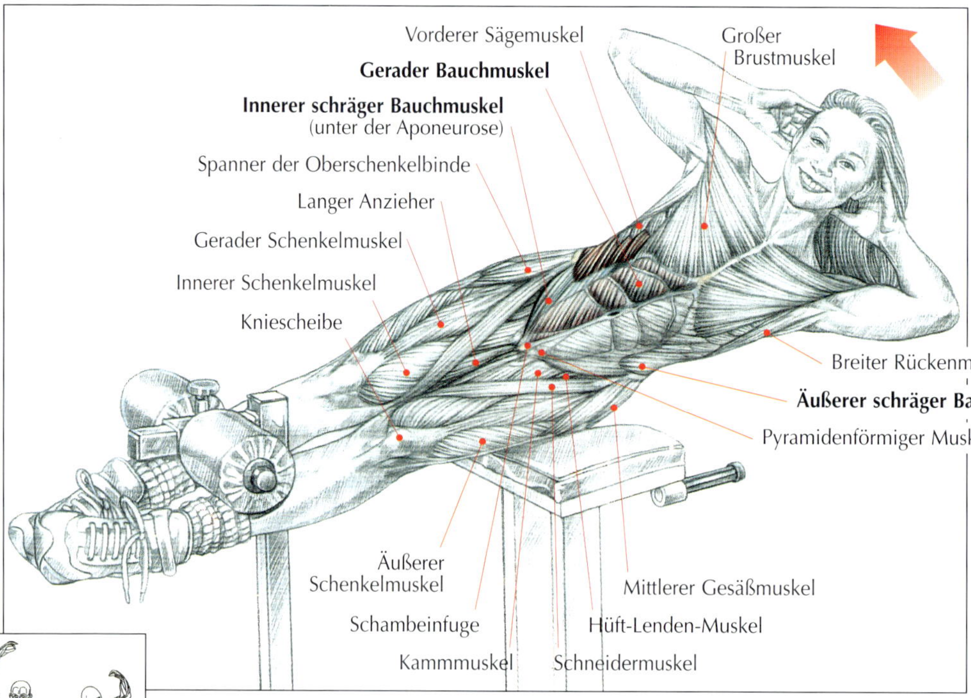

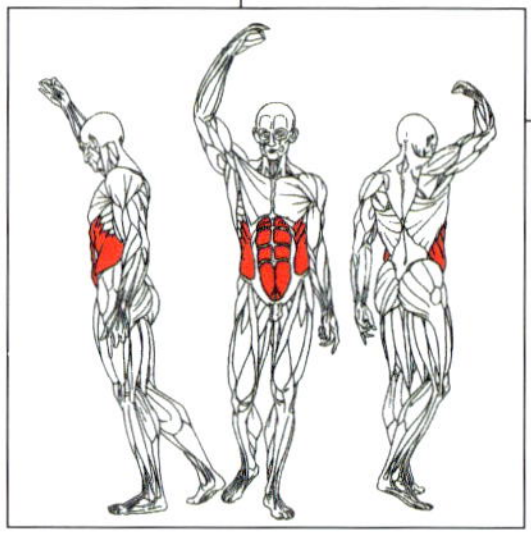

Diese Übung macht man auf der gleichen Bank, auf der man den Oberkörper aus der Bauchlage hebt und damit die Rückenstrecker trainiert.
Auf dieser Bank liegen Sie jetzt seitlich mit der Hüfte auf der Polsterung, die Unterschenkel unter den Rollen eingehakt und die Hände am Hinterkopf oder auf der Brust:
– den Oberkörper seitlich nach oben heben und senken.
Diese Bewegung kräftigt besonders die schräge Bauchmuskulatur und den geraden Bauchmuskel jener Körperhälfte, die gebeugt wird. Bei der gleichen Bewegung werden aber auch die schräge Bauchmuskulatur und der gerade Bauchmuskel der anderen Seite trainiert, da sie sich in isometrischer Anspannung befinden, damit sich der Oberkörper nicht unter die Horizontale senkt.

Anmerkung:
Während der Beugung des Oberkörpers wird auch der viereckige Lendenmuskel trainiert.

TWIST 15

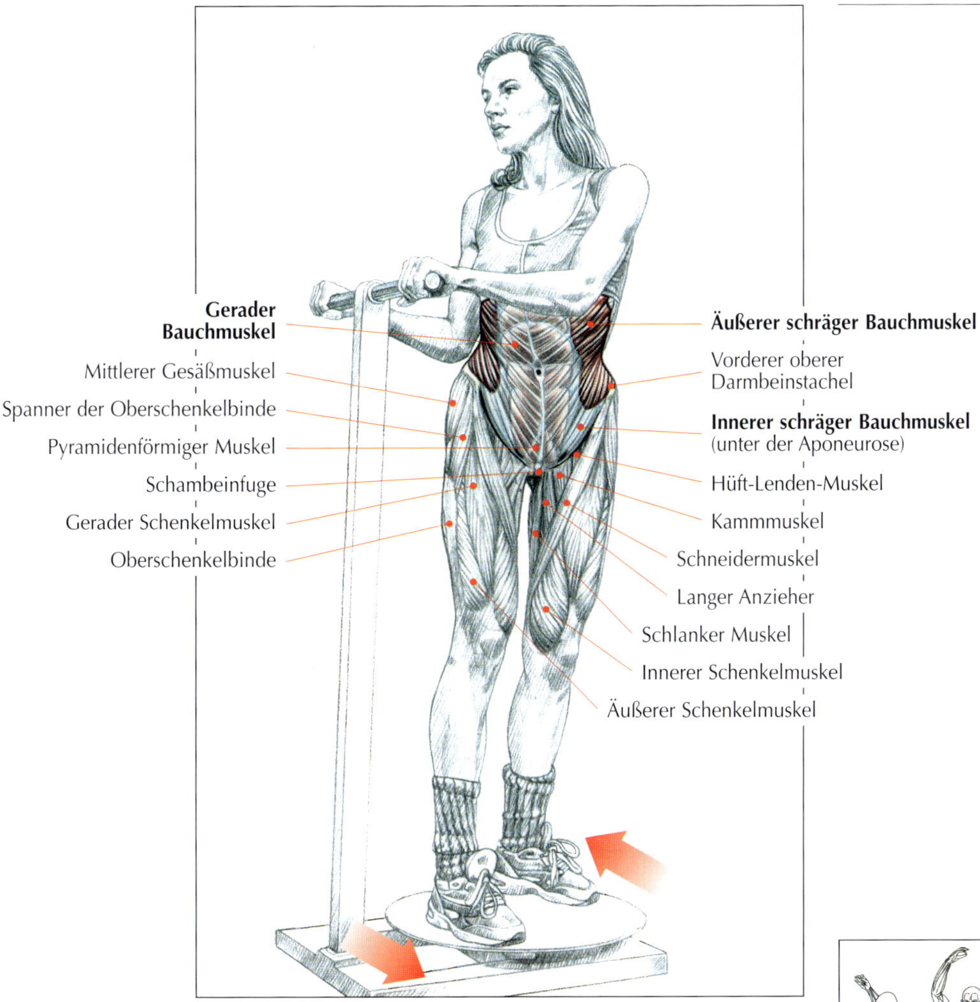

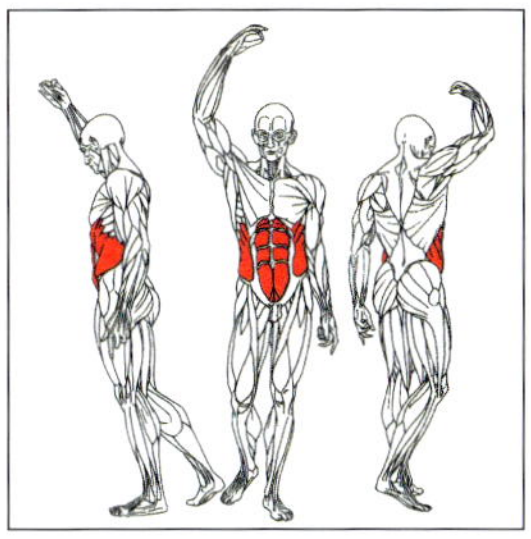

Sie stehen mit beiden Beinen fest auf der Drehscheibe und umfassen mit den Händen die Griffe:
– das Becken kontrolliert zur einen Seite, dann zur anderen drehen. Wichtig ist, dass Ihr Schultergürtel während der Beckenrotation parallel zur Griffstange bleibt. Um eine Bänderzerrung zu vermeiden, achten Sie darauf, die Beine immer leicht gebeugt zu halten.
Diese Übung trainiert vor allem die schräge Bauchmuskulatur und in geringerem Ausmaß den geraden Bauchmuskel. Um die Trainingswirkung in der schrägen Bauchmuskulatur besser spüren zu können, rundet man leicht den Rücken. Die besten Resultate erzielen Sie mit vielen Wiederholungen.